福建省卫计委中医药科研项目（项目编号：WZRK201301）资助成果

中国近代医学

社会史探微

张孙彪　著

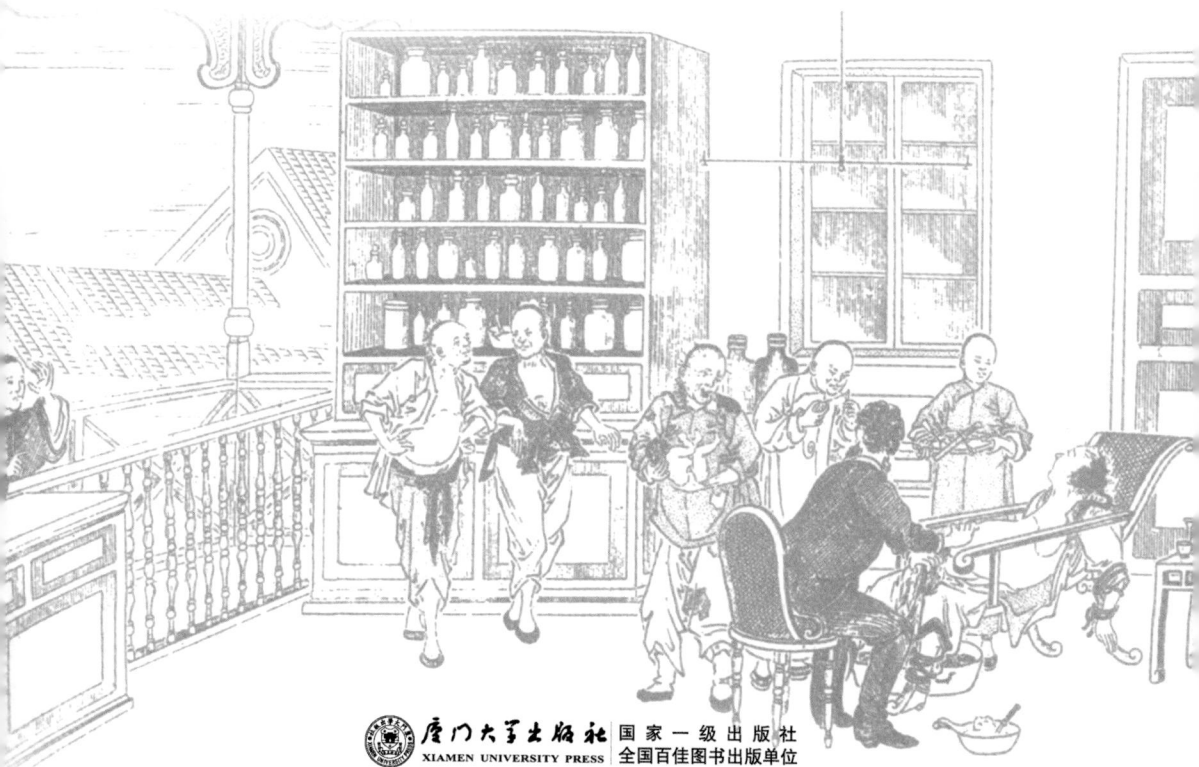

厦门大学出版社　国家一级出版社
XIAMEN UNIVERSITY PRESS　全国百佳图书出版单位

图书在版编目(CIP)数据

中国近代医学社会史探微/张孙彪著. —厦门:厦门大学出版社,2016.7
ISBN 978-7-5615-6178-2

Ⅰ.①中⋯　Ⅱ.①张⋯　Ⅲ.①中医学-医学史-研究-中国-近代　Ⅳ.①R-092

中国版本图书馆 CIP 数据核字(2016)第 175504 号

出 版 人	蒋东明
责任编辑	薛鹏志
装帧设计	张雨秋
责任印制	朱 楷

出版发行 厦门大学出版社

社　　址	厦门市软件园二期望海路 39 号
邮政编码	361008
总 编 办	0592-2182177　0592-2181406(传真)
营销中心	0592-2184458　0592-2181365
网　　址	http://www.xmupress.com
邮　　箱	xmupress@126.com
印　　刷	厦门市明亮彩印有限公司

开本	720mm×1000mm　1/16
印张	14.75
插页	2
字数	250 千字
印数	1～1 200 册
版次	2016 年 7 月第 1 版
印次	2016 年 7 月第 1 次印刷
定价	58.00 元

本书如有印装质量问题请直接寄承印厂调换

厦门大学出版社
微信二维码

厦门大学出版社
微博二维码

目　录

导　论

　　疾病治疗和预防保健乃医学之直接目标,此项目标对于中医、西医两套医学体系皆然。在近代以前,中医占据医学界和社会预防保健之主导位置,历代中央与地方政府均是仰赖传统中医资源,制定和实施一系列旨在促进民众身心健康和疾病防控的政策、法令和制度,形成独具特色且契合国情的医政制度。何谓中医医政? 文庠在其撰著的《移植与超越:民国中医医政》一书中有如下定义:"中医医政应该是国家中医医政组织通过中医医政人员,对中医医疗机构、中医医事人员的中医医事活动等进行各种行政管理的总称。"①此一阐释颇为准确全面。因此在此定义指引之下,笔者意欲大致描述近代中医医政的历史变迁及其内涵,阐述中医在此方面的活动、建树及历史经验,从而透视中医在近代卫生行政转型过程中的历史角色和意义,以期启示于当下。

　　在西方列强炮火威逼下,一路蹒跚进入近代的中国,外患和内忧双重压力始终存在,社会变动剧烈而且深刻,新与旧、中与西互相纠缠激荡,如李鸿章所指称乃是"三千年未有之变局"。因此在积弱积贫的近代中国现实国情下,国人催发出向西方学习的坚定信念,变革复兴成为此一历史时期的主旋律。诚如梁启超举臂高呼:"变亦变,不变亦变! 变而变者,变之权操诸己,可以保国,可以保种,可以保教;不变而变者,变之权让诸人,束缚之,驰骤之。"

　　其实近代医学嬗变亦典型地体现此一社会特征和时代趋势。此一历史时期,医学发展变迁最具决定性的因素当是西医东渐而登上历史舞台,由于

---

　　①　文庠.移植与超越:民国中医医政.北京:中国中医药出版社,2007:5.

1

其逐渐在中国社会传播流行,蔚为风潮,对中国传统知识体系、社会医疗格局、从业人员乃至医政管理制度等带来了连锁而深远的冲击影响。学者李廷安在《中外医学史概论》一书中写下:"近百年来,欧美医学复以交通关系输入,于是医事教育,医事设施,医事组织,陆续成立。十余年来,公共卫生设施,进步尤速,可称之为我国公共卫生之黄金时代。"①近代中国医学结构由中医一家独尊,渐变为中、西医学二元并存,诸多崭新的医事教育、医事设施、医事组织纷纷兴起普及,给予近代国人,尤其是中医界人士强烈的思想观念冲击。

传统中医在西洋医学的竞争压力之下,在医学理论、治疗技术、公共卫生理念、医师人才培养等诸多层面,展开一系列的折衷调和,有所保留坚持,又有所转身变革。正如《中国医学通史(近代卷)》概括为:"近代中国医学史的核心问题是中西医的比较与抉择。西方医学的大规模传入,造成国内中医、西医两种医学体系并存的局面,因而通过比较并作出抉择便成为中国医学界必须面对的重要问题。"②有的学者说得更为直接,所谓近代中国医学史,是以中医存废之争为轴线发展的。此一医界主题最终也影响到政府医事政策层面,综观近代时期,历届政府在医政制度酝酿、制定、实施和调整上,都需要面对中、西医学二元格局长期并存的社会现实,比较抉择和平衡调适中、西医两套迥异医疗体系是近代医政管理活动的题中应有之义。

以往人们在回溯研究中国近代医学史时,多偏重于中西两大医疗系统的冲突面,其实这种单一视角未必足以呈现、反映近代中医历史之全面景象。事实上,在近代社会现实层面的二元医疗格局之下,中西医学共同承载着维系国人生命与健康的神圣使命。在近代废除中医甚嚣尘上的氛围之下,历届政府也并未将中医完全摒弃于医疗预防体系之外,足以证明中医自身所具有的独特价值和临床效验。

近代医学的发展面貌是复杂的,西医的本土化与中医的科学化在此时期同时登场,并且如火如荼地进行着。后世很多人对此时期医学发展带有简单且固定的认知印象,即近代中西医二者之争如水火不容之势。如此"言

---

① 李廷安.中外医学史概论.台北:台湾商务印书馆,1977.

② 邓铁涛、程之范主编.中国医学通史(近代卷).北京:人民卫生出版社,2000.

简意赅"的判断并不完全符合历史事实真相,近代中西医之关系,竞争固然是一面,但从宏观格局加以细心观察,尤其对于传统中医而言,尚有学习借鉴的最大面。诚如郝先中在《兼容与并行:清末民初中国医界之二元格局》一文所述及:"中西医学共同面对人类医疗与保健的命题,共同承担保卫众生的使命,二者又恰恰在 20 世纪这个时空节点上相遇,倒是一份历史的机缘。西方医学在中国的传播,尤其是学科和体制的整体移植,改变了数千年来单一的中医学独立存在的局面,尽管起初西医的医疗实践多数局限于城市的医院和诊所,也未对中国传统医学构成强大的挑战。清末民初以后,中国出现了中西医并存的医疗格局。"①当中医遇上西医,当西医遇上中医,两者在近代中国社会的相遇确实是一份历史机缘。

在中西医并存竞争的医疗格局背景下,近代中医界并未墨守陈规,而是开始了一系列的变革创新,整理国故国医、中西医汇通、中医科学化等口号、理念成为先进中医的学术主流意识,由此亦显见中医本身自带的发展弹性。在学术革新之外,近代中医界专业程度也不断得到提高,其清醒地认识到中医发展中存在的诸多不足及与西医同行之间存在的差距,并有意识地进行变革创新,努力使自身更加符合现代社会专业制度的要求,也使自身更加适应现代国家政治建构的需要。因此他们积极投身到国家医事制度建设、医药管理法规拟定等医政活动中,不断提醒、呼吁政府执政者重视中医药在预防保健领域的独特价值,不要脱离中国具体国情,完全照搬与复制西方医药发展模式和管理制度。

以往学界在未广泛深入地阅读史料前提下,多将近代中医界视为刻板保守的固定形象,殊不知近代中医在传承外衣表面之下,已然潜流暗涌,他们深切地意识到借鉴、学习西医是自身学术创新发展的历史契机。民国中医大家陆渊雷曾撰有《中医学有吸收科学之必要》,其中言道:"中国人与西洋人,风俗习惯虽有不同,皮色黄白虽有不同,但是脏腑构造是一样的,生理机转与病理机转也是一样的。……若说中国人体质与西洋人不同,所以西法不宜于中国,这就脑筋太简单了。"他分析当时中西医术沟通迟滞存在于

①　郝先中.兼容与并行:清末民初中国医界之二元格局.河南师范大学学报(哲学社会科学版),2009(2):198.

医界的偏见,所谓"西医因为驳中医的理论,索性把中医的治疗一概抹杀,中医因为自信治疗的有效,连带要保守那虚无缥缈的理论",意气之争实无益于中医传统学术的进步,他认为"既懂了中医的旧说,再懂了西医的科学,只要稍微加些思考力,把科学法来解释旧说,并不十分困难,这就是沟通中西的下手方法。而且这项工作,只有中医做得,西医却做不起来"。在医学诊疗方面如此,在医学教育、医院设置等方面,近代中医界也秉持兼收并蓄的态度,仿行西方世界诸多制度做法,积极探索与调适,积累出诸多宝贵的历史经验。

近代中医的变革固然有西方医学的刺激、竞争因素,但是仍然属于在继承基础上的创新变革。在近代较为恶劣的社会环境里,中医界仁人志士固有忧虑之情,但对于传统学术知识仍抱有自信态度。他们发扬精诚团结之精神,顺应中医学原来发展惯性,对于传统并未采取全盘否定的简单做法,而是不懈整理,发掘中国固有医学中的精粹,因应时代环境加以改造,不断进行推陈出新。

兹以近代中医传染病防治为例,近代中西医论争日炽之时,坚持废止中医观点的一类人,时常指摘中医在防治传染病方面与西医相较显得简陋落后,医家陆渊雷在此方面曾有独到观察:"卫生委员会废止旧医之最大理由,谓旧医不知病原细菌学,不能治法定传染病,且为消毒预防之障碍也。夫消毒预防,固卫生行政之首务,然按其实际,亦徒唱高调而已。……然以本部十八省之面积计,人口之密,为全世界冠,可知细菌之毒,初不因旧医而蔓延。西医所用防疫诸药,多以菌体菌毒注入人体,以引起其抗毒力。夫以人工注射与自然感染者,相去几何。今历行消毒,充其量,不过减少病菌之传染机会,决不能将病菌杀灭无余也。然人体抗毒力,反因减少传染机会之故,退化殆尽。一旦猝染菌毒,势必为病愈深。西人愈讲消毒,而抵抗传染病之力愈弱,则消毒预防之利害轻重,正复难言。至于传染病治法,西医什九无效药,其由化学制成者,惟六零六与九一四……中医治传染病,实能补助病人之抗毒力。惟事关学理,决非尺幅之报纸所能尽。今欲废中医而代以西医,则传染病将愈不可治矣。"陆氏此论很是客观公正,以近代西医水平而言,对于众多疫病仍是束手无策,中医在近代疫病防治上可以发挥重要作用。邓铁涛先生在其所主编的《中国防疫史》①书中就阐述了近代中医在认识和防治鼠疫过程中,运用传统的病因病机学说和诊断学知识,贯彻西医辨病与中医辨证相结合的原则,取得了很好的防治效果,彰显中医传统学术价值和生命力。

再以近代中医教育创新历程为例,中医界先哲们顺应社会发展需求,与时俱进,积极借鉴西方办学制度模式,倡导中西医汇通教学理念。但他们在办学育人过程中始终没有丢弃中医学术根本,正如《近代中医界重大创新之研究》一书所述:"回首近代 50 年中医教育发展史,中医界先哲们顺应社会发展需求,与时俱进,不断进取,从师承授受之私塾到创建新式学校,从古典原著课本到重新编写统一教材,从庞杂的中医固有科目到规范的中医学科建设,大到学科框架,细到各门学科分类、界定,一步步走来。学科建设,课程设置,编撰教材,是建立在中医整体学术全面整理研究基础之上的。在保存中医学术体系完整性的同时,又吸收融合了西医部分内容,使中医学术的内涵得到充分的发展。"②近代中医界在学习西方过程中,始终没有迷失探索方向,并未丢失自身学术原有的传统属性,实属不易。

近代中医的发展身处困境,始终无法得到国家层面上强力制度保障。近代中西医的论争,在学术上一直处于相持阶段,梳理文献资料,可见近代中医参与论争的形式在不断更新。从最初陈定泰、朱沛文、恽铁樵等汇通医家的个人探究发声,到 19 世纪末 20 世纪初开始出现结社、集会和创刊办报,中医行业组织在形式上也一步步地走向近代化。这种变化,使中医在抗争政府卫生行政歧视时凝聚了充分的力量。近代中医界在抗争过程中,越来越懂得遵循近代政治的渠道来争取和维护行业的利益。因此当民国时期中医遭遇政治不公平的时候,社团和报刊即发挥其功用,成为维权斗争的组织中心。近代中医的发展历程,同时也是中医群体权利意识觉醒的过程,他们对于医学发展的观察和见解,已不仅仅是放在专业学术领域简单看待,深切感悟到医学与社会二者紧密的互动联系,医学外部的社会环境对于专业发展有的时候起着决定性的影响。

---

① 邓铁涛主编.中国防疫史.南宁:广西科学技术出版社,2006.
② 朱建平主编.近代中医界重大创新之研究.北京:中医古籍出版社,2009.

　　回溯近代中医医政历史演变进程,可知近代中医医政所涵盖的面向较多,牵连涉及管理组织机构设置,医师资格审定考核法规拟定,中医医院及治疗机构创办发展,中医学校教育制度创置,学术团体组织完善,等等。由于中国近代政局变动频繁,内忧外患,使得政府无法以全力关注和实施医学制度之变革,加之历届政府在处理中、西医问题时常游移不定,较为偏向西医,所以近代中医史实际上可视为一部近代中医自强奋斗史。近代中医药界的有识之士在不利的政策环境之下,通过自身的努力,使得中医这门传统学术并未断绝传承之道,在历史夹缝中发展前行。他们通过学术团体、报刊媒介、人际网络等各种渠道,聚焦于医政管理机构、医药管理法规、医院治疗机构、医学教育制度等核心问题,积极思考和作为,为社会大众医疗需求提供另外选择,为中医在国家卫生保健制度留有一席之地,为民族健康事业做出应有之贡献。近代中医医政的一系列嬗变历程,目标指向于增进中华民族健康福祉,其中所蕴含的历史经验,值得后世加以挖掘和整理,助益于当下中医药事业的提升与发展。

第一章

中国近代中医医政体制的嬗变

近代传统医学逐渐式微和西洋医学日益茁壮,此一趋势固然不可否认,但我们也应看到在近代医政制度转型过程中,中医以"边缘者"的姿态而做出的种种革新努力,例如积极探索中医学术变革求新之路,中医界团结与互助精神的形成,组建职业团体参与国家医政建设,等等。本章即从近代中医管理机构设置的变迁、近代中医政策法规及实施概况、近代中医治疗机构发展等方面入手,运用相关文献资料,简要展示近代中医发展面貌,从而透视中医医政从传统到近代的转变概况及其历史意义。

第一节　近代中医管理机构

医政组织乃医政的主体,考诸近代历史,在医疗行政方面,无论是晚清政府还是北洋政府、南京国民政府,都开始效法西方国家医政管理模式,医事制度的演变呈现明显的西化倾向。有学者指出,近代中国医政组织之嬗变趋势,一方面按照西方模式建立的国家医疗卫生行政日益建立和完善;另一方面,国家医疗行政中管理中医的机构一直都没有建立健全,在 1934 年半官半民的中央国医馆产生之前,中央甚至没有专门的管理中医的机构。直至 1936 年,政府始在卫生署设立"中医委员会"。在政府医疗行政部门中,几乎是清一色具有西医背景的留学归国人员掌握着权力,形成了西医在朝,独揽主导医政规划的局面。在此趋势格局之下,近代中医医政管理组织在夹缝中求得生存发展,积累出一些独特的历史经验。

一、晚清时期中医医政管理机构

自有清以来至1905年"新政"改革时期的清代医政,基本沿袭照搬于明朝旧有做法惯例。太医院作为中央卫生机构,宫廷服务乃是其职责所在与工作重点,这与近代西方对于医政管理机构之定义、功能相距甚远。光绪三十一年(1905年),清政府决定施行新政变革,模仿日本在医政改制方面的制度与做法,设置巡警部,部内有警保司,其司下设卫生科。卫生科的职能为考核医学堂之设置,考验医生给照,并管理清道、防疫、计划及审定一切卫生、保健章程等。卫生科有员外郎1人,总理科务;主事1人,办理科务;一、二、三等书记官若干。若从人员配置而言,卫生科的设置看似简陋,但其所彰显的历史意义不可忽视,如《中国医学通史(近代卷)》所言:"巡警部警保司设有卫生科,这是我国政府机关的名称里第一次出现'卫生'一词,即第一次出现专管公共卫生的机构。尽管只是一个科,其历史意义不可低估。在封建社会里,只有太医院这唯一的医疗机构,且专为皇室服务。遇有大疫,政府亦派太医院医官前去诊治,可毕竟没有专管医疗卫生的常设机构。卫生科的设置,适应了社会的发展需要。"①

1906年,清廷预备立宪,厘定官制,改巡警部为民政部,仍然设置五司,将卫生科升格为卫生司。其下设置保健、检疫、方术三科。但此时,太医院尚存,新旧体制并存,二者共同管理中央医政。至1908年,清政府民政部颁布了《取缔医生规则》,加之太医院因光绪帝与慈禧太后在数日内接连病死而得咎,自院使以下全部革职。此标志太医院作为古时医政组织的符号成为历史,退出历史舞台,而卫生司成为唯一的中医医政管理组织,由此开启近代医政转型之变革序幕。

二、北洋政府时期的中医医政管理组织

从1912年至1928年,无论是南京临时政府,还是北洋政府在中医管理方面均进行一系列变革尝试,展示了与前代截然不同的历史面貌。简而言

---

① 邓铁涛、程之范主编.中国医学通史(近代卷).北京:人民卫生出版社,2000:328-329.

之,中医管理职权主要由中央卫生行政组织加以行使。此一时期,中国政局混乱,政权更迭频繁,亦深切影响到中医医政管理。但总体趋势却是日益明朗,由中央卫生行政机构主导中医行业管理。文庠在《移植与超越:民国中医医政》书中简要概括为:"这一时期,尽管中央行政组织频繁调整,领导人也是轮番上阵,但卫生行政管理体制基本形成,即由内务(内政)部卫生局(司)行使卫生、检疫与医疗行政管理权,改变了清末以来卫生、检疫、医疗多头管理的状况。"①此一时期的中央政府,主要通过颁布各项法令规章,对中医及从业人员进行规划管理。

以医师管理核心内容之医师资格认证为例,此为中医界团体和各级政府共同关注的问题。1922 年 5 月,北洋政府颁布《医师(士)管理法令》,试图统一全国医政,开始实施中央政府规范医业的第一次尝试。该法令分中、西医两套,西医称医师,中医称医士。中医的《医士(中医)管理暂行规则》有二十余条,涉及中医开业资格、年限、领照办法、违规惩戒办法等。其中许多内容含有歧视、约束中医性质,例如开业资格中不列世医、师传两项,而当时经政府立案的中医学校极少,加之毕业人数有限,绝大多数中医系师传或祖传,按此办法办理,必然导致众多中医失去行医资格。另外规定开业医生年龄限 25 岁以上,这对中医学校毕业生领照构成障碍。此外,中医领照需要交纳高达 20 余元的费用及税项,并须三人以上开业中医具保。

此管理法令一经公布,立即引起当时中医界的警觉,尤以上海一地最为典型,他们在全国范围率先做出反应。上海中医协会于 1922 年 5 月 20 日召集会员开会,会长丁甘仁提议联合各地中医团体进行抗争,深受与会者赞同。其后成立江苏省中医联合会同盟,向省政府及上海警察局长表达了对中医资格规定的不满意见。他们认为,在中医学校和传习所寥寥无几之时,以学校毕业为主要的登记前提不符合中国国情,同时提出对中医的考验也应该交由中医团体来主持而不是官方。不过中医界虽然对条规内容强烈反对,但没有质疑该条规的合法性,承认"考验医士,先进国早有定例,吾人似无反对之必要"。因此主张在普及中医学校教育之前,此项条例缓行或者修

---

①　文庠.移植与超越:民国中医医政.北京:中国中医药出版社,2007:52-53.

改相关条文。经过上海等地中医界的坚决反对,加上浙奉战事又起,以及西医界的反对,内务部只得宣布两套规则"暂缓实行"。

由此例子可见,北洋政府时期的中医医政管理尚在摸索阶段,存有诸多缺陷,例如政府一直未能建立卫生部,时常将医政事务交由警察机构加以实施管理,在中央卫生机构中没有相对应的中医医政管理主体,颁布的中医医政管理法令时常脱离中国特殊国情,将中医和西医混同管理,等等。但我们亦能看到,此一时期中医界开始关注到中医与政治二者的牵连互动,并且通过学术团体或行业组织发出集体声音,维护自身权益,积极影响政府对中医医政管理。

三、南京政府时期的中医医政管理组织

1927 年 4 月南京国民政府成立,直至 1949 年崩溃,前后 22 年。此一时期,施行与北洋政府不尽相同的政治体制,对于中医医政管理亦然。总体而言,南京政府统治时期在政府制度建设全面推进背景之下,模仿西方制度建立起来的教育部、卫生部,其管理理念、行政措施与传统中医药业难以相容,时常对于中医药从办学体制、开业方式、医药标准等进行约束和压制。与此相行,中医药界愈发警醒,认识到建立中医自身医政管理组织的必要性和重要性,他们通过组建学术团体、行业组织,利用报纸、刊物等大众媒体,形成共识,凝聚力量,不断提升中医药在国家行政管理层面的地位。在此,笔者选择此一时期最具代表性的两个组织——中央国医馆和中医委员会,加以阐述。

1929 年 2 月 23 日,基本由西医教育背景构成的第一届中央卫生委员会在南京召开,中心议题是为卫生法制建设献言献策。在会议中,以余云岫为首的一批西医提出了《废止旧医以扫除医事卫生障碍案》、《统一医士登录办法》、《限定中医登记年限》、《拟请规定限制中医生及中药材之办法案》四个中医案。经审议之后,合成《规定旧医登记案原则》,并以中央卫生委员会议决案的形式通过。这一事件引起全国中医极大的震动,最终导致近代规模最大的保卫中医运动。是年 3 月 17 日,全国医药团体代表大会在上海召开,通过三项决议:一是定 3 月 17 日为"国医节";二是组织全国永久机关,定名为"全国医药团体总联合会";三是组织赴京请愿团。声势浩大的请愿

运动给国民政府施加巨大压力,最后以"中央卫生委员会议决案,并无废止中医中药之说"的解释,让此次抗争暂告一段落。

不过"三一七"斗争后,中医界有识之士逐渐认识到卫生行政权力的重要,深刻意识到设立自己的医政组织的必要性。1930年1月,全国医药团体总联合会上即有裘吉生、蒋文芳、汤士彦提出仿照国术馆设置国医馆作为管理中医专门机构的提案,并提交国民政府。"所谓依照国术馆者……实为依照国术馆组织大纲第二条第四款,规定国医馆有管理全国中医中药事宜之权,而便另辟途径,摆脱桎梏也。"①2月10日,国府文官处公函第398号开示,准许备案。但提案交呈卫生部审核时,因馆章问题被压制,拖延下来。当年5月7日,国民党中央执行委员会举行第226次中央政治会议时,行政院长谭延闿联合陈立夫、焦易堂等中央委员7人,在会上重新提出《设立国医馆提案》,终获通过。兹将提案摘录于下:

> 我国医术由轩岐至今,具有四千年的历史,迭代先哲苦心研究,兼各有其特别经验,笔之于书,以传后世。故我大中华民族代以繁衍,各遂其生,得免天札之患。现在我国提倡西医,各省分设医科专门学校,又或派遣留学生分赴各国,所以希望西医精粹输入我国者至殷。第以我国地广民众,而西医人才骤难培养足用,又中西医互有长短,亦有中医治愈之病而西医束手者,故中医在今仍须并行提倡,以期收普遍疗救之功。惟历代著作颇繁,综计不下五千卷,其间学有心得堪为世资者固多,而附会穿凿无裨世用者亦复不少。兹援照国术馆之例,提议设立国医馆,以科学的方法,整理中医学术及学术研究。其工作约分为:(一)学说的整理;(二)诊断法的整理;(三)药品的研究;(四)针灸法的整理。务祈统系秩然,便于实施,以昌明绝学,惠济民生。②

该提案指出"我国地广民众,而西医人才骤难培养足用"的现实国情,认为中西医互有长短,建议行政当局"并行提倡,以期收普遍疗救之功",将国医馆之职责定位为"以科学的方法,整理中医学术及学术研究"。其实,当时的全国医药团体总联合会包括中医界诸多人士,对于国医馆的期待远不止

---

① 国医馆问题.全国医药团体总联合会会务汇编(铅印本),1931:65.
② 设立国医馆原提案.国医公报,1933(10):9-10.

于此,他们本计划国医馆"由行政院径以院令指派数人筹备,直属于行政院,或隶属于内政部。则地位增高,成一政府正式机关"。但此设想至国医馆曲终人散时,亦未能得以实现。

1931年3月17日,中央国医馆终于在南京正式成立,成为民国时期中医的利益代言机构。当年8月31日,国民政府批准了《中央国医馆组织章程》及《中央国医馆各省市国医分馆组织大纲》。国医馆的成立,代表了中医科学化运动从理论探讨层面发展到实际尝试阶段,纵观其存在时期,在中医药学术整理研究、中医教育变革、中医医政管理等方面均有探索和建树。

譬如在中医药学术整理研究方面,国医馆成立宗旨之一:"采取科学方法整理中国医药,改善疗病及制药方法。"在第一任馆长焦易堂的提议下,国医馆下设学术整理委员会,对于中国医药学术以科学方法归纳、解释,使理论及临床均可形成一系统组织,而与世界学术相并立。1933年4月29日,学术整理委员会通过发布《中央国医馆整理国医学术标准大纲》,确定整理中医药学术的标准:

第一,以我国固有之医药学说,择其不背于近世学理者,用科学方式解释之;

第二,其方术确有实效而理论欠明者,则采用近世学理证明之;

第三,凡属确实有实效之方术,为我国成法所固有,而为近世学理所无者,则特加保存而发挥之;

第四,其方术无实效而其理论又不合科学方式者,则删弃之;

第五,凡属确有实效之方术,为我国固有成法所无者,则采用近世学说补充之。

此份学术标准大纲中已经融合近代解剖生理、卫生学的崭新理念,固有的诊断学加入新式机器检查的项目,应用学科大致延续固有的分类标准,稍有改进者在于外科运用消毒,眼科借重器械,针灸和按摩参照近代解剖生理学等。尤其为了配合现代卫生行政之需,大纲特别加入防疫方法,以此回应西医界对中医阻碍卫生事业的批评。此大纲亦体现此一时期中医界正视西医在预防保健上的优势长处,意欲通过科学化之再造,积极投身于国家卫生行政事业中。

因此国医馆成立之后,在争取中医药业管理权力,维护中医药业合法权益以及促进《中医条例》制定公布等方面有积极作为。这其中尤以力争拟定和实施《中医条例》最具代表性。在国医馆争取《国医条例》公布之时,焦易堂即发表《为拟定国医条例敬告国人书》,言明"此举可补中国卫生行政之缺憾,以寻求舆论支持",提出中央国医馆须由政府赋予行政管理权。时有名医陈逊斋撰写《为订立国医条例上立法院意见书》,更加深入地阐述国医馆与《国医条例》二者之间的关系,"《国医条例》实有订立之必要,而管理国医之权必托于国医馆,又为订立条例之首要条件,否则条例不成立,国医必归于消灭;仅成立条例,而无管理权能,则一切国医建设,无从着手,其结果亦终于消灭"[①],呼吁政府赋予国医馆以实际中医管理权。1933 年 12 月 15 日,在立法院召开的第三届法制委员会第 43 次会议上,终于通过了《国医条例(草案)》。但在送立法院核准时,汪精卫致函立法院长孙科,阻挠条例的公布。由于行政、立法两院的拖延,《国医条例》迟迟不得公布。1935 年 11 月,冯玉祥、石瑛等 26 位中央委员在国民党第五次全国代表大会上,提出《政府对中西医应平等待遇以弘学术而利民生案》,提案中拟定三条办法,其中有:"(一)前经立法院议决通过之《国医条例》,迅予公布实施;(二)政府于医药卫生等机关应添设中医。"此案经议决,交中央执行委员会办理。后以国民政府训令 126 号明令公布《中医条例》,历经波折,千呼万唤的《中医条例》终于在 1936 年 1 月 22 日公布,至此中医地位在法律条文上得到保障。但遗憾之处在于,此条例因程序法之未备,并未得到充分贯彻,徒具形式而已。对于国医馆的尴尬处境,尹倩在其博士论文《民国时期的医师群体研究(1912—1937)——以上海为中心》中分析为:"西医界要求废止中医的主要理由是中医学术不符合科学,不能担负其维护国民健康的职责。即使是同情和支持中医的政府官员,也多认为中医应该改良,国医馆正是在这种背景下产生的。它也可以看成是政府试图将中医纳入近代医药管理体系的一次尝试,但在科学话语占主流地位的时代中,国医馆从诞生之日起就陷入了一种尴尬的境地,始终在反对声和牵制中艰难前行。"[②]

---

① 陈逊斋.为订立国医条例上立法院意见书.国医公报,1933(9):3-9.
② 尹倩.民国时期的医师群体研究(1912—1937)——以上海为中心.华中师范大学博士论文,2008.

13

学者李剑认为:"国医馆是中医存废斗争中多种矛盾的产物,其与生俱来的各种致命缺陷,使它所肩负的中医药学术研究重任难以推行。它的性质决定了最终无法掌握在中医存废之争中至关重要的全国中医药行政管理权。"①此观点指出国医馆受限于时代条件未能有突出作为。又例如赵洪钧在《近代中西医论争史》书中指出:"中央国医馆是一个半官、半民、半学术、半行政的特殊组织,是特别情形下畸形机构。"②纵使如此,中央国医馆的成立以及在争取行政管理权的诸多努力,体现近代中医医政此时已显露端倪,其宣扬的诸多理念和实践于今尚有可汲取之处。

民国以来,由于政府在考量和规划卫生行政体制上,基本模仿移植西方制度,从中央到地方的卫生行政机构均没有专设的中医管理机构。1931年3月成立的中央国医馆,作为一个半官方半民间的特殊组织,并不是一个纯粹的行政管理机构,法律亦无赋予其实质行政管理权限。此一局面在中国进入20世纪30年代之后得以改变,这种改变直接的推动因素,即近代中国内忧外患在此时间节点达至最为严重之际。国共两党尚在内战状态,另一边是日本侵华步步紧逼,民族危机深重,原本就简陋不足的医疗资源更显短缺。面对此社会现实,国民政府在中医药管理上开始变得务实,目的显然在于运用中医药简、便、验、廉特点,为民族抗战服务,满足民众基本医疗卫生及保健之需求。

在此背景之下,近代唯一且正式的中医管理机构应运而生。1937年3月10日,卫生署中医委员会成立,会议就中医一切的重大问题均做一番细致讨论,除了中医教育合法化问题未能决定外,中医药管理中的遗留问题、中医学校问题、中医教材问题等均得以讨论通过。为了保证中医委员会的合法权益,国民政府随之对相关条例、法规均做了修改,譬如卫生署组织法案第11条规定:"卫生署设立中医委员会掌管中医事务。"卫生署处务规程第15条明晰规定了中医委员会各项职能:第一款关于中医医疗机关及中医药团体的监督登记事项,第二款关于中医资格的审定及业务监督事项,第三款关于中医药人员的训练养成事项,第四款关于国产成药的审查及中药商

---

① 李剑.中央国医馆的成立及其历史作用.广州中医药大学学报,1992(2):50-80.
② 赵洪钧.近代中西医论争史.北京:学苑出版社,2012:127.

的监督事项,第五款关于中医药图书的审查编订事项,第六款关于中医药设施的奖助指导,及其他行政事项等。由上条例法规可见,中医委员会掌管全国中医各项事务,涉及医疗机构团体的监督登记、中医师资格的审定、人才的教育训练这些核心管理权力。

虽然当时的中医药界对此委员会的出现反应不是特别热烈,当时深具影响力的几个中医药学术团体组织,对于在卫生署下设这样一个管理中医机构究竟有多大的行政管理权限心持怀疑。但是中医委员会在其存在的岁月里,还是有一定的作为,例如修正中医审查规则、拟定中医专科学校科目表,等等。不过它的最大历史价值,正如文庠《移植与超越:民国中医医政》一书中所言:"中医委员会的成立,标志着近代中医管理专设机构的形成。其存在的本身就是肯定了中医在中国卫生医疗的特殊地位,是'西式'的卫生管理体制的补充。"①换另一种表达,即中医在中国现实国情中自有其独特价值,未必成为主流,但绝对不可忽视其有益补充的历史作用。

第二节　近代中医管理政策

论及医学专业与国家行政之间的关系,其中非常重要的一个考察、衡量指标,即是相关医疗卫生政策法规的制定及实施。近代中国在此方面,深受西方世界的影响,不同于之前主要以刑律粗放式管理医药的模式,开始探索和制定一系列有关中医的管理政策及法规。

一、北洋政府时期中医管理法规概况

查考和梳理张在同主编的《民国医药卫生法规选编》②一书,民国初及北洋政府时期相继出台了一系列的医药政策法规,《解剖尸体规则》、《传染病预防条例》、《检疫委员设置规则》、《火车检疫规则》、《清洁方法消毒方法》等陆续制定颁布。在医政管理方面,制定颁布有《严禁巫术令》(1913 年 10月)、《管理医师暂行规则》(1922 年 3 月)、《管理医士暂行规则》(1922 年 3

---

① 文庠.移植与超越:民国中医医政.北京:中国中医药出版社,2007:100.
② 张在同.民国医药卫生法规选编(1912—1948).济南:山东大学出版社,1990.

月)、《管理医师医士暂行规则实施手续》等。这些法令规则虽然不尽完善，但为那一时期的卫生行政管理奠定法律基础。

对于中医而言，自然被纳入法律法规管理范畴，就以颁布于1922年的《管理医士暂行规则》为例，在其第三条第二款提出，"在中医学校或中医传习所肄业三年以上，领有毕业文凭者"，具有医士资格。此条款并没有照顾到当时中国具体国情，民初民间自发创办的中医学校刚刚起步，大部分的中医从业人员教育背景为家传师授，因此该暂行规则压制排挤中医味道浓厚。此外，《管理医士暂行规则》中的多数条款是参照《管理医师暂行规则》拟定，与中医的实际状况想去甚远。例如年满25岁才能取得医士资格之规定，忽视了中医可以从小习医的社会现实。因此，此规则一经颁布，立即激起全国中医界的强烈反弹与不满，造成政府与中医界之间的矛盾。

二、南京政府时期中医政策法规概况

依文庠在《南京政府时期中医政策法规述评》文中考证：南京政府执政22年，公布了一系列有关中医的行政政策法规。依其有限的统计，其中国民政府发布的有三部，行政院批准或公布的有四部，考试院发布的有六条，内政部批准或公布的有两部，教育部一条，卫生署批准或发布的有八部，社会部卫生署会同公布一部，未及公布一部。[①] 共计26部（条），内容涵盖中医师资格认定、考试、开业、中医师医德规范与法律义务以及公会管理等。单从数量和内容来看，南京政府时期逐步构建出一整套中医政策法规体系。与前代相比，对于中医的管理日渐专业性和规范性，彰显了中医近代化的发展趋向。但细致观察这些政策法规，我们亦能看到其中诸多的不足和缺陷。由于南京政府统治时期时间跨度较大，而且政策法规数量繁多，且在实施过程中时常变动，因此笔者选择此时期最具代表性的中医政策法规加以分析，期望以小见大。

南京政府执政伊始，在第一届中央卫生会议上，以余云岫为首提出《废止旧医以扫除医事卫生障碍案》等4个废止中医案，随即引发近代中医界最

---

① 文庠.南京政府时期中医政策法规述评.南京社会科学,2005(4):45-51.

大规模的抗议请愿运动。经历此危机之后的中医界,开始在政策制定层面上施加影响。1933 年 6 月,国医馆馆长焦易堂联合国民党中央委员 29 人草拟《国医条例》,提交国民党中央政治会议。此条例后经立法院审议通过,名称换成《中医条例》,但因行政院反对而被搁置。直到 1936 年 1 月 22 日,国民政府才正式公布了《中医条例》,这是南京政府制定的第一部有关中医的法规。此条例标志着中医的存在已经取得合法的法律地位。

　　兹将该条例全文引证如下:

中医条例

(1936 年 1 月 22 日国民政府公布)[①]

　　第一条　在考试院举行中医考试以前,凡年满 25 岁,具有下列资格之一者,经内政部审查合格,给予证书后,得执行中医业务。

　　(一)曾经中央或省市政府中医考试或甄别合格,得有证书者;

　　(二)曾经中央或省市政府发给行医执照者;

　　(三)中医学校毕业得有证书者;

　　(四)曾执行中医业务五年以上者;

　　前项审查资格,由内政部定之。

　　第二条　凡现在执行业务之中医,在未经内政部审查前,得暂行继续执行业务。

　　第三条　凡经审查合格之中医,欲在某处执行业务,应向该管当地官署,呈验证书,请求登记。

　　第四条　中医非亲自诊察,不得施行治疗,开给方剂,或交付诊断书。非亲自检验尸体,不得交付死亡诊断书,或死产证明书。前项死亡诊断书及死产证明书之程式,由内政部定之。

　　第五条　中医如诊断传染病人,或检验传染病之死体时,应指示消毒方法,并向该管当地官署,或自治机关,据实报告。

　　第六条　中医关于审判上、公安上及预防疾病等事,有接受该管法

---

①　中华医学杂志(上海),1934,20(1):171-172.

17

院公安局(所)及其他行政官署或自治机关委托负责协助之义务。

第七条　西医条例第四条、第六条、第七条、第十条、第十一条、第十三条、第十五条及第十七条之规定,于中医准用之。

第八条　受停止执行业务处分之中医,擅自执行业务者,该管当地官署得处以一百元以下之罚款。

第九条　中医违反本条例之规定时,除已定有制裁者外,该管当地官署,得处以五十元以下之罚款。其因业务触犯刑法时,应交法院办理。

第十条　本条例自公布日施行。

同年7月21日,行政院第277次例会通过了卫生署制定的《中医审查规则》,并于8月正式公布。由于《中医审查规则》与《中医条例》存有诸多相互抵触之处,引发中医界极大不满,当时许多中医学术媒体刊载文章,对卫生署管理中医提出异议和批评。这也直接促使其后卫生署专设中医委员会,全权负责中医行政管理工作。中医委员会成立不久,即着手修订相关中医管理条例法规,例如1936年12月修正《中医条例》,1937年5月卫生署修正公布《修正中医审查规则》。加以修订的条例规则,在法律层面上,赋予中医与西医几乎平等的地位,从而为中医发展以及发挥医疗保健社会功能提供法律制度保障。其后1943年9月22日,国民政府公布了《医师法》,该法为国民政府公布施行的第一部《医师法》,虽然将西医、中医集合纳入同一部法规加以管理,但确保中医与西医的平等地位是大的原则。

我们一方面看到南京政府时期中医药管理政策法规日益进步,但也不能忽视其中的不足之处。譬如前面在罗列南京政府时期所制定的一系列政策法规时,它们出自不同的行政管理部门,显见南京国民政府在中医政策法规没有细致的规划,政出多门,时常会出现法规冲突的事例。此外,此时期的政策法规的制定,并不纯然是从学术专业角度出发,更多的是因应中医界所施加的呼吁或压力,因此在中医教育合法性等方面呈现滞后性。加之迟迟未建立起较为完善的中医管理机构,使政策法规施行起来缺乏有力的保障,如同空文。再以此时期政策法规内涵具体而言,即有学者指出此时期有关中医管理的"条文中没有对医师作履行宣传卫生保健知识,对患者进行健康教育义务的要求,具体反映民国时期对医师的要求仅停留在'治病'这一层面上,尚未形成医师应履行防病治病,宣传卫生保健知识等义务的观念"。诸如此类,不一而足。尽管存有不足和缺陷,但不可否认这些政策法规中所包含的合理内容,助力于中医管理近代化水平的提升。

三、近代政府医药广告管理法规

19世纪下半叶开始,在国外资本刺激和自身实业发展时代背景下,近代中国商品经济日渐繁盛。与此同时,在西方商业资本运作模式影响过程中,广告逐渐成为最重要的市场营销手段和宣传媒介,被社会大众所熟悉和接纳。就以近代中国医药广告而言,随手翻开近代发行的报刊媒体,琳琅满目的医药广告即刻映入眼帘,其广告文宣的构思与图像设计五花八门,呈现目不暇接的景象。因为商业广告会激起受众者的消费意愿,为了达到此目的,广告主和广告商在追逐商业利润之下,时常以经济私利凌驾于大众、社会利益之上,策划种种虚假不实、夸大效果和故意误导等欺瞒消费者的广告文案。如近代广告研究学者陆梅僧所言"广告刊物,视广告为大宗收入,一切惟广告者的意志是从,以致不暇去鉴别广告中的文字图画,是否实在,是否有夸张欺骗的性质,贸然登载出来"①。这种行业乱象,在医药广告领域有着淋漓尽致的体现,各类虚假、变相、夸张医药广告大行其道。

在近代中国社会,对医药广告宣传的混乱无序现象,难道就没有任何的监督和约束?医疗行政力量对此无动于衷,抑或积极管理?是否有具体的医药广告管理机制在发挥监管作用?学界对此问题尚未给予足够重视,研究成果付之阙如。因此笔者考证相关文献资料,还原近代医药广告管理历史,期冀从中获得启示。

(一)近代医药广告宣传的乱象

医疗关涉百姓健康、疾病与生命,其重要性不言而喻。寻医问诊,购买医药保健品等医疗行为,广泛存在于近代大众日常生活中。庞大的医疗市场遂催生、促进了医药广告业的繁盛。相关研究显示,医药广告在近代媒体

---

① 陆梅僧.广告.上海:商务印书馆,1947:194.

上占据重要分量。它犹如一张巨大的网,无时无刻不笼罩着近代国人日常生活空间,发挥着"劝导"医疗消费的作用。伴随医药广告市场的繁荣,其所夹杂的宣扬错误医学知识、逾越专业规范、违背道德等行为愈来愈多,可谓乱象丛生。

对此弊端及其社会危害,当时即有人疾呼,"近观中国报纸广告内容多言过其实,荒诞不经,而尤以医药广告为甚。然人多以其为广告而不甚信之,故为害于人群之影响尚少。但亦有一部分人或信广告以为真者,其受害真匪浅"①,指出"言过其实"、"荒诞不经"的医药广告对于大众健康所造成的危害。1936年,全国医师联合会呈文卫生署,亦反映"年来各报章每被江湖之流收买重要篇幅为宣传之工具,始犹不过自诩医术之高明,借广招徕,其被骗者不过限于一地。继则变本加厉,自制各种药剂,谎夸神效,捏造人名颂扬成绩,则全国各地宣有不受其骗者矣"②,由此可见大量不良医药广告充斥在各式媒介,对民众健康危害极大。

这些违法不良医药广告借强大商业力量,渗透到当时众多媒介载体,甚至是一些在社会颇具声望的大报和医学专业刊物,经常假医学专业探究,推广医学知识为幡子,实际以推销医疗服务、药物销售为目的。此现象令当时正直的医学人士痛心不已,"吾于目今沪上各报纸杂志刊布之情形乃得而见之,其小报与粗浅之杂志固无论矣,乃皇皇大报及定期刊物,亦居然有此种卑鄙龌龊,恬不知羞之现象"。③

对于近代医药广告领域存在的混乱状况,人们很自然将此责任归咎于刊登这些广告的媒体,认为问题根源在于金钱腐蚀了媒体所应具备的社会道德责任感,进而呼吁媒体应坚守商业道德,毋一切以经济利益获取为指归。譬如大声疾呼:"报纸乃言论机关,引导民众的力量极大。片言只字,关系非常重要。对于这种欺人的医药广告,总要慎重登载,加以相当限制,不

---

① 王仲文.变相医药广告应取缔.医事公论,1935,2(24):23.
② 呈卫生署为报章夸大宣传医药文字日益恶劣请转呈行政院严厉禁绝由.医事汇刊,1936,8(27):191.
③ 王仲文.变相医药广告应取缔.医事公论,1935,2(24):23.

要给钱就登广告,要知道这种不义之财取之有愧呀!"①近代"皇皇大报及定期刊物"为何"忘却"媒体所应秉持的立场和道德,放任不良医药广告的刊登?追求商业利润是一方面,但此弊端与近代政府医药广告管理水平是否存有关联?

(二)近代政府医药广告管理

面对近代医药广告乱象丛生态势,越来越多的人开始反思到仅依赖于医药广告主、广告商的道德自律是无济于事的,迫切需要引入外界的监管,尤其是政府力量在此领域的管理。"摧陷廓清,当务之急,而况医药操人命生死之柄,为民族盛衰所关。我卫生行政当局,未知亦思正本清源,拟定大计。"②正是由于国家行政力量的介入,在规范医药广告市场上展开探索,近代医药广告管理制度初露端倪。它的起点落在何处?

1928年,上海市卫生局鉴于沪上报章医药广告宣传无序现状,"为维护人民健康并谋急则治标起见,拟定实行,凡送各报刊登宣传医药能力之广告,须先送由敝局审查盖章,方准登报宣传。……照此办理,则各报不致为所蒙蔽,而敝局亦可免去逐件函请停刊之烦"。③ 于是在1929年4月,上海市卫生局制订了《上海市取缔淫猥药物宣传品暂行规则》,其中规定有:"为保护人民健康,维持善良风化起见,凡有下列情形的医药广告均在取缔之列:宣传药物有避孕、打胎、壮阳之效验者,宣传医治生殖器病之功能者,其他医药器物之经卫生局指明禁止者。"与上海相呼应的是北京,1930年8月,《北平市卫生局管理中西药商广告暂行章程》颁布④。卫生局依照章程,对于"措词夸大者、伤害风化者、名实不符者"进行指正或者撤销。上海、北京这两份暂行规章的出现,开启了政府医药广告监管的序幕。既然处于起步摸索阶段,在监管上难免粗泛,从规章"暂行"字眼即可窥见。它们的价值在于为后面更加完善的医药广告管理规章打下基础。

---

①　吴霁棠.报纸上的医药广告.壬寅医学,1932,1(2):9.

②　南.读报纸之医药广告书后.医事公论,1934,1(19):21.

③　申报.第252册.上海:上海书店,1987:625.

④　北平市市政法规汇编.第七类.卫生.北京:北平市政府参事室编,1934:41.

1935 年 1 月 1 日,北平特别市公署卫生局颁布了《北平市管理中西医药新闻广告规则》。对此规则的制定缘由、管理程序及其目标,其概括为:"本局爰是特订新闻广告规则,不使医药救人之事业而转为杀人之工具。故无论关于医药之何种广告,均须呈请核准给予验许证后,始许登载,否则均严行禁止,以免有淆惑听闻,误人生命情事。"①

因为这是中国第一份正式针对医药广告的政府行政管理规章,故将此规则全文引述如下。

第一条　本市中西医药之广告登载新闻纸者,依本规则管理之。

第二条　凡关于医务药品之文字图画登载新闻纸以广招徕者,应先由本人呈报卫生局,核准发给验许证后,方准登载,惟不得私改名称,或变更文义。前项验许证概不收费。

第三条　不得假借他人名义鸣谢,或保证其效能而为虚伪夸大之登载。若有他人鸣谢,或启事言实不符者,得令各该医药执业人自行登报更正或撤销之。

第四条　在本规则实行前,所有登载新闻纸之医药广告,限一个月内补报卫生局查核发给验许证。

第五条　凡医药广告虚伪夸大者,除按照各该医药规则办理外,所有违犯本办法第二至第四项之规定,处以一元以上五元以下之罚金。

第六条　违犯本规则屡戒不悛,其关于医药者,得由卫生局处五十元以下之罚金;其关于药业者,得处二百元以下之罚金。

第七条　凡登载各项刊物或无线电广播之广告,均适用本规则各条之规定。

第八条　本规则未尽事宜得随时修正。

第九条　本规则自公布之日施行。②

由条文可知,这份规则主要是针对报纸刊载、宣传医药广告,同时涵盖刊物和无线电广播这两类媒介,基本上将当时主流宣传媒体纳入管理中。其核心内容,卫生行政当局通过审查、核准、发放医药广告验许证的程序进

---

① 北京特别市公署卫生局业务报告.北京:北京特别市公署卫生局,1941:56.
② 南京行政院卫生署.卫生署医药证照广告月刊,1936,1:56-57.

行管理,并对违反者给予相应的行政处罚。规则条文虽略显简单,但它毕竟开创了中国医药广告政府制度管理的先声,为后世医药广告管理树立典范。

在这份规则指导下,北平卫生局行使其医药广告日常监管,规定"凡本市医药执业人员,如欲刊载、广播、散放、粘贴广告者,务希来局遵照定章,请领广告许可证"。[①] 以规则颁布后的第四年,即 1939 年为例,通过表 1-1,即可窥视卫生局日常医药广告管理工作。

表 1-1　1939 年北平卫生局广告验许统计表

月　份	类　别			备　注
	验许广告	不准广告	总　计	
1	8	0	8	
2	5	0	5	
3	3	2	5	
4	1	0	1	
5	2	3	5	
6	2	0	2	
7	4	0	4	
8	2	0	2	
9	3	1	4	
10	2	0	2	
11	7	13	20	
12	18	14	32	
共计	57	33	90	

资料来源:《二十八年度药商广告准驳统计表》,北京特别市公署卫生局编印:《北京特别市公署卫生局业务报告》,第 46 页。

如表所示,在 1939 年度,北平卫生局在医药广告管理业务中,核准发放广告验许证者共 33 件,亦有将近四成的广告验许证申请遭致拒绝。这种管理模式,此后在全国其他地方得以仿行。卫生行政机构正是通过这种行政

---

① 北京医药月刊,1940(第 9、10 期合刊):32.

强制管理,规范医药广告行为,过滤不法医药分子在媒体上发布的不良信息,极大净化了医药市场。

在《北平市管理中西医药新闻广告规则》面世之后,全国各地在此规则和管理模式基础上,结合监管得失,因地制宜,在管理规章上不断完善。深具代表性的有1936年9月10日上海市政府发布的《上海市管理中西医药新闻广告暂行规则》。它规定凡未经卫生局核准注册的医师、牙医师、医药、药商,一律不得刊登医药广告;已经注册的医师、医院,刊登广告时不得做虚假夸张宣传。刊登药物广告,不得涉及猥亵或壮阳的文字图画,不得发布易使人产生误解的文字内容,等等。

上海这份规则相比较北京而言,最大的不同就是监督管理对象的变化,从医药广告内容的审核扩大至医药广告主的甄别和约束。对于未经政府核准注册的医师、医院、药商,一律不准其在媒体上进行广告宣传。即使获得核准注册的,对于其广告宣传文字、图画亦有更加细致的规定。例如“业经核准之医师,中、牙医师及医院等刊登广告内容,以下列数项为限:(甲)科目,(乙)医师姓名及学位,(丙)地址,(丁)诊费,(戊)电话,(己)时间,(庚)证书及执照号数”。① 这种严格、细化的规定,充分显示了近代政府医药广告管理水平不断提升。

在此之后,1946年《北平市关于管理及修正中西药广告规则》和1947年《上海市卫生局医药宣传品管理规则》等一系列地方医药广告管理规章的相继颁布,更加鲜明体现了近代政府以法规为主要手段进行医药广告管理的理念。正是这些管理法规的施行,从而在一定程度上遏制了医药违法广告的泛滥。

(三)中国近代政府医药广告管理的启示

医疗消费及服务作为一项特殊商品,关涉大众健康权益,对其进行规范管理是政府理应承担的职责。正是这种理念催生了近代中国一系列医药广告管理规章的出现。同时我们也发现了近代政府在医药广告管理上的缺

---

① 陆梅僧.广告.上海:商务印书馆,1947:197.

失。首先,鸦片战争以后报刊广告出现,医药广告中的不规范行为已显露迹象,并呈现日渐泛滥的态势。但是迟至 20 世纪 30 年代,政府才开始制定专门的法律规章,管理滞后性明显。其次,这些规章起初只在北京、上海这些大城市施行,全国性的医药广告管理规章迟迟空缺,反映了政府对于严峻的医药广告乱象并未有坚决革除的决心。另有在北京、上海这些医药广告管理规章中,漏洞不少,譬如事后惩罚过轻,对于医药广告主的罚金与其所获得的不法利润相比,显得微不足道。在监管过程中对于逾越规章的不法医药广告,侧重于医药广告主的行政处罚,而对传播媒体并未有相当的处罚。正是这些缺失的存在,因此虽有中央卫生行政机关"通令各地官署遵照北平市管理中西医药广告规则参酌,从严办理。顾以若辈之藐视法令,非惟不知俊改,抑且欺蒙诱惑之文字,更觉愈出愈多,愈趋愈下"①,医药广告乱象始终无法彻底根除。这也回应了上文提及的为何近代媒体视道德于不顾,放任不良医药广告传播的问题。

通过对中国近代医药广告管理相关文献资料的梳理,我们还原了近代政府医药广告管理的起点和大致发展脉络,展现其日常管理面貌,并检视管理机制中的缺失。这些都会对当下中国社会的医药广告管理提供弥足珍贵的历史借鉴。

第三节 近代中医治疗机构

清末西方医学在中国社会日渐传播流行,这其中医院起到了巨大的传播效应。所谓"自中国通商以后,西医之至中国者,各口岸皆有之,非徒来医西人,而且欲医华人。但华人不识西国药性,不敢延请西医,故初时华人均不肯信西国医药。……今则无论贫富贵贱,皆有喜西药之简便与西药之奇异,而就医馆医治者,日多一日,日盛一日也"。1895 年 12 月 3 日,《申报》刊载《述客言中国宜广设医院》一文,其中具体阐释了医院设置起到的六个有益之处:"医院之设有六利也,有易于沾染之症病者住院,家人可免再病,一

---

① 全国医师联合会.呈卫生署为报章夸大宣传医药文字日益恶劣请转呈行政院严厉禁绝由.医事汇刊,1936,8(27):191.

利也。住院之后,俾医者朝夕施治,体察病情,易于奏效,二利也。贫者省延医服药之费,能安心住院,三利也。且起居较便于家,房屋较于家为洁,病者所宜,四利也。家人不致忙乱,仍可营生,病者得以静养,五利也。如疯人及诸恶病,另设别院,俾皆得所愈,则固妙否,亦可终其天年,六利也。华人如不能尽信西法,则不妨中西兼治,信中者就中,信西者就西,亦不必固执,以拂人情也。且中西医生既在一院,亦可彼此讨论,而医学亦可以日精。"①从此则文献可知,清末国人已经逐渐接受医院这个异于传统的治病空间,甚至提及医院中西医结合并存的价值。

清末以来,来华西人所创立的各类医院,改变了中国传统的医疗组织模式,中医治疗机构从此之后开始了从家庭治疗护理向医院专业服务机构转型的历史进程。笔者根据相关文献资料,展示和分析清末、民国两个时期中医治疗机构的历史概况。

一、清末时期中医治疗机构

清末,全国各省设置官医院的省份具体有(直隶)保定、天津、(盛京)奉天、山东、江苏、上海道、浙江。这其中,当以清末京师官医院规模最大,影响最为深远。1906年8月1日,京师内城官医院成立开诊,因其疗效显著,颇受当时民众欢迎。两年之后,京师外城官医院应民政部之奏请而设立。这两所医院最大特点即其官办性质,院内一切开销均由民政部实报实销,对病人一概不收费用,只对住院病人收取饭费。医院分为中医、西医两科,奏报时写明中医、西医各自的诊治人数。在看病流程上,基本效仿西医医院做法程序。京师内、外城官医院虽然名称为医院,其实它还兼管防疫、卫生事宜。例如1911年1月,北京爆发鼠疫疫情之后,内、外城官医院在控制疫情的蔓延上起到积极重要的作用,"顷已饬内外城官医院配制预防及消毒药品,为此示仰居民人等知悉,嗣后如或有此种疫病发生,或所患病状近似此项疫症者,速即呈报内外城官医院,以便随时诊察"。②

关于京师内外城官医院的历史价值,有历史学者指出其是清政府在巡

---

① 申报,1895-12-03.
② 警厅防疫之示文.大公报,1911-01-19.

警部、民政部建立后,在医药方面的最主要成绩之一,得到当时民众的认可和欢迎,存世十年之久。这应与其良好的医疗效果紧密相关。作为近代最早出现的医院组织,其历史意义有三:其一,古代社会官方没有常设的专门医疗机构,为平民大众提供医疗服务,普通百姓患病多依赖民间私人医生,医疗专业性、标准性难以保障。京师内外城官医院的出现,标志着国家医疗卫生事业重心往民间下移,体现出时代大流趋势。其二,对于传统治疗模式极大地完善,人的生病治疗、康复护理、病后恢复其实是一个长期的过程,清末之前的私人性质的治疗模式有时候表现出"匆匆片语,草草一方"的弊病,无法关怀患者生病的整个病程。此外对于严重传染性疾病,民间个体医生往往身单力薄,而无法承担起防疫的重任。这些弊端,通过医院这种医疗组织体制可以加以消除解决。其三,京师内外城官医院内设有中医和西医两科,对于二者秉持平和客观的态度,听凭病患自行判断选择。这种理念和实际做法影响于后世中医院的经营,并且一直延续到当下。

二、民国时期中医治疗机构

民国时期历届政府都奉行发展西医,排斥边缘中医的卫生政策,1913 年教育系统"漏列"中医案,导致数千年来在中国居于主导地位的中医药学,被排除在国家正式教育系统之外。中医药界即掀起救亡图存运动,在各种抗争活动中屡有呼吁建立中医医院的声音。其实早在 1912 年上海神州医药总会,其在总会简章中即有筹办医院的相关内容,表明中医界有识之士开始意识到筹办医院,可以更好地改良中医。1929 年 2 月,国民政府卫生部在南京召开第一届中央卫生委员会会议,会上通过了相关废止中医提案。此举引发了中医界更大规模的反对与抗争。此后,国民政府为了缓和中医界以及社会人士的反弹对立情绪,在 1931 年 1 月成立中央国医馆,给予提供中医发展一定的空间。该馆在设置中医院提倡有力,譬如 1934 年时任中央国医馆长焦易堂在《敬告全国医药界同仁书》中,积极呼吁设立中医院,所谓"设立医院,以收改良之效果。盖有医院然后对于病症实际,乃有统计可考,如诊察、治疗、处方、用药,皆可以每日实际之经验而为综合详确之比较,无论理论实际,均能有莫大之功效。欧美医院其所以有今日之发达者,未始不由于医院林立。又近年以来,西医医院遍布我国,中医医院竟未一见。此不但为我医药界之缺憾,亦实为我国家之弱点。故医院之设立,尤吾人所不可缓之要图耳"。[①] 医者张治河在 1936 年《中医杂志》刊文《庆祝中医条例公布后为同仁再进一言》,强调中医院设置的重要性:"国医未有医院,实为最大之缺点。盖药品之真伪,煎法服法之当否,以及饮食起居之调护,皆与治疗上有莫大之关系。往往诊疗本无错误,而因上述种种失当,以偾事者颇多。……苟有设备完全之医院,则一切治疗调护,自无失宜之弊。而中医效率,必更增高。"中医界在此方面的呼吁和建议,也时常以政策建议的方式诉诸政府行政当局。1937 年 2 月 15 日,国民党第五届三中全会在南京召开,李宗黄等 38 位委员提出申请实行五全大会"中西医平等待遇决议原案"案,其中第三条办法,"政府对于中医应请拨款设立中央国医院,及各省国医院或中西医合设医院"。这项提案在会上表决通过。但后因抗战爆发,最终无法落实。

总而言之,民国时期数次废止中医运动,直接促使中医界警醒、反思,奋起直追,在内部实行种种改良变革措施,开办医院即是其中之一。此一时期在中医界内部已经形成加速建立中医院的广泛共识,正是在他们的不懈努力之下,建立中医院的迫切性和必要性被社会人士所关注、认识乃至付诸行动。在此历史背景下,民国中医院及治疗机构的数量逐渐增多,规模不断扩大,医疗品质亦不断得到提高。

在民国中医院中,较有规模而且有代表性的,基本上都集中在大城市,例如上海、北京、武汉、长沙、广州、太原、奉天等地。就以上海一地为例,共有各种私立中医院"不下数十处,诊治多者可达千号,少者亦有一二百号",其中声名卓著的有广益中医院、华隆中医院、博济医院、广济医院,等等。由此可见上海一地中医院及治疗机构之盛。

在全国其他地区,亦逐渐涌现、发展出一批著名的中医医院。兹举数例,1934 年 10 月成立的广东光汉中医院,该院是在广东第一集团军总司令陈济棠号召之下,由当时军政要员捐资协助建成。其成立缘由是"第一集团总司令陈济棠以广州人口三百万,其中贫苦居多。此等贫苦之家屋宇异常,

---

① 焦易堂.敬告全国医药界同仁书.国医公报,1934,1.

谋生维艰,一旦不幸,或有疾病侵贫,居处养病,不特非其宜,即医药费用亦无从所出。为嘉惠贫病起见,特召见国医黄培南、潘茂林等……先行筹设中区留医院一所,定名为光汉中医院留医院,并由军政要人捐廉协助,始底于成"。① 北京有杨浩如创办的养浩庐中医院,该院是北京第一家私立中医院。此外尚有北京中医学校、北平国医学院和华北国医学院这三所中医院校的附属医院。

在各地中医院不断涌现、完善的过程中,全国最高规格的首都国医院的建立,成为中医界诸多人士的共同呼吁。所谓"全国模范之首都国医院,至今尚未正式实现,诚属最大缺憾。虽经焦馆长不惜奔走呼号,在苏沪等地与地方医药界巨子、党政机关及银行、实业、慈善团体竭诚讨论,几至舌敝唇焦,惟念此问题与群众之幸福,民族之健康以及国医药之前途,在均有密切关系。故当今之世欲求中医光复,欲谋民族健康,舍我医界,其谁与归? 深望医药界同仁,勿放弃自己之天职,负起自己之重任,响应焦馆长之善举,为之后援,解囊相助,量力而为,总期集腋成裘,俾早日告成,谅为社会人士一致之希望"。② 后还成立筹备委员会,积极募集款项。愿望良好,但一直到1949 年国民政府统治结束,首都国医院都未能建立起来。虽然中央一级的中医院迟迟不能建立,但是到了民国后期,广东、四川、湖南等省份却建立起全省规模的中医院。这与民国前期中医院多为私人建立相比,已然是个很大的进步。

民国时期,由于政府执意集中精力发展西医的政策导向,除了极少数中医院是官立之外,大多数为私立中医院。单纯依赖个人或团体筹资,缺少政府的资金投入支持,造成民国时期多数中医院无法持久经营。尽管如此,民国时期的中医院在艰难社会环境中,还是取得了一定的成绩,写就浓墨重彩的发展篇章,积累、保留一些难得的历史经验。这其中尤以学习西医医院组织制度最具价值,后世可以从中汲取、借鉴一二。

例如开诊于 1939 年 4 月的苏州国医医院,建院伊始就鲜明提出,本院"特约经验丰富、志同道合之西医作互相参证之诊断。盖本院之宗旨,诊断

---

① 广东中医院内容. 光华医药杂志,1934,6.
② 中国医药月刊,1940,1.

疾病,因宗科学,自宜与西医诊断趋向一致。故于必要时,自与西医研讨之必要。但治疗仍用中药,如此则不仅中医真正科学化,且西医亦自然国药化矣。如由本院作俑,而全国中医界均放弃门户之见,我知不久之后,自能中西医融合为一,而产生一种中国本位医学"。①期冀中医界同仁放弃狭隘的学术门户之见,以开放宽容的胸怀,采纳西医在疾病诊断方面的长处,最终趋向中西医融合。

苏州国医医院积极倡导"中西医融合为一",原因在于观察到"自古以来中医无医院之设备而作集团的实际的研究,故纵有宝贵的经验,亦多散漫而无系统,偶然而无统计。试观方书之记载,往往随各人之思想而故神其说,谓某方药治疗某病,其效屡试不爽,或万试万爽。我人曷一试之?每或效或不效,三试而得两效者,已为上乘矣。此无他,未经实验统计故也。中国医药虽经数千年的经验而得到现在相当的实效,我人应再求进步,加以研究和整理,使其追从于世界医药学术之列,才可以对古人而昭来兹。至于研究之循何方法,整理之从何着手,鄙人的主张,即研究当根据科学,如生理、组织、病理、诊断、药理作用等,一以新医科学的理论为主。整理应统计实验,依据古代之记载,从新核定其实效,以国药治病,以科学说理"。②考诸史实,以往中医界的业务开展以个体行医为主流,所谓"自古以来中医无医院之设备而作集团的、实际的研究",虽有数千年的经验,却因无实验统计而研究、整理,长期下来,最终造成落后西医发展的严峻现实。苏州国医医院认为没有治疗效果数据的采集,无法检讨诊断得失,那么中医理论和临床治疗层面的创新亦无从谈起。

苏州国医医院在经营期间,采用统计列表的西方科学方法,进行以统计来核定经方疗效的数据采集、分析工作。时任该院医务主任叶橘泉认为此举是中医走向科学化的重要途径:"医学为实用之学术,决非纸上谈兵似的研究所能成功。证候之鉴别,病型之测定,药物之疗效等,在均须于临床之探讨,用实验统计之方法归纳其结点,才得谓之科学方式的研究。"苏州国医医院使用的统计表有:住院患者病类统计表,住院患者施用经方比较表,门

---

①　严以平.医校与医院.中医药导报,1947,1.

②　叶橘泉.对于国医设院之感想.苏州国医医院院刊,1939:1.

诊治疗施用经方(仲景方)之比较等 11 个表格。这在民国时期中医院中实属难得,开创之功值得后世效仿。

这些表格收集后,不仅仅供本院分析研究之用,尚能公布发表,为全国同道讨论中医学术、临床治疗方法辩驳提供素材,所谓"若立设备完全之医院,集中医与西医与一堂,着手研究实际之诊断与治疗,以科学之方式照近世之病理为诊断,参用国医之证候疗法,根据病床日记,统计治疗成绩。由此以考究药物之功能,然后药理作用,病理变迁,病原真相等,方能明白。于是积集记载,公布国内,公开院内之诊断,发表统计之结论,同道之士,乃得因此而质疑辨惑焉"。

民国中医院除了上述统计列表进行疾病信息收集,诊断效果分析外,还有其他诸多创新之处。由于中医不曾有护士这一职业,他们自己动手培训中医院护士,并探索、形成培训和管理护士的各项制度。例如苏州国医医院专门制定有护士规则 13 条,山西中医改进研究会附设医院制定有《看护服务规则》和《看护招用规则》等。为了更好地研究中医药,主办发行学术杂志,例如由上海中医专门学校、上海广益中医医院、上海中医学会共同发行的《中医杂志》;浙江名医裘吉生开办的三三医院,在 1923 年 7 月开始出版杂志《三三医报》;陕西西京国粹中医院发行的《国粹医药月报》;苏州国医医院发行的《苏州国医医院院刊》,其目标乃"作公开的纯科学的研究",欢迎来稿"以科学原理解释中国医药,及改进医药问题之讨论等"。

第二章

中国近代传统医学教育

岐黄之术源远流长,医书典籍汗牛充栋,历代医者不断总结提炼,从而构建出一套独具民族特色的医学体系,至今屹立于世界医学之林。就福建区域一地而言,中医道艺传承井然有序,名医佳士各有师承,在长期的历史实践中,展示了颇具地域特色的医学教育景象。笔者以 1949 年以前中医学教育为考察对象,大致区分为古代、近代两个时期,尤其关注近代福建中医教育新陈代谢之过程,尽力发掘八闽大地中医学术传承和人才培养教育的史实。同时通过选择福州三山医学传习所和厦门国医专门学校作为个案研究,勾勒 1949 年以前福建中医教育整体面貌,阐释近代福建中医教育的办学创新点和特色之处,进而梳理其中所蕴含的教育模式,阐述其嬗变之规律。

第一节 中医传统教育的类型与普及

《管子·权修》言:"一年之计,莫如树谷;十年之计,莫如树木;终身之计,莫如树人。一树一获者,谷也;一树十获者,木也;一树百获者,人也。"中医技艺和学术之所以能够延续千年,并不断发展提升,仰赖的正是中医教育代代"树人"所产生的众多医家人才。就中国古代社会而言,大致经历了由分散到集中,由师承到官办,办学规模由小到大、逐步发展的过程。其主要模式有:师承教育、学校教育、自学钻研等。福建古代医学教育基本上体现了这种鲜明特征,涌现出像清代陈修园为代表的医学教育家,凸显本区域医学教育的水准与特色。

一、古代医学教育的类型及特征

中国古代社会医学教育的类型颇多,师徒传授教学方式发端最早,家族传承亦是医学教育的重要途径。除此之外,尚有官方系统组织的医学教育,但其规模较小,所培养的医师基本供职服务于宫廷内部,或惠及官僚群体。回溯古代医学教育史,简而言之,师徒相授,家学相传,聚众讲学,名医辈出,世医显赫,学派林立。因为年代久远,记载古代医家学医经历的材料多已散佚,或记述极为简略模糊。尽管如此,通过这些只字片语的历史文本,我们依然能够大致勾勒描述古代医学教育的类型及其特征。

(一)师徒传承,一脉相通

师承,即师徒相传进行传授学习的方法。历史上的许多名医都是通过这种方式培养出来的。例如明代著名医家熊宗立(字道宗,号道轩,又号勿听子),其祖辈熊彦明为元代名医,因此有一个良好的家学环境。熊氏因自幼多病,稍大即立志学医,曾从建阳名医刘剡学习医卜、阴阳之术,深得奥旨。又譬如明末医者萧京(1605—1672,字匹夫,号万与,别号通隐子)在其代表作《轩岐救正论》自序中回顾其学医经历:"予髫龄弱禀,质钝志劳,穷猎简编,苦心诵著,婴疾梦遗,百治莫瘳。继因从宦游楚慈阳,邀学博黄州胡慎庵先生于衙斋治之,三月获痊。先生盖明医李濒湖公甥孙也,因授轩岐秘典,脉旨病机,药性方法,一一精详。先生又私淑于立斋者也。嗣入蜀,复参印群贤,颇得肯綮,沉酣于斯二十余载矣。"萧氏因治病之机缘而结识李时珍的甥孙胡慎庵,病愈之后,拜胡氏为师,系统学习中医经典、脉学、药性、病机等,尽得其传。嗣后随父到成都,与当地名医交往频繁,医术大进。由此可见,萧京师从胡慎庵等医家二十余载,终在医林获致声名。

(二)口传心授,家族传承

中国古代是家族制社会,宗族观念比较浓厚,家技也是代代相传。古代福建社会,"遗子黄金满籯,不如一经"的观念极为流行,医学作为一种技术性职业的家传教育模式在民间社会普遍存在。《闽台历代中医医家志》记

载,唐代医者杨肃(字救贫,号清叟),其父杨安于唐光启三年(887年)随开闽
王王审知从河南迁入福建。杨肃自幼随父学医,15岁时将四书五经、诸子百
家和医学论著学习殆尽。其医术尤胜其父,当地村民称其为"岐伯回春手",
又称之为"杨仙公"。家族传承这种民间医药教育方式,不仅培养了许多著
名医者,也在古代福建社会造就不少闻名遐迩的中医世家,例如在福州享誉
200多年的孙氏中医妇科。孙氏世业妇科,最早在福州业医是清乾隆、嘉庆
年间的孙心兰,其后传子滋森。滋森之子椒藩,以活人济世为志向,精于医
道,且医德高尚,因此求诊者络绎不绝,是道光、咸丰年间福州名医。八闽国
学大师陈海瀛在《福州世医孙氏叙传记略序》曾云:"福州世医以妇科著闻,
百数年间亘延不绝者,孙氏为最。"《孙氏世家妇科临证经验》一书,对孙氏医
学世家精炼地概括为:"孙氏家学,薪火传承,历经六世,砺练卓识,心传秘
诀,珍贵之极。"除了孙氏世家外,曾意丹、徐鹤苹撰著之《福州世家》,尚记叙
有盘屿林氏中医骨伤科世家、横屿萧氏中医外科世家、桂枝里陈氏儿科世
家、壶山林氏中医内科世家。

(三)官方组织,学府传授

两晋以前,中国古代医学教育主要是师承授受的模式,南朝刘宋王朝始
有官方组织的正规医学教育,北魏有太医博士、太医助教等医官设置。隋唐
两朝更设有"太医署",承担培养医药人才之任务。宋代官方医学教育比隋
唐时期更为兴盛,太医局成为专门的医学教育机构。宋代福建浦城医家张
炳医术即源于太医局教授,据《闽台历代中医医家志》记载,其少有奇疾,在
太学随四川名医史载之学习,深得医学之妙。后回归乡里,立志济人,救活
甚众。明代在总结前代举办医学教育经验基础上,有所改革,没有在中央设
置医学教育专门机构,转由地方政府承担医师培养之责,因此明代地方医学
教育规模比前代都为庞大。洪武十七年(1384年)规定,府、州、县均设立
"医学",府设医学正科1人,州设典科1人,县设训科1人,选拔医术精湛者
充任之。明朝政府对这些医官考察事项中就包含有医学教育一类,《官箴集
要》一书曾有详细记述:"阴阳医生教读人等,官府多视为在官人数,一概差
用。不能专务本业,是岂朝廷设立之本意?须着……医生亦轮流日守惠民
药局,教读分教各里童生,使各专务本业,时常考验勤惰量为惩劝。其愚而

无进者黜退,拣选性资可进者补之,庶使此等不为虚设。"可见教读分教各里童生是医学正科、医学典科、医学训科职责所系。《闽台历代中医医家志》中所罗列有明一代医者,计有雷伯宗、余廷端、廖寿山等十几位医者,分别担任太医院判和各地医学正科、训科。

(四)阅读医籍,自学成才

中国古代社会至汉代,造纸术和印刷术发明,从而为知识在更大范围内的传播提供了便利条件,大量医书的印刷刊行,为习医者自学医药知识提供了丰富文献资料,使得自学医术成为现实。福建建阳一地的雕版印刷始于五代,盛于两宋,与蜀、浙同列全国三大刻书中心,刊印之书统称为"建本"。建本图书品类繁多,行销四方,这其中医书占据重要比例。闽版医书的大量刊印,为本区域医学知识普及和人才培养提供良好氛围。福建古代众多医家皆自学成才,尤其在文化出版事业最为兴盛的两宋时期。例如南宋福建泉江医家李迅,据《永乐大典》《福建通志》记载,其本以儒学传家,官至大理评事。仕宦之余,留意医方,广集博采历代医家名方,遇有医生、方士存守秘方而不与人者,则不惜重金得之。且所收医方,必亲自试用验证疗效,特别是对当时视为奇疾的背疽精心研究,积累了丰富的治疗经验,终于南宋庆元二年(1196 年)编成《集验背疽方》一卷。又例如南宋长乐人士朱端章,宋孝宗淳熙年间(1174—1189 年)主管江西南康军事,生平喜好方书,后将所藏医书中有关产科经验方于南宋淳熙十一年(1184 年)编辑成《卫生家宝产科备要》八卷。诸如此类自学岐黄之医林人物,在《闽台历代中医医家志》中俯拾皆是。

纵观古代医学传承与教育的历史,医学经验的传承和医学人才的培养一直以官办和民间两种方式进行,医学人才的培养类型主要有学府传授、师徒传授、家族传承和自学钻研四种,丰富多样的教育培养途径,造就众多优秀医家,岐黄学术才得以代代传承和不断创新。

二、清代医家陈修园的医学普及教育思想

陈修园(1753—1823),名念祖,字良有,后改名修园,号慎修,福建长乐市江田溪梅村人,其生活时间横跨清乾隆、嘉庆、道光三时期。陈氏幼年丧

父,遂跟随祖父陈居廊学习。十四岁习举子业,兼修医学,研习药理。在宦海沉浮之中度过三十余载岁月,曾先后担任河北县磁县、枣强县、威县知县、直隶州知州等官职,从未忘却研习岐黄。年老致仕后,更加专心于医学,在福州的嵩山井上草堂,一面布道讲学,一面伏案著书。陈氏一生,可谓"半治举事业,半治刀圭家",是一位典型的亦儒亦医式历史人物。其撰著的医书众多,书坊托其名刊刻者不少,现业经肯定者为《南雅堂医书全集》十六种,共九十一卷,计一百五十万言。洋洋洒洒,内容宏富,且对后世影响深远,从而奠定其在中国医学源流长河中之地位,被后代视为清代著名的医学理论家、临证医学家和医学教育家。

陈氏在医学教育问题上,尤其是如何让初学者进阶至中医临床纯熟境界,思考深刻,认识精到。他在此方面的诸多理念通过医著得以广泛传播,读者众多,风靡久远。陈修园普及中医教育,从游者甚众,曾受业于其门下,学有所成及著书立说达二十余人之多。其医学教育思想是古代福建区域在全国医学版图占据重要地位的重要因素,更是中医教育史上的宝贵财富,主要涵盖三个层面。

(一)岐黄学术非方技之流,医应通儒

中国古代社会以研习儒家经典、投身科举事业为主流价值,因此从事医学常被人所轻视。陈修园断然反驳此观点,认为"文章报国,尚挟知命而行,而能为良医者,随在可以活人,诚儒者分内事也",道出医学的价值丝毫不在文章获取功名之下。更进一步,他阐明分析"医者学本《灵》《素》,通天地之理,而以保身,而以保人,本非可贱之也。缘近今专业者类非通儒,不过记问套方,希图幸中,揣合人情,以为糊口之资,是自贱也",疾呼提倡医应通儒。

陈氏坚持学医者唯有熟读经史子集,接受中国传统文化之熏陶,才能领悟医道真谛,从而达至济世救民之宏伟志向。即在研读揣摩古典医籍和提高临床医术上,陈氏认为具备深厚传统文化素养,亦有启迪帮助之功。譬如他曾结合自身学医经历论道:"读《周易》及熟于宋儒说理各书者,更易发明。余治举子业,凡遇理致题,得邀逾分许可者,半由得力于此。"单以医籍文字理解而论,不通儒者,"保无有读死句下者",在理解医籍经典上往往南辕北辙,谬误丛生。如其举例说:"景岳谓熟地补阴,即于'阴'字疏,其不能补阳处自在言外;人参补阳,即于'阳'字疏,其不能补阴亦在言外。注之,即所以砭之也。"

(二)经典医著乃学之正途,应视若至宝

陈修园强调医学启蒙之重要,在《医学从众录》对初学者言:"学医始,基在入门。入门正则始终皆正,入门错则始终皆错。"但中国医学发源久远,至清代,历代累计下来的医籍可谓汗牛充栋,浩如烟海。如何登堂入室,是众多岐黄初学者所面临的棘手难题,正如陈氏所描述:"学医之始,未定先授何书,如大海茫茫。错认半字罗经,便入牛鬼蛇神之域。"他给出的答案是学医应以钻研《内经》、《难经》、《伤寒论》、《金匮要略》、《神农本草经》为正途,"试观《内经》、《难经》、《金匮要略》,每证只寥寥数语,何所不包,可知立言贵得其要也"。

因此陈氏一生撰著诸多中医经典注释读本,譬如《灵素节要浅注》、《金匮要略浅注》、《伤寒论浅注》、《神农本草经读》等,希望学医者重视经典范式的教育功用。在经典中,陈氏对张仲景之《伤寒论》推崇备至,谓中医临床诊断"至仲景专以方药为治,而集群圣之大成。医门之仲景,即儒门之孔子也"。他在《伤寒》、《金匮》注释本中,对两书记述的理法方药以及剂量、剂型和服法等,做了全面细致地分析,认为两书堪称后世效法之典范,学医者熟读原文,自有左右逢源之妙。例如他在《长沙方歌括》小引中曾对此有精彩阐述:"余读《鲁论》'能近取譬'二句,想见长沙当日必非泛泛而求。大抵入手功夫,即以伊尹之方为据。有此病必用此方,用此方必用此药,其义精,其法严,毫厘千里之判,无一不了然于心,而后从心变化而不穷。"

(三)微言大义非博览可致,须返博为约

"深入浅出,返博为约"是陈修园医学教育思想的最大特色。古典医著往往文义深奥难懂,不易为一般医者所领悟理会,加之医著中尚有众多言外之意,初学者时常无从理解体会。因此陈修园撰著众多通俗而正宗之医书,亲身示范如何读通医书典籍。以《伤寒论》为例,陈氏先后撰写了《伤寒论浅注》、《长沙方歌括》、《伤寒真方歌括》、《伤寒医诀串解》四书,第一本基本上按照原书三百九十七节次序,逐节撰写,每节后用小字衬注法标明其法,又将若干节合为一段,用"按"、"述"、"引"等形式进行综合评论,畅达经义。中间两书乃是对仲景方之分析,前者侧重于临床应用,后者专注于理论阐发,相辅相成。《串解》一书乃陈氏晚年所作,其目的为"融会贯通而得其要旨也",全书按六经分卷,层次清楚、纲目分明地论述了《伤寒论》。这些注释本将经典通俗浅显化,更为后人解读、运用《伤寒论》指明途径,泽被后代医者。

陈修园为了达致"深入浅出,返博为约"之目的,在语言体裁上采取灵活多变的形式,有注文、按语、诗歌、口诀等各式体裁。注文跟随原文,一气相通。按语则纵横论述,畅达经义。诗歌口诀则提纲挈领,朗朗上口,便于口诵记忆。以诗歌口诀为例,陈氏对韵文歌括的写作倾注了热情和精力,著《医学三字经》、《长沙方歌括》、《金匮方歌括》、《伤寒真方歌括》等,至今脍炙人口,其亦被后世视为集历代歌括之大成,绝佳之中医启蒙读物。这当中以《医学三字经》最具代表性,陈修园在该书序言中言明撰述此书的缘由:"童子入学,塾师先授以《三字经》,欲其便诵也,识途也。学医之始,未定先授何书,如大海茫茫,错认半字罗经,便入牛鬼蛇神之域。余所以有三字经之刻也。"此书是仿效《三字经》体裁,以三字一句的韵语,概述医学源流、基本理论和常见疾病证治。《医学三字经》被后世称为"四小经典"之一,词语凝练,医理精湛,后世学医者几至人手一册。

陈修园在中国古代中医教育史上可谓承前启后,在教育理念、教育方法和著述形式体裁上,在继承前代基础之上,加入其创新之举。尤其在普及医学教育上,堪称标杆式人物。其《医学三字经》、《神农本草经读》诸著作,均践行"俗而不庸,浅而不陋"的原则,被后世屡次刊刻。比清代御纂《医宗金鉴》更为风行,被后世众多医家视为医学启蒙入门之正宗。

第二节　近代传统医学教育的发展

中国古代的中医教育几乎一成不变地沿袭这样一种固定路径:皇家太医院执行着学校式的教育,传授医学知识为王权服务,其办学规模极其有限狭窄;民间医生的培养繁衍,则由师徒传授和家传等方式产生。这两类形式相辅相成,共同构建形成中国传统的医学教育模式。这其中尤以师父授徒为主要方式,但这种传播模式亦极易表现出自私和狭隘的局限。此一缺陷在西医未进入中国之前尚不明显,但清末以降,西医以及教育制度逐渐传播、移植到中国社会后,中西医学人才培养模式的利弊优劣立时显现。清末民初著名医师伍连德即一针见血地指出:"数千年来,吾国之通病,偶有所得,秘而不宣,则日久渐就湮没。而各国则反是,有所发明之理,惟恐人之不知。朝得一方,夕遍全国。"①与中国传统医学教育相较,西医对医学人才的教育和培养则有着一套正规的制度范式,体现出整体和规模上的优势效应,其亦为近代中医教育探索提供了学习榜样。

近代中医教育是在异域文化的冲击下逐步发展起来,中医药界面对时代变局,不断呼吁人才教育培养制度变革的急迫性,逐渐意识到固守传统师徒传承模式不合时代潮流,转而抛弃学术或政治成见,重视和实践中医教育的近代化。正如赵洪钧在《近代中西医论争史》书中所言:"有中医教育则中医兴,无中医教育则中医亡。愈至近代晚期,中医教育的重要性愈突出,近代中医界为争得办教育的权力,从清末到解放斗争了半个世纪,经历了艰难的历程。中医前辈边认识,边实践,一面团结中医界同官方的压制、歧视政策以及社会上废止中医的思潮做斗争,一面努力吸取近代医学和教育学知识以求与全新的历史条件相适应。这是近代中医教育史的一条主线。"②此言诚然。

如《中国医学通史(近代卷)》所论,近代中医教育是我国近代教育及近代医学教育不可缺少的一个组成部分,其发展大体可以分为三个阶段:第一阶段是晚清时期,第二阶段是北洋政府时期,第三阶段是南京政府时期。笔者即按照此历史时期纵向,大致描述近代中医教育及考试的历史变迁,尤其对其中重大变革节点加以注意和阐释。但必须提及注意一点的是,近代中医学校和中医教育的问题是研究的难点,因为近代以来,"中医界到底办了多少中医学校?这些学校培养了多少人才?北洋政府和国民党政府没有留下一点官方统计资料。解放前出版的各种年鉴、统计中,均查不到中医和中医教育的内容"。③

①　伍连德.论中国急宜谋进医学教育.中西医学报,1915,5(9):4.
②　赵洪钧.近代中西医论争史.北京:学苑出版社,2012:144.
③　赵洪钧.近代中西医论争史.北京:学苑出版社,2012:160.

一、晚清时期

此一时期,太医院乃清廷官办医学机构,教习厅专司医学教育。同治六年(1867年),太医院教习厅复设医学馆,改良对医学教育之管理。但就其学生来源、课程设置、医疗服务对象而言,仍然是宫廷太医院办学的延续,并未能输入近代医学教育崭新内容。直至光绪末年京师大学堂规划医学馆,官办医学教育开始中西内容兼授。

光绪三十二年(1906年),医学馆开办届已3年,学部咨医学馆考试,认为:"医学馆系照中学堂办理,应照新章五年毕业。且医科关系紧要,而学理又至繁颐,不独难于深造,亦不易言普通。若学问未精,遂令充当医官及医员等,实恐难免贻误。本部详细酌核,意在妥筹造就。如学生研习医学具有根柢可期深造,应即加习两年,以符新章中学堂五年毕业之例。其奖励亦即可照章办理,所有加习课程,应博采东西各国医学科目资部核定。"从上可知,京师大学堂学制由原初的3年增至5年,系照中学堂办理,所教授医学课程中西兼有。光绪三十三年(1907年),清廷听取采纳御史徐定超的建议,将京师医学馆改为京师医学专门学堂。其应如何补习,普遍设课程,酌定年限,交由学部遴员详议。但由于当时无论是中医还是西医教育,均缺乏办学经验,学部无法具体厘定各门科目教学规程。后将京师医学专门学堂学生全部送至日本学习,朝廷官办中医教育至此戛然而止。

在中医教育考试上,由于清代末年废弃科举兴办学校,故有"合科举于学校"的变通方法,即把科举出身与学校出身等同起来。例如光绪三十一年(1905年)冬,京城及地方刊登消息:"太医院拟奏,将令各省地方大吏,保送精通医士到京城考试,赏以举人、进士。"清末各地政府尚举行多次医学考试,最为典型如两江总督端方在治下倡议举行的医学考试。依陈邦贤《中国医学史》[①]所载,端方以医学一科有关生命,特札饬提学陈子砺学使,凡在省垣行医者,须一律考试,以定去取。其考试之法,令各医生于内科、外科、女科、幼科之类,以及产科、痘科、眼科、牙科等,仿大学选科例,任其择报一科

---

① 陈邦贤.中国医学史.北京:团结出版社,2006.

或数科,听候考试。其考试时以学术为重,不以文艺先。所出之题,就病症方药古今人治法不同之处,疑难奇僻之病症,及游移争竞之学说。每科择要设为问题数条,能对若干条即判为若干分数,分别最优等、优等、中等、下等、最下等五条。考取中等以上者,给予文凭,准其行医。其下等、最下等者,不给文凭,不准行医。并于中西医院附设一医学研究所,乃令考取中等以上各生入所讲求,以冀深造。分科考试,评定等级,以此作为执业行医的准入条件,体现了清末政府层面在医事管理和医师考核上面的一定作为,亦被学界认为是中国近代意义上的资格认证、医学职业考试之肇始。但是随着清王朝的寿终正寝,这些举措也无疾而终。

因此正如《中国医学通史(近代卷)》所言:"太医院教习厅复设医学馆,京师大学堂兼辖医学堂,朝廷及各地方官府医学考试赏给功名,只能培养少数的医务人员,根本无法满足城乡广大民众医疗保健的需要。因此传统的以师带徒教育仍然是近代中医学术继承和发展的重要形式,大量民间的医灯传焰,主要还是依靠师徒相授来完成。"①清末时期,以师带徒是培养中医不可或缺的重要途径,但其不足缺陷亦多,所培养的人员医疗技术水平参差不齐。因此自清代末年起,中医界开始摸索尝试医学院校教育,各地先后办起了一批中医学堂或中医教育社团组织。

依据史料,我国近代史上民间最早出现的中医办学机构,乃是浙江省瑞安县利济医学堂。其创建于清光绪十一年(1885年),主持其事者乃陈虬(字志三,浙江乐清人)。该年他召集同志建医学堂于浙江温州府瑞安,实欲借学堂为造就人才之地。利济医学堂的出现,在当时实属难能可贵,亦为守旧势力所不容,办学时间未能长久,只延续10余年。但其在培养中医人才,交流中医学术,传播兴教办学思想方面,在近代中医教育史奠定开创意义。在其之后,各地民间医学教育机构纷纷出现,这其中又以中医社团组织创办为主流。譬如上海一地最大的三个中医社团组织——上海中国医学会、上海医务总会、上海中西医学会,其下均附设组织中医教育机构。

就以上海中西医学会为例,该会附设函授新医学讲习社,讲习函授期限

---

①　邓铁涛,程之范主编.北京:中国医学通史(近代卷).人民卫生出版社,2000:198.

定为一年,施行通信考试的考核方式,及格者给予证书。各学科之科目为:第一期讲义生理、解剖、卫生及医学总论,第二期讲义病理,第三期讲义药物学及处方学,第四期讲义诊断学,第五期讲义内科学,第六期讲义外科学,第七期讲义皮肤病学,第八期讲义花柳病学,第九期讲义传染病学,第十期讲义肺痨病学,第十一期讲义儿科学及细菌学,第十二期讲义产科。全年 12期(12 个月)为一届,从 1910 年至 1913 年共举办三届。单从以上所列学科科目名称来看,此时的中医教育界人士已经着手改造传统医学体系,援引西医细菌学诸理论,重视传染病等社会公共卫生问题。对于学习者,除了传统医学理论教授之外,注入不少西医理论知识和临床技术。

二、北洋政府时期

1912 年 7 月至 8 月,北洋政府教育部举行了第一届临时教育会议,着手建立崭新的教育制度。9 月,教育部正式公布学校系统令,并陆续颁布各科学校章程,即《中华民国教育新法令》,史称壬子、癸丑学制。正如熊明安在《中华民国教育史》所述:"这一学制无论从观念更新、制度变革,还是改革理想方面,均强烈地反映出中国近代社会变迁的趋向,标志着中国采用西方资本主义国家教育制度的形式已正式确立。"[①]此一时代趋势亦深深地影响此后中医教育之格局。1913 年,袁世凯北洋政府教育总长汪大燮改革大学教育制度,仿行日本明治维新的方针,公布大学课程分文、理、法、商、工、农、医七大类,而医类再分为医学与药学,完全不把中医列入课程,这就是著名的民国初年教育系统"漏列"中医案。学者区结成在《当中医遇上西医》书中将此事件界定描述为"是中医存亡的第一次警号"[②]。

其实从北洋政府时期到国民政府时期,中医教育一直被摒于学校系统之外,中医界为此一直不断地抗争,中医教育只能依赖于中医界自身的不懈努力,顽强地支撑着局面。简而言之,北洋政府时期中医教育的焦点,首先是争取办学立案,将中医教育列入学制系统之内。在 1913 年教育系统"漏列"中医案后,引发了近代中医界首次抗争救亡运动。上海神州医药总会余

---

① 熊明安.中华民国教育史.重庆:重庆出版社,1997.

② 区结成.当中医遇上西医.北京:三联书店,2005:61.

伯陶等人,积极联系全国各地中医药界团体组织,共同推选请愿代表,在1913年11月23日赴京请愿。他们向北洋政府提交《神州医药总会请愿书》,学界一致认为这是一份非常珍贵的近代中医教育史资料。

请愿书其中写道:"今者民国肇始,力图自强,我国医药人材,方将与世界各国竞胜争雄。教育部大部定章,于医学课程独取西法,不及中学。此虽迫于世界进化之大势,别具苦心,然会员等愚以为医药为卫生强种之要素,与国计民生有绝大关系。速举中医中药切实整顿则可,逐加淘汰则不可。"其后分析提倡中医中药的诸多理由,例如东西方人体质禀赋差异,中医长期承载民间医疗保健,西医人才数量极为不足等,"请求贵院呈请大部,统筹全局,准予提倡中医中药,除前次西法学校业已颁布通行外,请再厘定中学医药科目,另颁中学医药专门学校规程。一方以西法辅助中学,一方以中学辅助西法,相辅而行,互为砥砺,可以富国,可以强种,实于国计民生,大有裨益"。

在此社会、行业舆论压力之下,1914年1月,北洋政府国务院复文如下:"查中国医学,肇自上古,传人代起,统系昭然,在学术固已蔚为专科,即民生亦资具利赖。前此部定医学课程,专取西法,良以歧行不至,疑事无功。先其所急,致难兼采,初非有废弃中医之意也。来呈述理由五端,尚属持之有故,拟办各事,亦均具有条理。除厘订中医学校课程一节暂从缓议外,其余各节,应准分别筹办。仍仰随时呈明地方行政长官立案,俾资查考以便维持。"此复文明确表示政府无意废除中医,对于所呼吁中医加入学系的请求,以"暂从缓议"推托搪塞。但对于各地创设中医教育机构,原则上不加反对,从而为民间中医教育探索、发展营造一个较为宽松的政策环境。以此为发展契机,1915年上海中医专门学校和1917年广东中医药专门学校在内务部均立案成功。此外,北京、浙江、江苏、山西、福建各地陆续涌现出一批民间自办中医教育机构,为中医教育从传统向近代转型积累诸多宝贵办学经验。

尽管中医学校可以在内务部立案,但仍然被排斥在国民教育系列之外。因此中医界同仁始终没有放弃向政府呼吁、施压,请求在国家正规学校系统中加入中医学校之建议,呼吁声音从未间断。例如1925年杨百城等人《提议中医一门请加入学校系统》一文称:"窃中国医学发明最早,《内经》洞性命之源,《本草》为格致之祖。四五千年前已精微到此,亦越汉、唐,代有作者。

情离圣久远,各是其法,家技相承,不以学问为事,愈趋愈下,若存若亡,致令外力伸入,几有取代之势。而救济方法,惟有设医校,促人才根本解决。然查教育部学校系统,有西医而无中医,致力办此项学校者无课程矩矱可遵,主此项学校者无奖励出可望,是不啻以法律限制学术。为此添文化之政策,故欲振兴中医,非办学校不可;欲办学校,非加入学校系统不可。"①

三、南京国民政府时期

国民政府定都南京,取代北洋政府成立南京政府。1929 年 2 月 23 日至 26 日,国民政府卫生部即召开第一届中央卫生委员会行政会议,会上讨论了余云岫等人提出的四个废止中医案,合并为"规定旧医登记案原则",其中分为甲、乙、丙三项,乙项为"禁止旧医学校"。是年 4 月 29 日,国民政府教育部布告第八号,饬令中医学校改名为传习所。此项传习所不在学制系统之内,毋庸呈报教育机关登记立案。此是继 1913 年北洋政府教育系统"漏列"中医案之后,近代政府第二次公开压制中医教育事业发展,这给民国时期的中医办学增加极大障碍。

在此不利的政策环境之下,中医药界一方面仍然坚持继续办学,以此作为自救,另一方面更加深入地进行医学教育理论和实践的探索创新。譬如在全国中医教材统一问题,丰富中医学校学科建设内涵,创设中医院校附属医院等方面,在国民政府时期均有诸多突破之处,丰富充实了近代中医学校教育内容。因此,如《中国医学通史(近代卷)》所述,"30 年代是我国中医办学教育高潮时期,随着教材编写,学科建设,附属医院创办成功,中医院校在数量上较为迅速的发展。据不完全的统计,全国各地兴办的中医院校、讲习所或学社共计 80 多所。该时期中医办学的兴起,其背景与 1929 年余云岫废止中医案禁止旧医学校设立有关,办学成为中医抗争的手段之一。而更重要的是,教育在整个中医事业所处的重要地位,越来越明显地体现出来"。

关于此一时期中医办学教育状况,全国的主要大城市基本上都建立起中医学校及类似教育机构,例如上海新中国医学院、北京北平国医学院及华

---

① 杨百城.提议中医一门加入学校系统文.中西医药,1937,3(6):369-372.

北国医学院、江苏省立医政学院、广东省立国医学院、江西国医专修院、山东国医专科学校、苏州国医学校,等等。朱建平主编的《近代中医界重大创新之研究》,对这些学校均有翔实具体的介绍,在此不一一赘述。在 20 世纪 30 年代中医教育繁荣之下,其实仍然存在一些根本缺陷,正如《近代中医界重大创新之研究》一书所述:"由于当时政府没有设立统一的管理中医的组织,所以中医革新思想皆是民间的自发行为,没有全国统一的口号和纲领。除了举办中医教育等外,在学术上没有特别明显的共同特征。即使举办中医教育,也没有全国统一的目标和纲领,没有统一的办学模式,所以各中医医学校千差万别。"①

不过随着 20 世纪 30 年代中医办学教育之兴盛,这种情势亦倒逼国民政府在管理政策方面做出改变调整。1940 年 11 月,创立于 1938 年的中国医药教育社向国民政府建议,设立中医教育专门机构。该项建议获得批准,在教育部医学教育委员会内,成立一个中医教育专门委员会。该会的基本任务是,制订中医教育计划及实施方案,审议中医学校课程及设备标准,编纂中医学校教材,建议关于中医教育一切兴荣事项,议核教育部及医学教育委员会交议事项等。从任务设置来看,此委员会似有负责全国中医教育事项之权限,但其所拟方案能实施者寥寥无几,形同虚设。

追问近代中医教育始终未能加入学校系统,在全国教育行政管理层面不能占据独立一席之地,因素诸多,但中医教育自身存在的诸多缺陷亦是重大因素。对此,当时中医界一些有识之士有着清醒的认知。1934 年,叶劲秋在《关于中医教育的话》分析道:"全国中医学校为数也将近十,在理各校应联合起来,具拟一个中医教育的原则。然而事实上,一校之中恐难有具体计划。中医并非不可以办教育,也并非中医教育不可以列入学制系统,要知事有本末,物有始终,凡事必有个先决条件,在要求列入学制系统之先,应有一项精密的计划,明告当局与一般社会。然中医界之所以未有一贯主张,正以其总因在于学识程度的相差太远。"叶氏认为以往中医界在教育方面"未有一贯主张",各地医学院校自行计划,办学质量良莠不齐,他认为中医教育自

---

①　朱建平主编. 近代中医界重大创新之研究. 北京:中医古籍出版社,2009:95-96.

身的内涵建设才是其能否加入正规学系的不二途径。又例如1946年10月,中医界较具代表性刊物《国医砥柱》刊载《中医学院制之实际与检讨》一文,其中对于中医学校存在的教育方针、师资水平、学生资格等问题一一加以阐述,提出改进中医教育的诸多建议:"第一,不要学院制,我们要求的只是办出好的学校来,而不是徒有其名而无其实的空躯壳。第二,编出好的教材,加重基础科学、基础医学、实验临床课程。第三,教员方面,应容纳有素养、谅解精神的西医,容纳开明而确有经验的中医。第四,学生入学资格,必须确实受过中等教育。第五,学校管理亦应委之有人,严格训练,使之走向近代规模化。"认为中医办学机构需要在教材编撰,拓宽教师来源,提升学生入学资格等方面加以切实改进。以上所举,展示了近代中医界内部对于人才教育养成问题有着深刻之检讨,这些经验后为新中国建立之后中医教育施行开展提供反思借鉴。

纵观近代中医教育,经历了由旧式传统教育至新式近代教育的巨大转变,办学组织形式亦发生深刻变化,在国民政府时期尤其显著。客观而言,民国中医教育在借鉴西医院校规模化、标准化同时,也保留着师承教育重视从实践中学习和言传身教的传统优势,克服了私人师承容易保守和封闭的缺陷,为社会培养了一大批名医,诚如已故卫生部中医司司长吕炳奎所述:"在旧中国,有私立的中医学校、国医学院等,这些中医学院培养出来的中医数量不多,但水平较高。现存的一些名老中医,多数是国医学院毕业的。一般地说,过去大多数中医有理论水平和临床经验。"

第三节　近代福建中医办学的个案研究

上文简要描述了近代中医教育的概况,但若要清晰地看到其中的办学经验和办学特色,通过选取某些医校进行个案研究是必须的。师承家传,或自学私淑,虽然是培养中医不可或缺之重要途径,此现象在古代福建区域社会亦普遍流行,但它毕竟是一种个体之间的传授方法,所针对的教育对象较狭窄,培养规模亦无法满足社会之需求,容易形成保守和封闭的缺憾,与近代教育发展方向渐行渐远。社会变迁,世风转移,中医学术传承和教育面临深重危机,临近变革界点。中医界有识之士逐渐意识到,要培养近代中医师,就必须把教育形态从个体传承向学校教育过渡转变,走上机构教育的道路。自清代末年起,日益觉醒的福建中医界开始在此领域进行一系列的尝试创举。1917年,福州三山医学传习所呱呱坠地,开所授徒,迈出了本区域在中医教育上的崭新一步。紧随之后,厦门医学传习所、莆田神州医学社、龙岩国医学校相继出现,掀起近代福建中医教育第一次高潮。这些早期中医学校的建立,促进了本区域中医后继人才的培育,更为后续中医教育之改进与提升奠定坚实基础。回溯近代福建中医教育办学历史,一方面还原诸医界先贤努力办学的史实,感受他们历经艰辛、百折不挠创办医校的心志;另一方面观察他们办学过程的细节和得失,汲取本区域中医人才莘莘的培植历史经验。

一、筚路蓝缕,开启先声:福建三山医学传习所

　　笔者通过上海中医药大学图书馆藏《三山医学传习所成立记》一书,对开启近代福建中医学校教育之风的三山医学传习所进行考证,纠正了过往学界对其历史面貌研究中的诸多缺失,界定其创办具体时间为1917年8月5日,为近代福建最早的中医学校教育机构,在全国范围内亦属前列。回溯传习所办学概况和办学特征,以陈登铠为代表的民初福建中医界有识之士在中医人才培养上的创新举动,为后人窥视近代中医教育发展提供观察样本。拂去历史的尘埃,追溯近代福建中医学校教育的肇始,陈登铠先生于民国六年(1917年)8月创设的福建三山医学传习所,可谓开启先声之举。由于未见《三山医学传习所》这一关键史料,以往学界对其关注甚少,就连其创设时间都未甄别清楚。

(一)创办时间及缘由

　　关于传习所创办的具体时间,学术界观点不一,差异较大:(1)俞慎初先生最早关注到三山医学传习所,在《福建医药史料》一文中简略提及"中医学校最早的在福州有三山医学讲习所"[①],但并未有进一步更详细的记述;(2)

---

　　① 俞慎初.福建医药史料.中华医史杂志,1984,14(2):56.

刘德荣先生《福建医学史略》书中整理有《近代福建中医学校一览表》①，将三山医学讲习所(即三山医学传习所)列在第一位，但创办时间及创办人栏目空白；(3)萧诏讳、黄秋云等主编的《榕峤医谭》一书，参考了诸多文献资料，认为"三山医学传习所设有所长，延聘教师，编写教材，其成立时间按教科书撰写和出版时间来看最迟是 1912 年(确切时间待再查证)，远早于 1929 年成立的福州中医学社，应是福州近代第一所中医学校"②。该书将三山医学传习所视为福州近代中医学校教育的开端，虽未考证出创设的具体时间，但给出了下限时间是 1912 年。其依据是三山医学传习所曾出版发行的一本教材《中西生理论略》，因为陈氏在该书自序中落款"民国壬子阴历荔月中浣(荔月，农历六月的别称。浣，唐代定制，官吏十天一次休息沐浴，每月分为上、中、下浣，后借作上旬、中旬、下旬的别称)，晋安陈登铠铁生识于榕南留香精舍"③，提示该教材结集成书于 1912 年 7 月。再加之该书扉页印有"总发行所三山医学传习所"。因此《榕峤医谭》一书认定传习所成立时间，按教科书撰写和出版时间来看最迟是 1912 年。

但笔者检阅《组织三山医学传习所成立记》的相关记载，《榕峤医谭》对于传习所创办时间的认定与历史真实并不相符。1917 年 7 月 3 日，身为全闽医药学会附设中西医院院长的陈登铠向福建省警察厅呈文报告："窃登铠酌筹的款，设立三山医学传习所，于民国五年十一月呈请内务部立案，于十一月蒙批。……兹定八月五日开所，除呈报内务、教育部暨福建省长察鉴外，理合具文呈报，并附简章、课程表及职员表一本，维持会员名册一本，呈送厅长察核。"④由此可知，开设传习所的呈请于 1916 年 11 月得到内务部批准，而正式开所时间是 1917 年 8 月 5 日。

《榕峤医谭》一书作者认定传习所"其成立时间按教科书撰写和出版时间来看最迟是 1912 年"，比其实际创办时间早了 5 年。其疏忽在于，将传习所使用教材的编撰时间与出版发行时间混为一谈。《中西生理论略》虽结集

---

① 刘德荣.福建医学发展史略.福州:福建科学技术出版社,2011.
② 萧诏讳,黄秋云,等.榕峤医谭.福州:福建科学技术出版社,2009:257.
③ 陈登铠.中西生理论略.三山医学传习所,1912:2.
④ 陈登铠.组织三山医学传习所成立记.三山医学传习所,1917:12.

成书于 1912 年 6 月中旬,但该教材以三山医学传习所名义发行出版,当在该所成立之后。关于此点,陈登铠在《组织三山医学传习所始末记》中其实有所交待:"暇则搜集诸书并所闻见,编成医科学书若干种,以备异日教授者之取用。"[①]可见,在传习所成立之前,陈氏早已完成若干教材的编撰,譬如该所出版发行的另一本教材——《华医病理学》(编撰于 1911 年),这些教材其后都被传习所加以采用。

至于传习所的创设缘由,与民初中医界内部呼吁纠正过往中医学教育的缺失有直接联系。与陈登铠有同乡之谊的医家郑奋扬在《华医病理学》序言中写道:"近学者经论之道失传,致医风日驰,欧化东渐,医界竞争,天演淘汰,吾道几无以自存。"[②]对于近代中医发展的危机,陈登铠结合自身经历,清醒地意识到弘扬中医唯有教育培养中医人才。1916 年 10 月,他在《三山医学传习所呈请内务部立案文》颇有感慨地写下:"想人生岁月无多,当此民国初兴,百废俱举,登铠精神尚健,犹能勉力集资,设立三山医学传习所,以冀各省同志闻风继起,互相发明,逐渐改良。则我国固有之医药学,当有伟大昌明之日,而成完全之国粹。吾国得享健康,共登寿域,不无厚望焉。"[③]此段文字透露出陈氏晚年对于中医教育倾注全力的心志,亦从中折射他在直面近代中医发展困境所生的努力变革心境。

(二)三山医学传习所概况与办学特色

1917 年 8 月 13 日,被陈登铠深寄厚望的传习所正式开课。学校按照《三山医学传习所章程》的规定,"以昌明医学,养成医学人才为宗旨"。其办学地点设在福州南后街黄巷口全闽医药学会内,办学经费"由登铠出资,其经常费除学生应纳学费外,教职员愿尽义务,策力分担,更有本会会员及各界诸员同赞成维持"[④]。由此可见传习所附设于全闽医药学会之下,由陈氏主持筹集办学各项经费。经费来源,除了向学生收取学费之外,也多依赖于

---

① 陈登铠.组织三山医学传习所成立记.三山医学传习所,1917:1.
② 陈登铠.华医病理学.三山医学传习所,1911:1.
③ 陈登铠.组织三山医学传习所成立记.三山医学传习所,1917:5.
④ 陈登铠.组织三山医学传习所成立记.三山医学传习所,1917:11.

社会各界人士的捐资助学。

在招生规模上,传习所原计划"每一年级暂设六十名,斟酌情形得推广至八十名为度",第一届学生实际招收了七十名。针对考生的报考资格和条件,具体规定有,年龄在 18～24 岁之间,曾经中学校毕业或经本所试验有同等学力者;身家清白,品行方正,身体健全者等。《组织三山医学传习所成立记》保存了传习所首次招考新生的试验题目:学然后知不足论,父母惟其疾之忧义,人皆有不忍人之心论,渴而穿井斗而铸锥论,好学近乎知论[①]。要求考生就这些主题阐述己见。

传习所学制设置为四年,每个学年划分为三个学期,开设课程共计二十三门,兹列举如下:国语、医史、化学、生理学(参西实验)、卫生学(参西)、解剖学(以西证中)、病理学(中西并课)、诊断学(中西并课)、药物学(讲求中西药品异同)、调剂学、治疗学(以西导肠、通溺、注射及急救诸法为补助)、处方学、内科学、外科学(外治用西,参中经验,内服用中)、传染病学(防疫、花柳及检查微生物用西)、眼科学(外治用西,参中经验,内服用中)、喉科学(以西注射为补助)、儿科学、痘疹学(种法西用)、妇科学(附胎产)、裁判医学(参中《洗冤录》),各种理论,各种实习临床讲义[②]。观察课程安排,既涵盖医学基础课程,又包含一系列临床理论课程。在教学过程中,除了医学理论讲授外,亦着重医教结合,重视学生临床诊治能力的训练。譬如第四学年安排有实验治疗学、实习(临床讲义)课程,"学生实验,每日上午分派中西医院实习,并派各教员。门诊实习,每处约派五人,及一学期轮流调整以增知识而免固执"[③]。

传习所课程设置的最大特点体现在"以中医为本,据西医为补助",即以中医课程为主,中西医兼授。二十三门课程的名称以及补充说明,充分体现了传习所管理者对于西医知识学习的重视,在保持中医特色的前提之下,多有结合西医理论、诊治技术进行传授。此办学特征因应当时中西医汇通的时代趋势,亦与陈登铠本人自身经历有着直接关联。他"少从名医之门,壮

① 陈登铠.组织三山医学传习所成立记.三山医学传习所,1917:13.

② 陈登铠.组织三山医学传习所成立记.三山医学传习所,1917:16.

③ 陈登铠.组织三山医学传习所成立记.三山医学传习所,1917:17.

就海军之聘,参考西学,究心斯道已卅八年矣"①,幼年跟从福州中医名家郑景陶学医,之后在北洋海军军舰任军医,"与泰西医士相处十余稔,观其医学于人体形质上确有实验药物,于理化上亦足证究,治法与华元化、真人诸论略相等"②。十余年的北洋军医官经历,让陈氏对于泰西医学价值有着近距离的观察与感知,促使他在主持办学过程中尝试进行中西医理的汇通。但究其实质,传习所本质上还是一个坚持中医传统的教育机构,它对于西医知识的关注多集中于具体治病技术方面,例如在课程说明中出现"以西证中"、"外治用西,内服用中"等文字即是证明。

传习所"以中医为本,据西医为补助"的办学特征,在传习所使用的教材也得以集中体现。谈及教材编写选定事宜,这是近代中医教育界人士办学时颇为费心思考之事项。1906年,近代中西医汇通大家周雪樵对此问题曾有专门阐述:"今之言改良医学者,莫不知注重学堂矣。然医学堂有元素焉,则教员、宗旨、课本是也。教员之选尚非难事……若夫宗旨,则中西医不可不通,而中医又不可不废。合中西而论又不能相通也,则课本之编殆非易矣。"③周氏一番肺腑之言,道出民国初年中医学校教育苦于没有合适教材可以选择,而教材编集最大困难在于合理处理中西医学知识,如何使两种异质的知识体系互相包容于一体。陈登铠对于教材问题十分关注,在传习所创办之前已经着手中医学教材的编著,"深虑数千年国粹与天产药物几乎无形消灭,颇费苦心,汇集各种医学教科书"④,亲自编著诸多教材:《中医内科学》、《中医诊断学》、《中医调剂学》、《华医病理学》、《最新卫生学教科书》、《中西生理论略》、《中医实验治疗》等。可惜这些教材大部分都散佚不见,查阅《中国中医古籍总目》一书,仅有《中西生理论略》和《华医病理学》两书传承于世,分别收藏于上海中医药大学图书馆、福建省图书馆⑤。

即以存世的这两部教材而言,已在一定程度上体现传习所"以中医为本,据西医为补助"的办学特色。例如《华医病理学》一书,虽冠以病理学这

① 陈登铠.组织三山医学传习所成立记.三山医学传习所,1917:4.
② 陈登铠.华医病理学.三山医学传习所,1912.
③ 周雪樵.论宜编辑医书.医学报,1906,54:139.
④ 陈登铠.组织三山医学传习所成立记.三山医学传习所,1917:4.
⑤ 薛清录.中国中医古籍总目.上海:上海辞书出版社,2007:44,48.

样的西医学术名称,但其"汇集《内经》所论者十之九,引《伤寒》、《金匮》者十之一",分运气、表里、虚实、阴阳、标本,汇集中医经典著作中关于病因病机的论述。由此可见传习所重视经典医著教学,教材通过对经典内容的整理概括,使学生"由理解而证实验,规矩从心,炉锤在手,临床诊断不至漫无把握"[1]。教材编写过程对西医知识的兼容并蓄,在《中西生理论略》书中有着清晰的体现,"是书遵《内经》所论人体生理病理,并参泰西之解剖学,互相考证"。陈登铠在该书序言中提及:在探究人体生理方面,中医相较于西医较为落后,正所谓"叩以一身之所由来,与夫皮肤骨格之所构造,筋膜、血肉、藏府、经络、精液、脑髓之关系,漫然不知"。但西医亦有其视野关注不到之处,"惟经气脉络之功用,五运六气之周行,外感内伤之变症传经,犹有未尽究极之憾"。[2] 因此陈氏认为"当取所长而略所短,勿执偏见,寿人寿己,岂不懿与! 兹遵《内经》原理,并参西法之解剖学,编成《生理论略》"[3],不应固守中西医畛域之见,在教材编写中努力进行中西医汇通的尝试。

1917年8月5日创设之福建三山医学传习所,作为近代福建最早的中医学校教育机构,其诞生时间在全国范围内亦属前列。以陈登铠为代表的民国初年福建中医界人士,因应时代趋势,筚路蓝缕,积极探索中医学校教育模式。三山医学传习所在办学宗旨、课程设置和教材编撰方面所体现的中西医汇通之办学特征,展示了他们在中医人才教育培养上的改革意识和创新精神,为后世福建中医学校教育积累了宝贵经验,从而开启近代福建中医学校机构教育之序幕。

二、汇通中西,施教重医:厦门国医专门学校

创办于1932年的厦门国医专门学校,为近代福建区域首屈一指的中医学校教育机构。在中医教育得不到当时政府支持的社会环境下,艰辛办学,在6年的办学时光中,以吴瑞甫为首的办学者,在教学过程中提倡衷中参西理念,并形成中西汇通、刊学相辅、设置国医图书馆等鲜明办学特色,为近代

---

① 陈登铠.华医病理学.三山医学传习所,1911.
② 陈登铠.华医病理学.三山医学传习所,1911.
③ 陈登铠.华医病理学.三山医学传习所,1911.

中医学校教育模式的探索实验贡献了宝贵的经验。

20 世纪 30 年代,是我国近代中医学校办学的高潮时期,各类中医院校组织在数量上呈现迅速增长的态势。与全国各地中医教育事业积极试验相呼应,民国时期鹭岛在此方面亦留下浓墨重彩的篇章。吴瑞甫先生(名锡璜,1872—1952)倾注其心力创办的厦门国医专门学校(下文均简称为"厦门国专")最具代表性,论及它所践行的办学理念、办学内容及办学教育质量,可谓民国时期福建地区中医学校教育之佼佼者。其历史影响已然突破厦门一隅,在全国范围有其一席之地,其影响更是波及台湾和东南亚各地。学界过往对于厦门国专的关注仅限于其办学事迹的回忆,对其办学理念和教学特色尚未进行深度挖掘。笔者通过相关文献史料的梳理,展示其在近代中医学校教育探索过程中的历史价值。

(一)创办缘由

厦门国专之出世诞生,其设计筹划者吴瑞甫先生居功至伟。"厦门国医支馆馆长吴瑞甫先生,鉴于国医之不振,爰在去年创办国医专门学校,借以培植人材"。[①] 吴氏认为近代中医发展的困境不能简单归咎于西医的传播与竞争,中医从业者自身教育养成方面弊端亦甚多,他直截了当地指出:"近今社会所以不信仰中医者,以医非自学堂传授而来。且略一涉猎方书,便公然挂牌行医。品流之杂,信用之轻,厥为此故。"[②] 因为严谨专业的中医教育制度之缺失,造成社会上中医师水平参差不齐,中医界时常充斥不学无术、滥竽充数之流。对此现象,他曾细致分析道:"市井不学之辈为糊口计,稍识几味药性,略读几方歌诀,便公然出为诊症。问以何病则不知,问何为病之出路,又不知。六经之传变何因? 方法之配合何义? 茫茫然如入烟雾中,莫知蹊径,徒以搔不着痒之药,毫无治病功能者,模糊塞责……璜以此乃当政之过失,对地方社会不知慎重人命,务必创设医校,以为考究。"[③] 吴氏认为创设医校培养正规中医师,乃是整理、提高中医诊疗学术水平的关键之处。

---

① 光华医药杂志社. 厦门国医专校概况. 光华医药杂志,1935,2(8):61-62.

② 吴瑞甫. 敬告我厦各医药界. 国医旬刊,1934,1(2):1.

③ 吴瑞甫. 发刊词. 国医旬刊,1934,1(1):3.

另外,此时期正值西方医学大规模传入中国之际,中西医争辩竞争逐步深化,吴瑞甫对于中医界长期存在的消极保守积习大加批判:"至于各医家,如不欲精进,故步自封,甘于任人指摘,任人唾弃,不与世界医学争存立则已。如欲力求精进,则必须入校训练,以收互相观摩之益。"①号召医师入校学习。目睹近代中医日渐衰微之势,他内怀殷忧,不断向同道疾呼:"倘犹不急自振拔,从事改进,危亡之机,间不容发。愿我医界三思之,我药界三思之。为今之计,舍医校医报,并无整理之方法,亦无与舶来品抗衡之余地,且无以唤醒国人。"②

(二)厦门国专的办学概况

在此危机感催使之下,吴瑞甫邀同厦门地方上热心社会公益事业有识之士,于 1928 年创办厦门医学传习所(1928—1931 年),"本埠传习所之设,原欲使已习医之人,就其经验丰富,使精益求精,意至善也"③。传习所办学地点设在厦门市思明东路,原厦埠医师公会楼上。前后共举办两期,每期两年,安排在夜间上课,学员共百余人。该所招收学员为本市开业中医师,年龄不加限制,故当时不少钦慕吴氏学术医风之开业医师,纷纷投至门下。传习所采用之教材,均吴氏亲自编撰,并由其上课进行讲解。每一教学单元之后,传习所出题考核,严格评卷,选取成绩优良者十余名,将文章刊登于《厦门医学传习所月刊》上,印发给予众学员讨论切磋,极大促进医术之提高。传习所从严格意义而论,不能算是一所教育机构,但其培训了一大批"已习医之人",普及提高厦门岐黄同道之业务水平和行医能力。此外,学员之佼佼者如廖海屏、林孝德等人,后来皆成为厦门国专之骨干教员。传习所在其短暂的三年办学时间,在各个方面均为尝试草创,未臻完善,但吴瑞甫将其教学理念加以实践,总结其中经验得失,为后面厦门国专之创设做好铺垫。

1932 年,吴瑞甫以厦门国医支馆、厦埠医学会、厦门中医公会(吴氏担任馆长及二会会长)的名义,发起创办厦门国医专门学校,并报请当时中央国

① 吴瑞甫.发刊词.国医旬刊,1934,1(1):3.
② 吴瑞甫.敬告我厦各医药界.国医旬刊,1934,1(2):1.
③ 福建省中医处.吴瑞甫学术研究文选.1984:26.

医馆备案允准。医校系民办性质,由吴氏广邀厦门各界人士参与其中,成立由当时厦门商会会长洪鸿儒为董事长、市图书馆馆长余少文、中南银行创办人黄奕住、福建银行行长欧阳秋澄、中国银行厦门支行行长郑济霖、中南银行经理戴蒸然、市电灯公司董事长黄庆元及厦门名绅傅书院、李锦秀等人为常务董事的董事会,加聘福建省财政厅陈培锟、省高等法院刘通为名誉董事长。这些颇具社会影响力的知名人士,在经费上不同程度地支持了厦门国专的办学。

厦门国专校址原设在思明东路厦埠医学会二楼,1933 年为扩充办学规模迁移至厦禾路 154 号糖油公会内。教学设施有教室、礼堂、办公室和寄宿生宿舍等,师资均由吴瑞甫亲自延聘,所应聘教员都是厦门当地名医与学者,其中有陈筱腾、林孝德、梁长荣等先生,尚拔擢门生中优秀者如李礼臣、陈影鹤等为助教。在学制及办学规模上,据学员林庆祥回忆追述,医校"前后办了研究班两期(第一期 50 多人,第二期 40 多人),本科班一期(40 多人),共有学员 140 多人。研究班学制两年,每周上课六个夜晚,本科班学制四年,全日上课。研究班学员以开业医师居多,本科学员都是高中文化程度或具有同等学历的青年,经考试及格后录取的"。①

学校开设的课程有生理解剖学、卫生学、药物学、方剂学、医学史、病理学、诊断学、医经、伤寒、温病、金匮、传染病学、儿科学、眼科学、喉科学、针灸学、西医诊断学、西医药物学等,课程涵盖中医基础理论和临床应用,同时涉及西医理论知识。对应于所开设的各类课程,医校铅印或油印诸多自编教材。"厦门国医专校的各科讲义,系由校长吴瑞甫一手编纂"②,譬如《中西脉学讲义》、《伤寒纲要讲义》、《中西内科学》、《脑髓病讲义》、《身体学讲义》、《诊断学讲义》、《卒病学讲义》、《儿科学讲义》、《四时感症讲义》等书,颇为宏富。学员陈德深日后回忆其在厦门国专两年求学时光,特别提及吴瑞甫先生不遗余力地编写教材,"他的医学论著和学术经验,多亲自编纂成讲义,印刷成册,如'卫生学'、'四时感症'、'伤寒纲要'、'传染病',等等,并孜孜不倦

---

① 福建省卫生厅中医处.吴瑞甫学术研究文选.1984:26.
② 厦门医药月刊,1937,2(1):2.

地传授给后学者"。①

1936年,上海光华医药杂志社对此曾有专门报道和评价:"厦门国医专门学校各科讲义,系由校长吴瑞堂一手编纂。近因国内外来函索购者甚众,特将全部重付铅印,以广流传。现经出版伤寒纲要讲义、四时感症讲义、诊断学讲义、卫生学讲义四种,余在排印中。查吴氏,为闽南名家,所著中西温热串解、中西脉学讲义、删补中风论、奇验喉症明辨、评注三因方、校订圣济总录等,销行甚广。其讲义虽在百忙中编就,然提要钩玄,最切实用,嘉惠后学,殊非浅鲜云。"②医校采用的教材,亦得到当时中医教育界的肯定。"其讲义十五种,尤脍炙人口。嘉定张山雷先生最为心佩"③,其曾在浙江兰溪中医专门学校学生毕业时致辞曰:"况迩来海内贤哲,多由伟论,表暴于各家医报,如绍兴何君廉臣,同安吴瑞堂……所望同学分袂之后,留意于当世名贤新著。则日知所无,获益奚止倍蓰。"④

(三)坚持融汇中西的办学理念

厦门国专创办之时代背景乃"西人东渐,余波荡漾,侵及医林。此又神农以后四千年以来未有之奇变"⑤,在中医学教育中如何处理中医和西医这两套异质医疗体系,亦是医校创办者必须直面的问题。吴瑞甫作为近代中西医汇通代表人物,对此有着真切认识:"洋派医有好处,亦有坏处。国医有谬误处,亦有精到处。此事重在有学问,有阅历,有经验,弥久弥精。互相攻讦,甚无谓也。……尤愿习国医者,既勤求古训,应濡染新知。凡谬误者,正之;精粹者,开发之;有明效大验者,表章之;与新学说可互相参订者,沟通之。"⑥彰显其勇于摒弃门户之见和坚持包容开放的办学理念。

因此厦门国专办学首要特色,正如在其招生简章中所宣扬的"以研究我

---

① 福建省卫生厅中医处.吴瑞甫学术研究文选.1984:11.
② 光华医药杂志社.厦门国医专校出版讲义四种.光华医药杂志,1936,4(2):16.
③ 吴瑞甫.四时感症论.陈占伟参校,许云樵增注.新加坡:新加坡中医学研究院,1981:6.
④ 王咪咪.张山雷医学论文集,北京:学苑出版社,2011:316.
⑤ 陈邦贤.中国医学史.北京:团结出版社,2011:225.
⑥ 吴瑞甫.发刊词.国医旬刊,1934,1(1):3.

国医学,融汇新旧学术,养成医药专门人才为宗旨"。吴氏亦一直抱持"每欲熔铸中西学说,冶为一炉"的信念,因此医校从创校之初即秉持汇通中西之理念,而不断在教学和学术研究上加以践行。这一点在学校所使用的众多教材体现得尤其明显。

譬如《中西脉学讲义》这部教材,在《内经》、《难经》、《脉经》、《四言脉诀》等古典医籍基础上,荟萃中外学说,并结合临床经验阅历,正如吴氏在自序中所述:"予本生平所阅者,精心抉择,又以西法脉书互相参证,凡两寒暑,始成是书。"讲义客观地评价了西医在脉象观察诊断上有其长处,认为"我国医者诊病,不能如西人打诊、听诊、试尿、试血之详。仅恃诊脉、闻声、察色,故细心分别处,亦不得不求精"[①],因而认为中医传统脉法实有提高之必要性,汲取西医在脉学方面的长处,两者可以互相参证。又比如辑印成书于1936年的《四时感症讲义》,多次提及并肯定西医之价值与作用。书中分析风温、湿温、伏暑热病化疟者甚多,引证西医理论,提及"以近世新学说考之,乃由肉叉蚊有寄生体,因刺蜇人体,传染而来。此寄生体,从患疟人之血液中,或赤血球内检查而出。其寄生体生殖时期,即为疟疾发作时期。其有一日、两日、三日之疟疾者,皆寄生体之生殖为之也。……此项论说,为今盛行,东西医学家甚为注意。附录于此,以告于我国医界"[②]。该讲义旁征博引中西治热各书,互为推勘,说取其长,理取其足,方取其效,援引近代医学知识,扩充了中医温热学说的内容。

医校学员深受这些融汇中西医学知识教材之熏陶影响,时常思考中西两套医学体系之间的差异,比较两者长短优劣,从而启发医学智慧。医校在诸多教学层面所进行的中西医汇通实践,淋漓尽致地体现了该校紧跟时代风气、勇于创新的办学风格。

(四)创办学术刊物

厦门国专办学特色尚体现在坚持不懈地自办学术刊物,追求刊学相辅。

---

① 吴瑞甫.中西脉学讲义序言.中西脉学讲义.上海:上海文瑞楼书局,1920.
② 吴瑞甫.四时感症论.陈占伟参校,许云樵增注.新加坡:新加坡中医学研究院,1981:41.

吴瑞甫认为要整理传承中医学术,"舍医校医报,并无整理之方法"。在此理念指引下,在传习所办学时期即创办《厦门医学传习所月刊》,后又举办在当时医界颇具影响的《国医旬刊》(创刊于 1934 年 7 月 5 日)。其后尚有《厦门医药》问世(创办于 1937 年 1 月),并辟上海光华医药杂志月刊社厦门分社,向学生推荐、介绍医药界学术信息。关于为何在医校创办学术刊物以及学医者为何须关注医界报刊? 吴瑞甫曾有一番阐述:"凡我医药界之有学识有经验者,亦均能出其所学,以其崇论闳议,阐发轩岐张孙之蕴奥,以诱掖后进。即药物学,亦有新理解之发明。是从事于医药学者,宜何如广阅医报,以增广医药之学问。"①因此医校时常敦促学员通过阅览医学报刊,及时了解学界研究动态,拓宽专业学习视野。

《国医旬刊》作为厦门国专自办刊物,与医校办学相伴而行,吴瑞甫对其非常重视,倾注大量心血。在繁重的授课、门诊和治校工作之余,时常在深夜赶写和批阅稿件。关于《国医旬刊》在医学教育上的作用,正如发刊词中揭橥其使命之一,即"荟萃国医精华,指示习医门径"。刊物通过介绍医家学术观点,中西医汇通问题争辩,教材连载,展示学员月考答卷等各类体裁文体,为全校师生提供一个自由学习、思考及交流中医知识的第二课堂,也间接提升了学校的社会知名度。

《国医旬刊》对于医校学员的学习帮助匪浅,此集中体现于刊物不定期刊载学员月考试题答卷。编辑部通过细致拣选个别学员的月考试题答卷,多着意于同一主题不同观点的呈现,将其编辑刊载,以期师生之间互相讨论切磋。检阅《国医旬刊》各卷期篇目,计有第 1 卷第 9 期刊载"桂枝汤乃和营卫之方,何以能治疟疾,试言其理";第 1 卷第 10 期刊载"冬不藏精春必病温,何以潜伏期如此永久? 与《八正明论》所言'有形无形,莫知其情',有无互相发明之处,试申其义蕴及治法";第 1 卷第 11 期刊载"小儿三岁内易起惊风者,何故? 三岁以后,凡染风温暑疟种种,感冒初起多状类惊痫,试言其原因及治法";第 1 卷第 20 期刊载"时疟与正疟之分别及治法";第 2 卷第 2 期刊载"月经异常,我国以为二阳之病发心脾,西医以为子宫病,治疗均能见

---

① 吴瑞甫.拟设厦门医学图书馆以昌明医术利益人群.国医旬刊,1934,2(1):3.

效,试阐发其理";第2卷第4期"伤寒传变已入太阳之腑,有蓄水蓄血二症,试言其病状及治法","三阳合病但欲眠睡,少阴病但欲寐,其分别处何在"。

《国医旬刊》除了刊登学员月考答卷之外,还为诸学员评价当时中医教材提供发言空间,尤其是对于思明国医研究所主编的教材讲义发表了诸多商榷文章。例如先后刊登谢铭山《驳林德星中风讲义》、陈以专《对于孙崧樵先生病理学讲义商榷》、陈影鹤《考证温热伏气新感各有不同,以正郑世隐所编温病讲义之谬误》、洪赐平《驳骆朝聘诊断学讲义》,鼓励医校学员从学术立场出发,勇于质疑老师或他人学说观点,有意识地培养学生的问题意识和学术独立性格。1934年1月,《国医旬刊》更是将这类文章结集成特刊出版,宣扬"讨论国医学说,驳正讲义纰缪,发扬国医精华,增进人群幸福"的理念,声明"林德星、叶近仁、骆朝聘、孙崧樵、郑世隐等所主编思明国医研究所讲义,学理纷歧,芜秽不堪,甚且东涂西扯,毫无文义。以若辈公然而拥皋比,蒙头盖面,成何理解。……其影响前途,殊非浅鲜。因思厦门国医专门学校、思明国医研究所二者俱秉承中央国医馆令创立,原为作育医药专门人才而设,立法诚善。第有治法必须有治人,若以不学无术者混迹其间,将来贻害病家,伊于胡底"。[①]

(五)筹建国医图书馆

除了自办学术刊物外,国医图书馆的设置亦是厦门国专办学特色之一。曾是厦门国专学员的林庆祥、朱清禄、廖碧谿撰文回忆校长办学事迹时,提及"吴老又筹建国医图书馆,累积不少典籍图书,甚至献出家藏秘本亦所不惜。当时中医界以此为切磋钻研之基地,对提高理论知识起促进作用"。[②]因为吴瑞甫"其先祖自明至今,世代皆以医名,家传秘本甚多。至先生益搜罗医籍善本,凡中外名著为所知所闻,每不惜重赀购取,以故家尤藏书甚富"[③],吴氏将家藏诸多医籍捐献于国医图书馆,点滴积累,规模不断扩大。

---

①　厦门国医专门学校学生会.驳正林德星、叶近仁、骆朝聘、孙崧樵、郑世隐等主编思明国医研究所讲义纰缪特刊,1934:23.

②　福建省卫生厅中医处.吴瑞甫学术研究文选.1984:12.

③　吴瑞甫.新订奇验喉证明辨.陈玉鹏,温建恩,刘德荣校注.北京:线装书局,2011:2.

后惜毁于日本侵略者战火。

吴瑞甫本人曾撰述《拟设厦门医学图书馆以昌明医术利益人群》一文，阐述他在医校内添设医学图书馆的原因："届今医专创设国医馆，考订学术，吾人又有参加之机会。第讲求此道者，非博通群书，必难以广开风气。精进学识，则医学图书馆之筹设，在今日尤为切要之图。何者？一般莘莘学子，或囿有见闻无从考证，或限于经济无力购书。加以专校凡中大学毕业者，均得入此讲习。"①他认为在近代医学发展日新月异情势之下，学习钻研岐黄之术需要有广博知识，医学专业图书馆的设置能极大拓宽学员的学术视野。医校创设图书馆目的在于："为培植完全科之人才而设；为医学家广开风气，令知世界之变迁而设；为后进之优秀人才既通晓国医术之粹美，且得以东西各国较短絜长，以共臻于完善之域而设。"②此等宏愿，体现医校办学之前瞻性，对于岐黄医术的传承学习并未固守敝帚自珍之心理，在学生培养中坚持中西汇通的开放态度。

厦门医专第一届学员陈影鹤亦曾撰文《国医图书馆与国医之前途》，认为"挽近国医同仁，鉴于处境之艰危。爰有设立团体，开办学校，组建研究会，出版刊物，种种之进行。斯固为复兴国医之先导，发扬国医切要之图矣！惟国医生命线系之国医图书馆，则寥寥可数，提倡之声，鲜有所闻"，呼吁中医界需要高度重视国医图书馆的价值，"是国医图书馆，实为国医无穷之宝藏，学术之源泉，亦即国医最高之养成机关、训练机关、研究机关也"。在创始阶段，"不必即有大规模之设备，惟管理须有专门之人才，经费须有确定之数目，乃可以谋及内容之充实，阅览之推广。循序迈进，尽量利用。使国医成为现代化，庶几固有之令誉与时俱增"。③

（六）办学成就及其影响

厦门国专办学六载，筚路蓝缕，历经艰辛，展示了近代中医界勇于变革、自强不息的精神品质。医校校风优良，学习研究气氛浓厚，教师剖析经典常

① 吴瑞甫.拟设厦门医学图书馆以昌明医术利益人群.国医旬刊,1934,2(1):3.
② 吴瑞甫.拟设厦门医学图书馆以昌明医术利益人群.国医旬刊,1934,2(1):3.
③ 陈影鹤.国医图书馆与国医之前途.厦门图书馆馆声,1934,2(11):1.

发新意,学员质疑辩驳百家争鸣,育人硕果累累。关于医校的办学成绩,据国专第一届学员廖碧谿《回忆厦门国医专门学校》一文记述,厦门国专的学员来自省内外及海外侨胞,遍及厦门、同安、龙溪、晋江、安溪、惠安、漳平、龙岩、莆田、连江、闽侯、香港、台湾、新加坡、菲律宾、印尼等地,声名遍布海内外[①]。医校先后举办三期,研究班二期,学员以开业医生为主,"学员中间有负名之国医,及中大毕业生"[②]。采取夜间授课的业余进修学制,第一期报名学习者五十余人,第二期学员四十多人。第三期举办一本科班,设置为全日制,学员需有高中文化程度或自学取得同等学力者,经过考试及格方准入学。此期共招收四十余人,一直到厦门沦陷前一日才被迫停课。

六年的办学时光,厦门国专广栽桃李,学员成绩及格率达至百分之八十以上,研究班二期近百名学员有八十多人结业,本科班虽因厦门沦陷中断,亦有十余人领得毕业证书。当时在厦行医的众多医师,以进修毕业于厦门国专为荣,多将此写入履历之中,以邀病患信任。这些学员如同播撒出去的种子,多年之后,于海内外各地中医界均有卓越建树,譬如厦门名医林孝德、林锡熙、李礼臣等,晋江有邱立培、蔡仲默,三明有汪洋,香港有施玉燕、曾秀华等,台湾有陈影鹤、叶振成、张子贞等,菲律宾有史悠经、刘羲尊等,医校在东南亚地区亦颇具声誉。

三、近代福建其他中医学校教育的发展

20世纪30年代,是福建中医办学教育的另一高潮时期,随着教材编写,学科建设,附属医院创办成功,中医院校在数量上有着较为迅速的增加,并涌现出像厦门国医专科学校、福州中医学社、仙游国医专科学校、福州中医专门学校等颇具特色的医校。风采卓异,各领风骚,共同代表近代本区域中医教育的最高水准。

(一)福州中医学社

福州中医学社虽然不是近代福州地区中医教育的先行者,不过其办学

---

① 福建省卫生厅中医处.吴瑞甫学术研究文选.1984:12.
② 光华医药杂志社.厦门国医专校概况.光华医药杂志,1935,2(8):62.

时间持续长达十八年之久,办学规模亦大,培养中医后起之秀达二百余人。放置在近代福建区域,堪称中医教育之佼佼者。

福州中医学社办学成绩优异,但其办学过程一路艰辛,可谓曲折反复。追溯其初始,原名"私立福建中医讲习所",创办于1929年秋,乃福州世传名医王德藩邀集本市同道董幼谦、黄云鹏、王淑明、林晓苍等人共同发起,并赁址于福州北门夹道坊,呈请教育厅备案招生。招收学员按照专科学校办理,学员需要具备高中毕业或同等学力。首届招收学员计有60人,后应社会人士扩充名额之请求,又招收备取生20名,编成一班。后因呈请教育主管部门备案未获准,加之所内发生学潮,仅开办一个学期后即暂告停办三个月。随后更是雪上加霜,接到教育厅解散中医讲习所之通知,幸赖王德藩据理力争,迎难坚持办学。1930年,世风顿变,讲习所终获准当局正式备案招生,更名为"私立福建中医学社",迁移至福州西门余府巷办学。1931年,取得教育部和中央国医馆奉准立案,再次更名,定为"福州中医学社",搬迁至南后街闽侯中医师公会内。1937年抗战爆发后,学校又迁移至闽侯县厚美乡八角楼。抗战期间,学社办学日益艰难,命运时常悬于一线。但端赖师生坚持努力,完成八、九、十共三届教学任务。回溯学社之办学历程,虽学校名称屡换,办学地点屡迁,但培养中医后继人才,发扬国粹精华之心志未曾移。

学社崇奉"昌明国医学术,融会新知,造成医学高尚人才"办学理念,招收中学毕业或具有同等学力者,经过笔试和口试,且考试合格后方能进校学习。学制不定,据第一届学员陈守藩《福州中医学社史略》文中记述,"全社分组(届)授课,一组至八组,学期三年,课程分为15科目,计有伤寒、温病、病理学、素问、金匮、本草、难经、医论、灵枢、幼科、眼科、外科、处方学、女科和喉科,聘请王德藩、董幼谦、黄云鹏、王淑明、林晓苍等为教师,分科担任。自第九组,学期变为四年,第十组学期为五年"。但无论学制期限长短,学社都会固定安排一年的实习时间,将学生分遣至福州中医学社附设之诊疗所实习,并派教员分别负责指导。

该社教师均系社会开业的中医师兼任,其中不少为榕城医界翘楚。授课时间由下午2点至晚上8点。第一届至第八届,有15个课程科目,囊括《素问》《灵枢》《伤寒论》《金匮要略》《难经》、本草、医论、温病、女科、幼科、眼科、外科、喉科、处方学和病理学等。第九、十届课目改定为29科,授课知识大为扩充增加。学社一方面重视经典著作的学习,创办人王德藩时常告诫学员:"为医者,非背诵药性赋、熟读汤头歌即可应诊开方,不读《内》、《难》,不识仲景者断不可言医。"另一方面,着重基础学科和临床学科结合,在内、外、妇、儿之主干学科之外,开设针灸、按摩、眼科、喉科等临床课程,旨在培养具备系统全面中医学识的医师。选用的教材除了公开出版之外,学社陆续铅印了不少教师自编教材,譬如董幼谦编著《病理学讲义》和《内经注解》,梁肖程编著《痼疾论》和《瘴疟指南》,林晓苍《难经讲义录》等。1935 年,教师梁肖程在自编教材《瘴疟指南》的纪略中道:"瘴疟意义,前哲皆详细解释,不必重赘。兹以中医学社第三组学员修业瞬届期满,内、难、伤寒、金匮等科,历由各教师指授,将次完毕。教务长以瘴疟指南一科尚未开讲,嘱余担任。余于医学自揣浅陋,亦何敢炫异矜奇,贻讥大雅。但觅遍坊间,均未曾备办此项书籍。用特付匠发印,装订成册,以便参阅,从此教学相长,两有裨益。谨序略崖,重为纪念云尔。"显示了医社教师会根据教学实际需求而灵活变通,达到教学相长的办学效果。

医社停办于 1946 年 7 月,停止办学最大的根由,其实即其创始之初就时常面对之经费短缺问题。据陈守基《福州中医学社史略》回忆:"本社自创社以来,经费依靠自筹自给,当时政府毫无支持及补助。其收入来源,一方面靠社会缴纳常费及董事乐捐或向社外人士捐募。另一方面靠学员学费收入。……自抗战以来,退学者不少,收入日见短绌,又加法币日见贬值,每月预算不敷开支。"回顾福州中医学社办学十届,结业学生总计 294 人,可谓桃李芬芳,该校不少结业生其后均成为省内名中医。

(二)福州中医专门学校

民国十七年(1928 年),福州儿科名家,时任福建神州医药会福州分会负责人的高润生,召集榕垣医界郑品端、林笔邻、萧乾中等人共同讨论筹划,在南台创办"福建医学专门讲习所",推举萧乾中担任所长一职。尽管讲习所存在时间颇为短暂,办学内容亦显简陋,但它却是之后私立福州中医专门学校的前身。

1931 年 9 月,经中央国医馆备案允准,讲习所更名为"私立福州中医专门学校",高润生为董事长领衔董事会,刘通、林心斋、王亨英、郑品端、郑泽丞、萧乾中等人以董事身份参与其中。医校校长一职由蔡人奇(字天寄,1872—1951)出任,蔡氏出生于福州仓山下渡小岭的一个中医世家,十几岁便随侍其祖父习医。其一生颇具传奇色彩,前半生致力于革命事业,曾是孙中山领导之同盟会福建分会组织者之一。后半生积极从事中医、文教事业,执掌福州中医专门学校期间,对于福州中医人才教育培养贡献良多。

1932年,福州中医专门学校建成于大妙山巅。学校设施有办公室、图书室、教室、中山堂、宿舍等,颇具规模,而且校园环境优美,登楼凭窗远眺,闽江景色尽览眼底,莘莘学子研读岐黄经典与之交相辉映。时榕城儿科名家王跛公曾赋诗赞叹:"灯火城南盛一时,绞车珊网不曾遗。钓龙台畔山如画,夜夜天翳照讲帷。"校长蔡人奇先生对医校更是寄予高度期望,宣扬"吾校所负之使命,其主旨在于深究哲理,化为科学。聚古圣贤医学之原理,集数千年良工之实验,使物质与气化并重,条分缕析,详细说明,成有系统之科学,以垂教于天下后世"。

关于医校的办学事迹,出版于1933年的《福州便览》一书,记述当时福州教育及文化事业时,在医药教育领域唯独提及福州中医专门学校,从中可窥见医校办学之简要概况:

> 福州中医专门学校,在南台大庙山。创办于民国二十年九月,分为本科、预科,预科两年、本科三年毕业,校长蔡人奇,全校教职员十三人。现设本科一年一级,男生三十九人,女生三人。预科二年一级,男生四十人,女生七人。学生每期学费三十元,什费三元,讲义录费酌收。所授课目,如生理、卫生学、温病学、妇科、幼科、伤寒、内经诊断学、病理学、医史、医通、医学常识、药物学、方剂学等。该校于民国二十年九月由南京国医馆立案,二十一年五月在大庙山官地建筑校舍。

1934年,上海光华医药杂志社也曾对医校进行了专门报道:

> 福州中医专校成立于民十九年,系闽中名医所创办,曾向中央国医馆立案。校长蔡人奇氏。蔡某颇专精医学,对女科尤所特长,而教授皆罗致精粹人才分别担任。学生分甲、乙两组,计有百余人,女生兼有。学生季考成绩,按季由学校呈报中央国医馆察核。开办以来,成绩斐然,深受闽中人士赞许。校址在福州南台大妙山上,校舍由县政府拨地,校董捐资构筑,于去年落成,规模宏壮,内容设备亦甚完善。陈列各

种医学模型、标本、图表，以备学生课外参考。客岁国府林主席（林森）旋闽，曾躬临该校参观，亦啧啧称善。[1]

医校办学过程，尤其重视经典理论之学习，聘请名师讲授内经、难经、伤寒论、温病、本草等课程。譬如林心斋讲授《内经》，郑泽丞讲授《伤寒论》和《金匮要略》，蔡氏本人讲授其擅长的《妇科学》，林笔邻讲授《温病学》。学校担心中医古籍深奥难懂，学生在古文阅读上会有障碍，特聘请光绪时举人张鹤廉教授古文，主张医理文理相通。对于岐黄经典，学校并未一味墨守成规，在教学过程中亦有变化革新之举，如对近代中西汇通名家唐容川、张锡纯等人著作多有发挥，紧随当时方兴未艾之中西医汇通思潮。课程设置即体现衷中参西，专设生理、解剖等西学课程，并购置解剖教具，向学生绍介西方医学知识，以新知启迪旧故。

医校教师专心致志于育人，为追求教学效果而在教法设计上用心良苦。中药课教师林良庆将常用中药制作成标本，放置于教室，并注明药名、性味、形态、功能、用量、禁忌等，方便学生课余浏览，亦时常带来贵重药材如犀角、羚羊角、熊胆等，向学生详加讲解，兼授药材真伪鉴别知识。学校尚在课室后的中山堂前空地栽种若干常见中草药，如紫苏、薄荷、益母草、菊花等，让学生细致观察中草药生长状况。除此之外，教学形态上不拘于单一课堂讲授，每周日组织师生定期聚会，选定讨论主题，不囿于课本教材，师生就具体临床治疗问题畅所欲言。活跃的学术气氛洋溢其间，令学生记忆深刻，思维活泼，受用匪浅。校长蔡人奇曾撰文嘉许："开校以来，教授之精神讲解分明，惟恐听者之不明了。且一年之中，执教鞭者曾无一时之缺席，此最难能可贵者也。学生之注意凝神静听，惟恐医理之不精深，非不得已之事情不敢旷课。学期试验，成绩斐然。"

作为一所培养医学专业人才的机构，医校亦重视临床学习，提倡学以致用，在第三至第五学年就安排学生至福州各个名医诊所见习。临近毕业时，还要在"福州述善社"附设诊所实习诊病，还一度欲筹备附属中医院，"闻该校校董拟继续开设医院，藉作学生临床实验。前已分队募款，并由福州巨商

① 光华医药杂志社.福州中医专校概况.光华医药杂志,1934,1(8):52-53.

洪某捐地。后受闽乱影响,商景凋零,募款问题,大受阻碍,迁延至今,尚未实现云"。① 其实校长蔡人奇从建校伊始即谋虑附属医院之事,正如他在1932年医校建校周年所写下的感想:"客岁京沪之行,参观各地建校,必有一医院附属其中,一以示医学之昌明,一以资学生之实习。且也人民生命之保障,社会幸福之增进,胥赖乎此。反观吾校此举,尚付阙如,吾人所以日怀歉憾也。"

此外,学校为了配合培育人才之计,促进学术经验交流,民国二十五年(1936年)3月17日由本校学生学术自治组织——医学研究会决定创办《医铎》学术期刊(月刊),"打破福州市创始医药月刊的记录"。上海《光华医药杂志》曾有报道:"福州中医专校,学生组织医铎月刊,于国医节出版。该刊经费方面完全由学生担任。此刊出版,可为福州首创,亦提倡福州国医药之第一声也。"② 刊物创办之缘由,正如学员林增祥《简述本刊过去的陈迹和现在的计划》文中所述:"同学们研究当中感到自己的学问不足,很怕一直孤陋寡闻下去,死气沉沉,前途是危险的。就想集思广益,含有大众化的,惟有办一种刊物。"其办刊目的在于弥补学生学术见闻之不足,增加广见。《医铎》存世虽然仅一年有余,但从其现存期刊的内容来看,其积极引荐学界动态,"评论严正,新闻翔实,学说丰富"。例如刊物登载了俞慎初《糖尿病证治概论》,李健颐《莆仙鼠疫之经过及治疗》和《临床笔记》,蔡尔存《魏厝乡的鼠疫》,张恭文《中风病证治》等临床经验总结报告。对于中医课程教育所存问题与现状,刊载王慎轩《提倡中国国医教育研究会》一文,"以为改进国医教育,当以统一意志,团结思想为前提。故拟联合主持校政之同道,组织中国国医教育研究会,以为共图整顿医教之枢纽……拟定国医教育课程草案,编纂统一合理之国医教材,藉补目前各自为政之弊"。同时,刊物秉持在医学层面应取中西兼补之理念,登载陈乾庆《观中国医史文献展览会后之感想》一文,所述"吾国学者,能以科学之方式,以整理吾国固有之医学;研求西国之新知,以为他山之助。将吾国之医学,自成一派,可与德日美派争雄"。

---

① 光华医药杂志社.福州中医专校概况.光华医药杂志,1934,1(8):587.

② 光华医药杂志社.福州中医专校学生创办医铎月刊将出世.光华医药杂志,1936,3(6):48.

私立福州中医专门学校举办三届,前后招收毕业学生百余人。后因抗战军兴,任课教师避难流失,办学经费日益困难,学历得不到政府承认等诸多原因而遗憾停办。但是从医校走出的不少学员,日后成为医界栋梁翘楚,如陈雨仓、陈明见、吴辑庵、陈宜根、林增祥、邹素庵等。他们亦时常会忆及校长蔡人奇在第一届学生毕业时之亲笔题词鼓励:"诸生读书五载,实习三年,举凡旧学新知,当能熔化于一炉。担负医学改良之责,舍尔其谁?"阐发岐黄之信念跃然纸上,不断鼓励着后来者追随践行。就以对榕城中医教育影响而言,"福州医学教育因种种原因,本来极为落后,自民十九年后,闽医刘伯莹、蔡人奇氏鉴于各地医学之发达,而福州独居人后,遂起开办中医专校,由是福州医学渐趋萌芽。该校开办年余,成绩日佳,引起社会人士注意,而医界中陈腐之流,亦渐受感化,觉悟医学教育机关成立之必要。由是闽医郑迈庵氏亦起创办中医学社及南台分社,陈天尺氏创办私立福建国医专科学校,精神奋发,成绩各有可观,现在福州医学教育颇见发达云"。①

(三)仙游国医专科学校

仙游国医专科学校诞生于民国二十二年(1933年),开设之缘由,其创办者及该校校长温敬修先生(字世安,1876—1951)在其代表作《最新实验药物学》自序中提及:"余任仙游县慈善会长有年,悯贫病之乏医药资,坐视其死。中医之少科学化,故步自封,乃拟建国医院救济贫民,附设国医校,栽培学子,为一举两得之图。"温氏认为苟非兴办医学教育,培养新式中医人才,岐黄之术终究有断绝之虞。因此他召集一众热心医学教育人士,如胡友梅、洪春魁、吴兆相、江谐、郑少斋诸名医,商议研究医校创办事宜。温敬修本人更是带头捐献大洋五百元,以资提倡。又募得仙游当地各慈善家之集款捐助。由于经费尚且不足,温氏在1932年夏间"亲赴南洋,向同乡华侨劝募得款。归就城内(大井巷)中正阁之前,购地赶筑院校"。先建国医院两层楼一幢,为学员实习之处。又门房、厨房各一座,继而修建医学校,得中药商岳尚卿资助教学楼一座。医校配置附属国医院,当时在福建省内尚属首创之举。

① 光华医药杂志社.福州医学教育之发展.光华医药杂志,1934,1(12):48.

　　1933 年医校正式创建,仿照上海中国医学院的章程办学,校长由温敬修担任,胡友梅任教务长。于当年春季招收初中毕业生及同等学力者,学制四年,第一届共招收 39 名。由于医校系民办自费性质,学员每学期需缴纳学费二十元,讲义费由学生自理。开设课程计有党义、《内经》、《难经》、《伤寒论》、《金匮要略》、内科学、妇科学、针灸学、诊断学、方剂学、药物学、儿科学、温病学、外科学、医学史、国文、生理学、理化学、解剖学、病理学、花柳病等 19门,所使用的教材多数是任课教师自编的。仙游国专虽然地处僻壤,但是任课教师在教材编撰方面体现了较高的水准。最具代表性的当属温敬修编撰的《药用植物学》一书,此书乃温氏在任课期间"随编随授,费时五阅月"之成果。全书分强壮、健胃、泻下……凡二十三章,详细记载药物学名、异名、科属、产地、生长时间、收获季节、性味、功能、成分、效用、单方、处方、用量、禁忌等项。后经上海名医秦伯未审阅,更名为《最新实验药物学》,由上海中医书局于 1935 年正式出版发行。此书在业界颇受赞誉。又比如教务长胡友梅编写之《内科学》讲义,后经修订,由上海世界书局更名《中西对照医药学》,于 1941 年初版。其后更是多次再版。该书以科学方法阐释中西医学理论,内容丰富,系统明晰,受到医药学者广泛好评,畅销国内及东南亚、日本各地。

　　学校附设仙游国医院,作为学员的实习场所,医校教员胡友梅、江谐、林伯渠等兼任医院诊疗,同时指导学生临床实习工作,理论学习与临床见习结合紧密。1936 年,医校第一届学生 39 名修业期满,报请福建省国医分馆派员莅校考核,终有 28 人各科成绩考试及格毕业,由校长温敬修汇卷呈报中央国医馆盖印颁发毕业证书。毕业生名单如下:岳开煤、林金榜、余庆录、岳开栋、程蔚华、张金统、林玉朗、郑玉块、张宗本、刘钟通、郑义钦、陈庆彬、岳开水、陈尚义、蔡曾范、叶培英、黄元逢、江敏、陈国星、岳金瑛、颜估民、林修泮、刘俊佑、周玉辉、施天河、岳比山、傅礼、胡英华。因医校在当年即因经费不足而停办,因此这二十余学员亦成为仙游国专培养毕业之仅存硕果。日后他们成为当地颇受群众爱戴之医师,中医界之支柱,身体力行地延续着仙游国专传承发展国医学术之精神信念。

（四）莆田国医专科学校

莆田国医专科学校创办于1934年，为莆田地区唯一的较为正规的中医教育机构。办学之初，校址设在莆田涵江青璜山原孔庙内，1938年为了躲避日机轰炸，迁移至梧塘松坂村继续办学。该校办学资金主要来源于社会捐资，设立董事会向各行会及工商士人筹募，董事长由涵江商会会长陈杰人担任，其他董事分别由涵江当地国药、桂圆、豆饼等行会主席分别担任。学校设校长一人，由董事会聘请清末翰林张琴（字治如）担任，副校长由清末秀才、名中医魏显荣（字晴山）担任，教务长由名中医林韬安（神州医学社社长）担任，训育主任由名中医刘伯丞（上海千顷堂出版《中医病理学汇宗》一书作者）担任。学校任课教师多由各地坐堂医生担任，例如涵江双福药店的李健颐，五通药店的林玉麟，万安药店的李国英，同安药店的张禹廷，等等。这些任课教师除了极个别领取固定工资外，大部分是兼职任教，在坐堂行医之余，承担繁重的教学任务，仅领取微薄的教学津贴。

国医专科学校学制设置为五年，理论学习四年，临床实习安排为一年。学校附设涵江国医医院一所，原计划为学生实习基地，却受限于资金窘迫，设备极为简陋，有门诊而无病房，仅为担任教学的中医临时应诊的处所，学生长期见习还是要分散到任课老师的原诊处。

学校办学经费来源于三方面。其一，由国药公会向行业及私人募资开办费银圆六百元，作为校舍修理、课桌椅及医院设备购置等开支；其二，由兴化桂圆公会每月拨银圆一百元，作为经常费；其三，向学生收费，每个学生每学期应交学杂费十元，讲义费四元，住宿费二元。在招生方面，原定招收初中毕业以上文化程度的青年入学，后又录取部分同等学力的，年龄上没有限制。因此学生中有年逾不惑的农村开业医生，亦有年才十四五岁的青少年，均以考试形式录取。应考学生来自莆田、仙游、惠安、平潭等县，其中以莆田地区居多。莆田国医专科学校共招生两届，首届录取学生四十四名，第二届录取四十八名，均系男性。

学校课程的设置，仿行上海国医学院课程体系而有所调整，涵括有医经（包括《灵枢》、《素问》、《难经》）、解剖学、生理学、病理学、卫生学、诊断学、中药学、中医方剂学、伤寒论、金匮要略、温病学、内科学、妇科学、小儿科、咽喉耳鼻科、针灸学、外科学、正骨学、法医学、国文、医学史、国术、公民、军事训练等。这些课程既包括中医基础理论，又兼及临床各个专科，中医经典理论学习及实践占据尤其重要的分量。

莆田国医专科学校成立之际，时值国内中医被执政当局歧视、限制的发展困境，经费筹措是该校发展的最大掣肘，虽有校长张琴先生运用其社会声望，四处呼吁奔波，也仅能勉力维持。抗日战争爆发，社会经济陷入困顿，兴化当地特产之桂圆外销日益困难，涵江桂圆公会停止支付学校经常费。雪上加霜，后又有日军不时轰炸城厢、涵江两地，学校无法照常上课，遂于1938年冬内迁至梧塘松坂村继续办学。但此地距离涵江有十多华里，对外交通极为不便，如此造成身系诊所的任课教师无法随校内迁进行教学，医校在经济、师资等层面都陷于极度困难状况。全校师生凭借一份热忱学习中医、发扬光大岐黄之精神，齐心协力，克服诸多办学难题。至1940年夏，第二届学生毕业，学校才不得不停办。莆田国医专科学校在其存在的六年光阴里，共培养两届学生81人，为该地区培养一批中医人才，亦为民国福建中医学校教育事业做出宝贵的探索试验。

除了以上展示的四所医校之外，近代福建尚有1922年莆田涵江林韬安开办的神州国医学社，1928年龙岩张萱创办的龙岩国医学校，1934年厦门林德星设立的具有学校性质的国医研究所，1935年建瓯黄焕琮创立的建瓯国医传习所，1943年福州姚亦珊创办的福州国医专修学校等中医教育组织和学校。它们或办学规模较小，或小学期限短暂，历史记录多语焉不详。虽然文献材料难寻它们清晰的身影，但它们的存在亦载着延续福建近代中医教育的历史使命，一方面借鉴西医学校规模化、标准化的长处，另一方面也保留着师承教育言传身教的优势，竭力为当地中医人才培养事业贡献一己之力量。

第三章

西方近代医学对中国传统医学的影响

近代医学(西医)作为近代科学体系的重要组成部分,肇始于文艺复兴时期。此后经过生理学、病理学、细胞学、细菌学的发展,不断吸取各项自然科学技术成果,展开了日新月异的创新变革,逐渐形成自己的一整套理论体系和治疗技术。早在明末清初,西医就随着基督传教士进入中国,上演了当中医遇上西医的故事。但此时期西医并没有得到充分的发展与传播,社会大众的反应颇为冷淡。中英鸦片战争后,随着一系列不平等条约的签订,中国被迫纳入西方列强掌控的世界体系中,中外互动交流日益活跃频繁,西方崭新事物、理念逐渐扩散开来,国人也慢慢地接触和感知到西医技术和其背后的医学理念,由此西医在中国的传播辐射逐渐扩大增强。

初始,在广州、上海、福州、厦门、香港等最初开放的通商口岸城市,陆续出现传教士创办的西式诊所医院,一系列西医书籍被翻译刊印,西医学校教育开始出现,西医在近代中国的广泛传播就此拉开序幕。西医的传播与流行,不仅仅引起近代中国医学知识体系的巨变,引发中西医的论争与融合,还引发了民众医学观念乃至社会思想文化的深刻改变。诚如学者何小莲所言:"西医在工具特点(医疗效果)、制度安排(医院制度)和思想理念(西方精神文明、伦理道德)这三方面,都与中医很不相同。因此西医东渐的过程,必然连带着引起中国医疗制度的变革和思想文化的变迁。"[①]

---

① 何小莲.西医东渐与文化调适.上海:上海古籍出版社,2006:24.

因此本章首先从医院创办,医学书籍翻译出版,西医教育兴起,公共卫生传播等方面,展示西医在近代中国社会传播的整体历史面貌;其次,在大致勾勒此历史背景下,选择《点石斋画报》相关医学主题图文素材,考证剖腹产、法医解剖这一类西医技术在近代中国社会的最初出现与发展;再次,重点展示病理解剖在中国的发展轨迹,分析它在近代社会推行不易的原因,以及近代医界如何对此项制度理念长期不懈地推动和传播,观察近代西医如何一步步植根于中国社会。最后,以近代社会西医观的变迁为考察对象,揭示近代社会各阶层面对西医而产生的差异化表现,以及就医行为背后隐藏凝聚的医学观念嬗变。

第一节　近代西医在中国的传播与发展①

谈到西医在近代中国社会的传播,实在无法回避基督传教士的作用。西医学从一进入中国伊始,就是西洋传教士谋求在中国传播宗教信仰所借用的重要知识工具。"站在中国现代化这一角度,评估基督教的关联与影响,无论在十九世纪早期以至后世明朗可见的成就,当必想到西方医学的输入,教会医生在华的贡献,中国医疗主体的嬗变,医学教育制度的建立,西医诊断医院的扩展,中国西医医生的辈出。"②

一、西式医院的创办

"观察医学传教士之医疗活动,不难发现,它基本遵循这样一种发展模式,即从医院、诊所开始,以此为基础,经过艰难而颇具成效的最初阶段,然后医学教育及公共卫生紧随而来。"③概言之,医院和诊所、医学教育以及公共卫生构成了医疗传教士工作的三个重要方面,而医院诊所乃是西医在中国传播的先导和重心。

---

① 本节系笔者与福建师范大学吴巍巍、福建中医药大学王尊旺合作完成。
② 王尔敏.近代上海科技先驱之仁济医院与格致书院.南宁:广西师范大学出版社,2011:1.
③ 何小莲.西医东渐与文化调适.上海:上海古籍出版社,2006:115.

譬如近代著名医疗传教士嘉约翰(John G. Kerr, 1824—1901),他在华主要医疗活动与其创办的博济医院是紧密相连的。博济医院的前身,是美国医疗传教士伯驾于 1835 年创办的广州眼科医院。嘉约翰来到广州后,即进入眼科医院工作。次年 5 月 5 日,嘉约翰接管了这所医院。1856 年,由于第二次鸦片战争爆发,眼科医院被毁。在广州工作了一年左右的时间,使嘉约翰对中国的医疗状况有了一个初步的了解,嘉约翰认为,中国"病人多数来自贫困阶层,但也有相当数量的上层人士来寻求西医的帮助。我们的医治使许多人解除了痛苦,延长了生命"[1]。

1857 年 7 月,嘉约翰因健康原因返回美国休养。在美国期间,嘉约翰重新进入费城杰斐逊医学院进修。同时,为了实现重建眼科医院的理想,他四处募捐。1858 年 12 月 21 日,嘉约翰和其第二个夫人重返广东,在广州南郊增沙街开设医院,并于 1859 年 1 月开业,它就是博济医院的雏形。1860 年,博济医院再次扩大,并在肇庆、佛山设立诊所。随着就医人数的不断增加,狭小的医院已经严重地限制了它的发展。1866 年,该院迁移到新的地址。在中国医生关韬和黄宽的帮助下,医院声誉日隆。1860 年,博济医院有 50 张床位。到 1874 年,床位增加到 120 张,医治的病人包括各个阶层。1875 年,博济医院每年大约接受 1000 个住院病人,每年的门诊病人数达到 18000 人[2]。至 1891 年,博济医院共开设 36 年,统计医治 52 万人,出版了 27 部关于医疗和手术方面的书籍,培养了 100 名助手[3]。

该院兼顾内科和外科,早期尤以外科手术闻名。嘉约翰不仅是博济医院的创办者,而且还是一名出色的医生,对外科和内科都很精通,"历医各症如砂淋、肉瘤、眼疾、蛊胀等类",人皆"称其神技,众口交推"[4],尤其是擅长结石病的治疗。在华近 50 年间,他亲自治愈的即达 1300 余例。在嘉约翰主

①　William Lockhart. The Medical Mission in China: A Narrative of Twenty Years' Experience. London, 1861:177-178.

②　J. G. Kerr. Outline History of Medical Mission at Canton, HongKong and Macao. The Chinese Record, 1876, 22:391.

③　J. G. Kerr. Outline History of Medical Mission at Canton, HongKong and Macao. The Chinese Recorder, 1891, 22:391.

④　林乐知. 教会新报. 影印本. 台北:华文书局, 1968:3083.

持下,至 1874 年医院共做过 368 例结石手术,其中 301 例膀胱结石,有 67 例采用碎石术①。1880 年,嘉约翰成功地完成了卵巢截除手术,对于肿瘤切除术做了很大的改进。博济医院还研究了梅毒和吸食鸦片成瘾的发病率,帮助吸食鸦片者戒烟。作为医院的主要负责人,嘉约翰的日常工作无疑是非常繁忙的。他 1875 年 7 月 1 日的工作记录,向我们展示了他这一天的工作日程:摘除白内障手术两例,膀胱切除术一例,摘除眼肿瘤一例,瘘管手术一例,割除包皮一例,治疗白内障一例,腿部骨坏死移植一例②。据统计,嘉约翰在博济医院的门诊病人达 74 万人次,住院病人达 4 万人次,为 4 万余人做过手术③。

关于博济医院医疗的具体情况,林乐知于 1868—1874 年主编的《教会新报》中为我们留下了弥足珍贵的记录。

1868 年博济医院清单:本年有长居院中就医,有日日来诊者,有内症,有外症,有男妇小孩,有老幼穷苦,有给以药水,有用以刀针,有去眼医,有去肉瘤诸多症病。计日日来者 50636 人,计长住院内就医者 1038 人,计用刀针治症者 1825 人,计种牛痘者 671 人。单中画有割瘤图象,一人背后负一肉瘤,其瘤割下计重 3 斤 8 两。又一人右颊一瘤割下,计重 1 斤 9 两。又一人鼻右近嘴处一瘤,割下计重 1 斤。诸如此症,可谓济世神气之至。内有二位外国医生,亦教会中人。一位中国医(生),姓黄,曾到外国精学西医。

1873 年清单:按广东医院分设四处,乃广东(州)、虎门、波罗、沙南,合共医治男人 15502 名,女人共 19751 名。住院就医男人 748 名,女人 357 名。以上二共 1105 名。计用刀针者共 1087 名人,种牛痘之男女小孩共 276 名。④

博济医院是近代西医在中国历史最悠久、影响最深远的医院之一,对西

① 马伯英,高晞,洪中立.中外医学文化交流史.上海:文汇出版社,1993:402.
② W. W. Cadbury, M. H. Jones. At the Point of a Lancet: One Hundred Years of the Canton Hospital(1835—1935). Shanghai: Kelly and Walsh, Limited, 1935:128.
③ 顾长声.传教士与近代中国.上海:上海人民出版社,1995:282.
④ 林乐知.教会新报.影印本.台北:华文书局,1968.321,3125.

医在近代中国的发展和传播起了极大的促进作用。该院是中国近代第一所综合性医院,除了西方医疗传教士所普遍擅长的眼科和外科,还对内科、妇科、儿科、产科等非常精通,如在1892年,博济医院报道了我国第一例剖腹产的案例。据1934年博济医院成立99周年(注:这里的博济医院是从伯驾的眼科医院算起)的年报统计,近100年间,医院共医治病人200万余人次,故博济医院被时人评价为"中国新医学发达的始源"①。

我们另以近代福建地区西医医院创办为观察对象,更可见西方医院体制如何一步步在中国走向普及成熟。19世纪70年代前后,时逢基督教在闽传播的旺盛发展期。这时教会医院如雨后春笋纷纷涌现,例如在省会福州,1866年英圣公会医疗传教士雷腾(B. V. S. M. B. Tatylor)等人创办榕城最早西式医院塔亭医院,雷氏还于1897年在莆田创建圣路加医院;1870年左右,美部会传教医生柯为良(也作柯为梁,D. W. Osgood)创设美部会圣教医馆(此即福州协和医院前身);1891年,美以美会也建起福州岭后幼妇医院,等等。再以闽南地区为例,1882年,英长老会著名医疗传教士颜大辟(David Grant)在泉州城关建立惠世医院,颜任第一任院长。此为泉州西医院的发端。颜之后,历任院长基本为英国医疗传教士,主理维持医院的运作。1888年,美归正会医生郁约翰(John A. Otte)在厦门建立小溪医院;1890年,伦敦会巴阿美(A. Fahmy)在漳州开办医院等。医疗传教士在厦、漳、泉等大城市建立医院后,还不断向周边地区辐射延伸,将西式医院的踪迹推广至更为边远的闽省内陆地区,还建起了如长汀福音医院、龙岩爱华医院等颇具名气的内地医院等②。至20世纪初叶,教会医院已遍布闽省各地。据《中华归主》统计,至1920年,福建共有教会医院41座。从地理分布上看,主要集中于福州、厦门两处中心地,呈散状向周边城镇扩延,并辐射渗透至更为僻远的内陆山区地带③,体现了教会医院强大的穿透力。前辈学者根据《中华基

①　中山纪念博济医院九十九周年年报.广州,1934.

②　周典恩.福建新教教会医院之研究(1842—1949).福建师范大学硕士论文,2004:13-23.

③　中华续行委办会特委会编.中华归主——中国基督教事业统计(1901—1920)(上).北京:中国社会科学院世界宗教研究所,1985:176-177.

督教会年鉴》、*China Mission Year Book* 等有关资料,对福建教会医院做了列表统计,共列出 50 座,分布于闽省各地,还出现了不少职业护士学校等①。

随着正式医院的建立,专业化的医疗设施,专门的医护工作,内外科手术,妇科疾病等过去中国人鲜闻鲜见的西医事物,也由医疗传教士引进到福建各地,并逐渐得到推广。在教会医院中,主要采用西式医疗手段。1877年,美部会圣教医馆传教医生惠亨通(H. T. Whitney)从事医药工作期间的一份医疗记录单如下:"在过去的 12 个月中,我有着医治 2300 个病人的记录。老病号 637,新的有 1663,其中 1476 人为男人,女人有 39 人,男孩 53人,女孩 22 人,还有 73 人尚未归类。一些最常见、普遍的疾病有——砂眼、疟疾、甲状腺肿、支气管炎、眼病、皮肤病、消化不良、肺结核、创伤、鸦片瘾和烟瘾、风湿病、寄生虫病、淋巴结核、溃疡以及腿部静脉曲张等,共有 130 种不同的病状。大量的病人在 5—10 月采茶季节出现,每天数量有 1~50个。"②医院设备也呈现专门化姿态,以闽西地区龙岩爱华医院为例,20 世纪初,该医院兴建两层楼建筑三座,"楼下用作门诊各科室及华籍医生、护士、学徒、职工宿舍,另一大厅用作礼拜堂,患者在此做礼拜兼候诊。楼上有手术室、消毒室、教室各一间。其他为男女患者住院病房,有二十多张床位"③,其已具备现代医院规模。民国时期,基督教医疗传教士还将 X 光机、显微镜及各类体检设备等现代仪器引入医院。据记载,"X 光放射科医学技术于 20世纪 30 年代在福州、厦门、泉州等处教会医院展开应用,当时各教会医院有一至二台 X 射线机器……"④在民国时期,X 射线机是一所医院是否拥有现代化科技的标志,是当时较大的教会医院必不可少的一项设备。由此可见,教会医院在引领医学潮流方面走在时代的前列。

根据相关统计,到 1850 年,中国至少有十处诊所医院。1889 年有 61

①　林金水,谢必震.福建对外文化交流史.福州:福建教育出版社,1997:449-451.

②　Henry T. Whitney, "First Annual Report of The Shauwu Medical Missionary Work in Connection With A. B. C. F. M. Mission,1878",*ABCFM Papers* 16. 3. 7, Vol. 1;174.

③　连凌霜.龙岩"爱华医院"简史.龙岩文史资料.龙岩:龙岩市政协,1981,2;47.

④　福建省地方志编纂委员会编.福建省志·卫生志.北京:中华书局,1995;203.

所,1915 年达到 330 所①。1937 年,在华英美教会医院共 300 所,小型诊所 600 处②。不单单医院诊所数量呈现快速增长之势,就诊数量也是历年递增。据统计,"仅上海一地的仁济、体仁、同仁三所教会医院,在 19 世纪 70 年代,每年诊治病人,已多至十万人次。嘉约翰在广州博济医局,一人在四十多年中,施诊病人达 74 万,为近五万人施行外科手术"③。

以近代上海著名的仁济医院为例,其在开办的最初 13 年中,即从 1844 年至 1856 年间,医治病人 15 万人次④。

二、西式教育以及医护人员培养

医学在中国的传播,其途径有多种,而兴办医学教育就是其中的重要方式之一。早在来华伊始,广州眼科医院的创始者伯驾就认识到开办医疗教育的重要性,"如果有几位受过良好教育,急切地希望掌握西医学的中国学生的话,我们就可以通过他们传播西医学,这对于我们的工作是非常有益的,同时也能促使中国人民完全信任和接受西医学"⑤。可惜受当时条件的限制,伯驾的愿望未能实现。1866 年,博济医院在迁移到新的地址后,开始附设医学校,"在建立医院的同时,该院又开设了医学校"⑥。这是中国第一所专业性的西医医学学校。这所学校招收的学生主要是教会的学生,也有部分中国的医生,学校最初招收的都是男性。1879 年,该校开始招收女生,这是中国最早的招收女学生的医学校⑦。

根据嘉约翰的安排,他本人教授药物学和化学,黄宽担任解剖学、生理学和外科学课程,关韬教授中医课程并指导临床实践。到 1870 年,学校的

①　赵洪钧. 近代中西医论争史. 合肥:安徽科学技术出版社,1989:32.

②　顾卫民. 基督教与近代中国社会. 上海:上海人民出版社,1996:389.

③　熊月之. 西学东渐与晚清社会. 上海:上海人民出版社,1994:714.

④　王尔敏. 近代上海科技先驱之仁济医院与格致书院. 桂林:广西师范大学出版社,2011:29.

⑤　Chinese Repository, 1838, 7:32.

⑥　W. W. Cadbury, M. H. Jones. At the Point of a Lancet:One Hundred Years of the Canton Hospital(1835—1839). Shanghai:Kelly and Walsh,Limited,1935:175.

⑦　W. W. Cadbury, M. H. Jones. At the Point of a Lancet:One Hundred Years of the Canton Hospital(1835—1839). Shanghai:Kelly and Walsh,Limited,1935:178.

教育已经初显成效,一些学生基本可以在医院单独做外科手术。嘉约翰说,有些人"很快就熟练了手术方面的有关方法,他们可以不需要外国医生就能单独为病人解除痛苦。许多医学校的学生已经取得了当地民众的信任"①。为配合教学,学校曾经进行过多次尸体解剖。1867年,博济医校进行了首次解剖实验,由黄宽执刀,这是西方医校在中国进行解剖实例较早的一次记录。由于受到当时人们思想观念的影响,一般病人的家属根本不让他们把自己亲人的尸体大卸八块,最初学校只能从医院中寻找一些无亲友的尸体来研究。嘉约翰本人即曾以一对儿童尸体作为实例,让学生直观地了解人体的基本结构。

1879年,随着医学教育的发展,医学校从博济医院中分离出来,正式更名为"南华医学校"(The Canton Medical College)②,专门从事医学教学工作,培养出大批的学生。这些学生毕业后多在华南地区活动,直接从事医疗事业或者是进入其他医学校担任老师,对该地区的西医传播有很大的影响。博济医学校在中国最早开创了解剖学、生理学、病理学、微生物学的教学工作,系统地传播了西方现代医学知识,它所培养出来的学生很多人有高超的造诣③。

由此可见,基督教在推行医疗传教过程中,为了便于西医在中国民众中的推广,一般都会以教会医院为载体,开办医学班,招收中国生徒向他们传授医药技术,以辅助医院的常规工作。所谓医院医学班,是指传教医生招收一定数量华人青年,让他们在医院里边学习边协助医疗工作,类似学徒的形式。早期来华的传教医生,一般也采用这种教学形式,培养华籍西医人才。例如郁约翰在闽南地区施医布道时期,较早地培养了一批中国医生,"闽南诸名医,如陈天恩、陈启裕、黄大辟、黄宜甫等,皆出其门"④。在闽各差会诸

① W. W. Cadbury, M. H. Jones. At the Point of a Lancet: One Hundred Years of the Canton Hospital(1835—1839). Shanghai: Kelly and Walsh, Limited, 1935: 177.

② W. W. Cadbury, M. H. Jones. At the Point of a Lancet: One Hundred Years of the Canton Hospital(1835—1839). Shanghai: Kelly and Walsh, Limited, 1935: 179.

③ 刘泽生. 晚清广州博济医院的杰出学生(1855—1900). 中华医史杂志, 1999, 29(3): 162-165.

④ 苏赞恩. 闽南教会医务概况. 闽南圣会报(续刊), 1945(第11、12期合刊): 12.

医疗传教士,如颜大辟、陈和礼(G. R. Turner)、马士敦(J. P. Maxwell)、夏礼文(C. H. Holleman)、柯为良、金雅各(也作雅丹金 H. N. Kinnear)等,都曾不同程度地采用过此一教学模式,培养华籍西医人才①。医疗传教士培养华籍医生和生徒以协助教会医院医疗事业的运转,在一定时候,华籍医生和生徒可以独当一面,施医诊断而专业有加。各地华籍名医自不待言,就连一些还在学习的生徒也表现出色,如延平吐吡哩医院,学员徐振高"在医馆做工,有时洋医士不在医馆,渠代为视病,亦极谨慎"②。医学班培养出的西医人才,毕业后除一小部分留在教会医院里,绝大部分分散到街头巷尾,开设诊所,独立行医。例如古田怀礼医院在 1909 年的一份年议会报单中就提到:"可喜者,由本医馆之毕业生,四人开设西医肆于古田城内。其目的虽为谋利起见,亦可表怀礼医馆有权使邻近之人敢用西药而有益于古田,诚非浅鲜也。"③不仅如此,基督教还广泛通过医学院校教育的形式,为福建社会培养一批批医护和助产等人员。

在医学班的基础上,教会还不断创建医护学校等更为专业的医疗教育载体,培养本地的医生和护士。例如 1912 年成立的福州协和医学校,其医校学生是由在闽的英国圣公会、美国美以美会和美部会等差会推荐而来具备英语基础的男性青年。学制为 5 年,教材均为英语医学课本,教师使用英语授课。当时学校设备简陋,学生上课没有实物标本,只能看模型和挂图。但学校注重临床教学,学生接触医疗实践较多。1921 年,学校因外籍教师回国而停办。前后 10 年中,共招生五届,毕业生有 27 名④。

照顾护理病人是教会医务工作中重要职责,因此各教会医院纷纷附设护士学校,专门培养护理人才,以满足医院的需求。基督教会在福建所办的较具规模的护士学校,有福州的塔亭高级护士职业学校、福清的惠乐生护士职业学校、莆田的圣路加护士职业学校、泉州的惠世护士职业学校、尤溪的

---

① 详细论述可参见周典恩.福建新教教会医院之研究(1842—1949).福建师范大学硕士论文,2004:49.

② 苏雅各.延平吐吡哩医馆报单.1909 年美以美会第 33 次福州年会议录:55.

③ 古邑怀礼医馆报单.1909 年美以美会年会录:54.

④ 陈文涛编纂.福建近代民生地理志(下卷).福州:远东印书局,1929:553.

仁恕护士职业学校、古田的怀礼高级护士职业学校、南平的卫理高级护士职业学校等①。以泉州惠世护士职业学校为例，该校创办于 1934 年 5 月，由英国基督教长老会驻泉州代表罗励仁、贾丽德、李乐云倡办。教职工由惠世医院医生兼任，学制 3 年。招收社会上未婚男女初中毕业生，须经 3 个月试用期，合格者方为正式学生。教学计划按中华护士学会规定。开设课程有国文、公民、史地、化学、英文等文化课，简明解剖生理学、药物学、细菌学等基础课，内科学、外科学、儿科学、急救学、五官科学、泌尿科学等临床护理课及饮食学、个人卫生、护理伦理学等。课堂教学和病房实习相结合。办学的目的，主要为培养医院急需的护理人员。经过十年的艰难创业，到 1945 年，学校渐具规模。在校学生有 6 个班，共 57 人。教学计划更趋完善，除文化课外，第一年学习卫生学、细菌学、解剖生理学、药物学、心理学、论理学、饮食学、急救学、绷带学等基础课。第一、二年还修护理学、护理技术及临床各科的护理学，如外科、内科、小儿科、妇科、物理治疗。第三年学习产科、个案研究、五官科、护士职业问题。除了理论学习外，到医院实习也有明确规定，按年级不同划分实习内容。第一学年是初级护理，如铺床、整理病室，给病人洗面、梳头、沐浴，帮助病人大小便、翻身、擦背、测体温脉搏呼吸，口服流质病人的喂养及记录。第二学年是护理技术操作，如注射、给氧、洗肠、吸液、测血压、换药，发给病人药物并记录，手术前病人的准备及护理等。第三学年跟医师查房，协助护士汇报病人情况，处理医嘱，管理病房小药房，管理病房，指导一二年级学生实习②。

基督教医疗传教士在培养本地西医人才的同时，客观上推动了福建西医教育的发展。在向华人学员传授西医理论和技术过程中，医疗传教士逐渐将西方的医疗知识引介。兹以协和医院为例，医疗传教士在该院医学堂教授生徒西医理论技术知识，较为系统而细致，注重书本理论与临床实践结合，"本学堂自开办以来已四载于兹矣，堂舍宏敞，仪器精备，就学者亦日益多，各科教习二十余员。按课程授课，讲解详明，附近处复有原设之施医院，

① 林金水、谢必震.福建对外文化交流史.福州:福建教育出版社,1997:451.
② 阮传发、杨栋梁.泉州惠世高级护士学校简史.泉州文史资料(第 6 辑).泉州:泉州市政协,2003:46-48.

每日开诊临症甚多,足为堂内学生之实验地。卒业后,经学部考试给文凭,许以行医问世。其为益实非浅鲜,一切办法,悉与泰西著名医院无异"①。由此可见,基督教在医院学堂开设医学教育方式,主要是将西方的医学体系移植到福建地方社会,同时还有一套严格的标准和模式,对于生徒的遴选标准、考试要求等都有明细规定。医疗传教士还将西医精华的身体生理学说、分类病房、各科室功用和学生学习事项等,都做了详细介绍,反映了当时医疗传教士从事西医教育已具有现代医学教育的雏形,对福建西医教育发展的作用不容小觑。

三、医学书籍的翻译与出版

近代以来,西医学著作的翻译和编纂基本上来自传教医师之手,诚如梁启超概括道:"西人教会所译者,医学类为最多,由教士多业医也。制造局首重工艺,而工艺必本格致,故格致诸书虽非大备,而崖略可见。"②根据叶晓青的研究,最早出现的西医西药书籍是英国传教士合信编译的《全体新论》(道光三十年,1850 年),这是传教士介绍到中国的第一本较系统的西方医学著作。合信还翻译了《西医略论》、《内科新论》和《妇婴新说》。其后,美国系统的教会医生嘉约翰编译了《西药略说》、《割症新说》、《内科全书》等书。与此同时,江南制造局翻译出的著作有《西药大成》、《内科理法》、《产科》、《妇科》、《济急法》、《法律医学》、《临阵伤科》、《保全生命论》等③。

近代早期,真正标志着"西方医学理论正式输入中国之始"的,是医疗传教士合信的西医书籍译著,他的《全体新论》受到了当时医学界和知识界的广泛注意。"合信的这一系列开创性的现代医学著作,在中国的影响力一直延续到 19 世纪晚期。不仅如此,这些书在日本也被多次重印并广为发行。直到后来,嘉约翰(John G. Kerr,1824—1901)、德贞(John Dudgeon,1837—1901)和傅兰雅(John Fryer,1839—1928)陆续翻译了一些最新的西方医学

---

①　协和医学堂征信录.上海:美华印书馆,1910:4.

②　梁启超.西学书目表序例.饮冰室合集.文集(第一册).上海:中华书局,1936.

③　叶晓青.西学输入与近代城市.北京:北京大学出版社,2012:6-7.

著作之后,它们才逐渐被取代。"①

　　兹以近代另一位医疗传教士嘉约翰为例,他在开办医院,建立西医学校的同时,也开始翻译和撰写西医著作。在华期间他共翻译和撰写西医书籍34种,内容非常丰富,涉及面很广,主要包括医学总论、药物学、内科、外科、皮肤科、眼科等。影响较大的有《种痘捷法》、《论发冷小肠疝两症》、《化学初阶》、《西药略释》、《西医新法》、《救溺水法》、《内科阐微》、《皮肤新篇》、《内科全书》、《体用十章》、《割症全书》、《奇症略述》、《花柳指迷》、《眼科撮要》、《裹扎新篇》、《绷带术概要》、《症候学》、《梅毒论》、《卫生要旨》、《炎症》等②。这些译著的出版,对当时的中国医学界系统了解西方医学起了很大的作用。他的这系列医学译著,多数是在广州出版发行后,先将有关译著的情况告知在上海出版的《教务杂志》,然后由《教务杂志》刊发相关的信息,通过这种手段,嘉约翰的著作传播到全国各地。在他的影响之下,其在博济医院的中国助手尹端模也加入了翻译西医著作的行列,至1893年,他共译出《医理略述》、《病理撮要》、《胎产举要》、《儿科撮要》等4种作品,是最早参与西医文献翻译的中国医生③。

　　嘉约翰翻译和撰写的西医著作中,引起较大反响的是《内科阐微》和《奇症略述》。由嘉约翰口译、林湘东笔录的《内科阐微》,是近代中国医学史上论述西医内科学的重要文献之一。本书纠正了国人的西医只精通外科,不长于内科的错误认识。在西方医学来到中国以后,国人对西医治疗外科已经基本接受,但在西医治疗内科上仍然心存疑虑,岂知西医对内科更能正本清源。林湘东称该书"所述诸法,无美不收,无微不阐。其稽核之渊密,则毫发无遗。其调治之精妙,则纤悉毕具"。嘉约翰在自序中,也对译书的缘起做了说明,"医之为道,死生寄焉,岂易言哉!……非平时有实学,将临症无定见。此西医之于内科,所为(谓)无理不穷,无发不备,而较诸外科尤为精细也。予有志于此,因即西国名医无微弗阐者。译为是书,期与内科诸君子相砥砺云尔"。《教会新报》的编辑者林乐知亦认为,在书中"嘉医士将内症

①　本杰明.艾尔曼.中国近代科学的文化史.上海:上海古籍出版社,2009:99-100.
②　马伯英,高晞,洪中立.中外医学交流史.上海:文汇出版社,1993:381.
③　刘泽生.早期医史学者——尹端模.中华医史杂志,1998,28(3):171-173.

根由逐一著明,无微不至,种种益处,遍传于世"①。由此可见,嘉约翰翻译《内科阐微》的初衷就是为当时的中国医学界提供更多的西医内科学知识。《奇症略述》系嘉约翰从历年博济医院的年度报告中辑出,书中所述各症均系医院中的实际病例,仅 1879 年就医治了割砂淋、灸大腿、针子宫瘤、割痔疮等 57 种病症,700 余例病人②。

对于近代来华基督教医疗传教士撰写、编译西医书籍情况,学界尚无专门探讨。笔者根据在香港中文大学与复旦大学所获的资料,试对此一问题略作补缺。在众多医疗传教士中,美部会的柯为良是为数不多的留下几份有影响力的医学作品的一位,他于 1878 年编译的《格雷氏系统解剖学》,曾多次再版,是我国早期影响很大的解剖学教科书,为多数医学校所采用。他在福州行医传道期间,从 1871 年至 1875 年期间,分别撰写《医馆略述》以及"医馆述略"系列二至四书,后继者还编撰至此系列的第十八编。他在去世前编译完成《全体阐微》一书,此书是系统介绍身体结构和各部位功能的生理学医书。柯氏的医书编撰工作,有助于西医的引介和推广,便于学生学习。

在柯氏医书中,《全体阐微》最具代表性。此书初成于光绪六年(1880年),由柯口译,华医秉笔,分三卷③,详细介绍"骨论"、"筋论"、"节论"、"肌论"、"经络论"和"脏腑论"六项生理科学,系统地阐述解析了身体内外各部位构造原理、功能及有关特征。该书编译目的还在于订正中医在这方面的缺误,为学医者提供一部系统阐释人身概说的入门书籍,诚如柯氏在自序中所言:"余航海列闽十有余载,施医之暇,学习华文,通阅中国医书,所论骨骼脏腑经络或缺或误,不胜枚举。……与华友讲论医学,因荟萃近年英美所出各书,编译成函,为卷六,为图二百六十。颜曰全体阐微实部位之大成,为医学之根本,俾学医者由此入门,明部位而究病源。"此书的华人译者林鼎文,也在"序"中说:"柯为良先生,美国之良医也。来华施医十有余载,通闽语,

① 林乐知.教会新报.影印本.台北:华文书局,1968:3082-3084.
② 林乐知.万国公报.影印本.台北:华文书局,1968:7262.
③ 此书初版应为六卷,笔者所见已是第三版,据复旦大学高晞教授告知,第二版与第三版体例内容相同,但初版则很不一样,根据有关信息和柯氏在自序中所述,初版应是六卷本无疑。

识华文,讲论医学辄终日不倦,诚好学之人。尝口译全体阐微一书,其间分肌劈腠,析络溯经。盖形体之大成。"①

柯为良在闽行医期间,编订《医馆略述》系列书籍,虽非专业西医理论书,但却专门概述了西医的历史和特征,详细介绍各类参见内外科疑难病症和解治方法,并绘有详细的图形解说,还记录诸多行医案例以备参考,具有重要的参考价值。例如在首本《医馆略述》的"西医叙略"章节中,柯氏介绍西方尸体解剖的事象,"西国有例,凡有斩犯决后,官将其尸给付医馆,俾其详细开割,审看何处血管,何处脉络,老师常加指示,学童默识融会"。这对华人学习西医者可谓鲜闻。在"论难产"中,柯记述道:"……遇有难产,按其情形,随症施治,中医束手者,西医皆有法生之。即至各法难行之际,母子随危之时,而母命最为紧要。有一开接之法,甚有奇效,其法西国新出,先将麻药吸入鼻中,心神如睡,胎可安然产下。"②这里所述,应指西医中的剖腹产。这是较早将西方解剖学在临床医学的应用介绍至福建的书籍。

著名历史学家向达先生在牛津图书馆曾见柯氏《医馆略述》及其二三书,并介绍其中《西医莅中国设院送诊叙由》一文,认为"柯为良这篇叙文,最少对于初期耶稣教在中国设馆行医的情形,可以供给一个大概的观念"③。除了编撰上述书籍,柯氏还帮助福建本土著名中医力均,将其每治一病写下的专论记载,整理编成《内经难经今释》及《骨学》。这两部著作后来被译为外文向国外发行。由于资料有限,尚无法得知更多在闽医疗传教士编撰医书的事例,据何小莲教授介绍,尚有福州美部会出版的《体学新编》三卷④等。

四、编辑西医报刊

为了使西医在中国广泛传播,来华西医传教士还积极举办西医报刊。譬如最具代表性的嘉约翰,主持编辑了几种西医报刊。1865 年,嘉约翰和 J. Chalmers 牧师一起编辑出版了《广州新报》(*The Canton News*)周刊,分为中

① (美)柯为良撰,(清)林鼎文译.全体阐微序.佛山:惜阴书屋,光绪乙巳(1905 年).
② (美)柯为良校订.医馆略述.福州:保福山圣教医馆,1871 年:7-11.
③ 向达.唐代长安与西域文明.北京:三联书店,1957:646-647.
④ 何小莲.西医东渐与文化调适.上海:上海古籍出版社,2006:255.

文版、日文版、英文版三种形式。主要内容是介绍西方医学医药知识,并附带刊登一些当时的国内外新闻。此报在广州街头公开发售,最高发行量曾经达到 400 份,年定价 0.21 美元。该报共持续了 6 年,于 1871 年停办①。

1880 年,他创办了《西医新报》(*The Medical News*)月刊,这是我国最早的西医期刊,"其间所论病症、药性、医法既详且明"②。关于《西医新报》的最初情形,《中国评论》(*China Review*)介绍说:

> 此系一种医学杂志,专为华人而设。报纸共八页,大号杂志格式,有封面及目录,全属中文。在发刊词中,用简洁文言,说明杂志之益,医志尤为重要,并述西医比较中医的优越。第一号有短论文 14 篇,目录如下:(一)论医院;(二)中国行医传道会;(三)内科新说;(四)方便医院之情况;(五)烫伤之治法;(六)真假金鸡纳霜;(七)初起之眼炎;(八)大腿截除术;(九)上臂截除术;(十)肉瘤奇症略述;(十一)论血瘤;(十二)癫狂之治法;(十三)论内痔;(十四)论外痔。③

该报目前在国内已经十分罕见,就笔者所知,仅在上海中医药大学医史博物馆藏有 1881 年第 4 号。根据蔡恩颐摘录的第四期的目录,我们可以大致地了解该报的主要内容。其目录有:论西医公会聚集之益,论止瘟疫传染之法,眼球各肌肉功用图说,西医用药撮要略述;胎产奇症略述,论医痔误药肛门生窄,解热药方;生发药方,风湿药方,消颈病方,论戒鸦片烟良法,论肺内伤成脓疮图说,西国聪耳器具图说,西医眼科广告等④。

19 世纪 80 年代以后,由于各个差会均已派出医疗传教士来中国。为了强化他们彼此之间的沟通联系和学术交流,1886 年,在美国传教士布恩的倡议下,中国博医会在上海成立,由嘉约翰任第一任会长⑤。该会创办了《博医会报》,报道西方医学在中国发展状况、世界医学发展的最新动态,同时也介

---

①　Editorial Committee. Records of the General Conference of the Protest missionaries of China. Shanghai:American Presbyterian Mission Press,1890:721.

②　林乐知.万国公报.影印本.台北:华文书局,1968:7917.

③　马伯英,高晞,洪中立.中外医学交流史.上海:文汇出版社,1993:397-398.

④　蔡恩颐.民元前后之中国医药期刊考.中华医史杂志,1953(3):162-164.

⑤　W. W. Cadbury, M. H. Jones. At the Point of a Lancet:One Hundred Years of the Canton Hospital(1835—1935). Shanghai:Kelly and Walsh, Limited,1935:135.

绍医学的历史和中医诊疗,为中国医学界的沟通和了解提供了广阔的平台。

五、疾疫防治与公共卫生宣传

医疗传教士一到中国,除了兴建医院诊所、翻译出版医籍之外,还把关注焦点对准近代中国的公共卫生问题。深入到中国社会,他们看到的是一个非常需要改善卫生状况的中国。因此认为医师的职责不仅仅是治病救人,还要普及预防疾病的知识,向民众倡导、普及相关卫生理念和行为。"实际上,西医在中国的开始传播,及为中国人所普遍接受,其标志性事件皆缘于公共卫生问题的解决。一是牛痘接种,一是1910—1911年鼠疫的被制服。这绝不是偶然的,因为只有大规模的公共卫生事件,才更容易在更大的范围内引起震撼和反响,同时具有普遍的教育意义。"①

基督教会在福建从事医疗活动期间,疾疫救治与预防就是最主要的常规工作之一,如治疗鸦片烟瘾,接种牛痘,治疗和预防疾疫,传播公共卫生知识,等等,突出地体现了作为专业医生群体的"医者本色"。柯为良在福州圣教医馆行医期间,每年撰写年度报告,总结医疗工作经验,笔者所见有1874—1875年、1878—1880年五份年度报告,分别刊载于当年的《教务杂志》中。柯氏在其中记录了他在福州治疗皮肤病、咬伤、霍乱病例、割除肿瘤、治疗精神病患者及戒除鸦片烟瘾等工作 ,尤其是最后一项最见成效。

接种牛痘是西医在华推广较为成功的一项疗法,牛痘接种术早在明清之际即已传入,至近代则较大规模采用。伯驾等人在广州的成功行医,很大程度归功于此疗法,医疗传教士在福建也大力推行,甚至偏远的闽北山区也不例外。惠亨通在闽北行医过程中为人接种牛痘疫苗,而当地一位名叫陈明旺的中医慕名前往拜访,通过不断交往,陈皈依基督教,惠亨通也在其帮助下将牛痘接种在更大范围进行推广。为了从根本上消除传染病,教会医院一般都免费向民众施送防疫药苗或免费施种牛痘。1937年,仙游协和医院鉴于该县地处繁华,病症复杂,民众患先天及后天梅毒者甚众。又因年来经济之不景气,无力医治者也不乏人。故该院"特备六○六700针,免费施

---

① 何小莲.西医东渐与文化调适.上海:上海古籍出版社,2006:165.

送,俾使无力医治者得以医治,亦望可肃清患者之一部分"。1935 年,莆田地区地方发现天花、鼠疫,于是兴仁医院就免费"为人施种牛痘,又廉价及免费为人注射防疫药苗。来院就种者,不下数千人等,工作对于地方人民生命极有裨益"。

对于国人而言,西医最大特色在于内外科手术,通过专门医疗器械割除肿瘤,缝合伤口,剖腹生产,等等。医疗传教士从事医疗工作,这种西式疗法尤其令人震撼。19 世纪末 20 世纪初,在闽从事医疗工作的金雅各,尤为擅长外科手术,他在圣教医馆服务期间,治疗了不少割除肿瘤、皮肤烧伤溃烂、骨科疾病以及内脏器官移植等高难度的手术,很受社会认可。

近代福建,传染病流行,天花、霍乱、疟疾、肺痨、鼠疫、麻风病及各种炎症等不时威胁着人的生命,尤其在民国时期,鼠疫的快速传染性和高死亡率成为各类疫病中头号杀手。疾疫潜在巨大危害,一旦疫情暴发,将给人的身体、生命带来可怕灾难。传教早期,由于缺乏器械和常用药品,以至于遇到比较重大的疫情,传教医生也束手无策,例如 1864 年福州发生大规模霍乱,英圣公会传教士胡约翰(John Richard Wolfe)在一封信中记到:"每天平均死亡 300 人",一位传教士"星期一早上生病,第二天下午就去世了。而在他去世前的几个小时,他的一个小孩也因同样疾疫离开了人世"。又如 1877 年英长老会传教士杜嘉德不幸身染痧疫(即霍乱),在缺乏有效治疗的情况下,"荣归天堂",等等。有鉴于此,医疗传教士较早开启了福建公共卫生防疫事业,他们普遍认为教会应当重视卫生防疫工作。清醒地意识到公共卫生与传染病的关系,"医学不单以治疗为能事,尤须讲求预防疾病的工作,因为治疗为治表,防病为治本。所以治疗与预防是医学上两大功用,是应当并重的。……卫生可以防患未然,使一切疾病不致蔓延,尤为切要"。1921 年,福建教会制订卫生防疫议案,向民众宣传预防措施和卫生知识,如"春夏之际种防疫之浆与种牛痘,以防治鼠疫天花之患","疫症流行床褥多撒杀虫剂,遮盖食物"等一些基本的卫生观念。医疗传教士还通过定期到学校进行卫生检查和宣传,举办公共卫生演讲,下乡宣传普及卫生防疫知识等各种方式传输公共卫生知识,以预防各类疾病的发生,灌输注意清洁和讲究卫生的理念。疫病不幸发生时,医疗传教士还率先采用隔离的方式,对传染病进行控制,如 1936—1937 年福建仙游鼠疫爆发,教会医院采用隔离病室,取得不错的效果,较为成功地控制了疫情的蔓延。这对于当时乃至后世不无启示作用。

组织医疗巡回宣传队,深入穷乡僻壤,宣传卫生知识是大多数基督教会医院宣传卫生知识通常所采用的方法。此种方法不仅可以直接向偏僻地区的民众普及卫生知识,而且可以扩大教会的影响力,构建基督教会良好形象。例如美以美会的古田怀礼医院经常组织宣传队巡回宣传卫生知识。1940 年,该院的宣传队"计出发经过古屏两教区二十五个乡村,举行公开演讲 63 次,听讲者有 1500 余人"。闽清县城善牧医院鉴于该县普通人民缺乏卫生常识,且交通不便,病人往往因延缓过久,致成不治,常派人往各牧区施医,并宣传卫生知识。教会医院的巡回卫生宣传,对于提高中国民众对西医的认识和普及卫生知识起了一定的作用,对于民众改变对基督教的态度也起了不可忽视的作用。

举办卫生展览会是宣传卫生知识的另一种途径。这项活动可以集中向民众宣传最新医疗成果,深化民众对卫生知识的理解。如古田怀礼医院于1940 年夏初承县健康教育委员会嘱托,联合县卫生院借县区商会举行卫生展览会三天,计参观者有 6000 余人,取得良好的宣传效果。另外,开展家庭清洁运动也是一项重要的卫生宣传活动。此活动既能够向民众宣传卫生知识,又能够使民众养成讲究卫生的习惯。例如延平下双坑教区家庭清洁运动"实行以来成绩甚佳。各教友皆大行扫洗,并挂有上帝十诫、耶稣圣像,以及各种宗教图书,以增美感,以及栽种各色花卉。结果百份中,有七十五份均可合格"。

第二节　从《点石斋画报》看近代西医东渐[①]

《点石斋画报》创刊于 1884 年 5 月 8 日,终刊于 1898 年,在十五年时间里,共刊出四千余幅带文的图画。作为《申报》的附属出版刊物,它以通俗易懂的图文方式,报道时事新闻,介绍西方新知,生动地展现了晚清西学东渐

---

① 本节第二部分是笔者与福建中医药大学王苹和暨南大学邓绍根合作完成。

的社会变化图景,素有近代社会史料宝库的美称,诚如陈平原先生所言,它"对于今人之直接触摸晚清,理解近代中国社会生活的各个方面,是个不可多得的宝库"。① 关于画报传播西方新知的功能,在见所见斋的《阅画报书后》中有着清晰的阐释:"方今欧洲诸国,共敦辑睦,中国有志富强,师其所长。凡夫制度之新奇与器械之精利者,莫不推诚相示,资我效法。每出一器,悉绘为图。顾当事者得见之,而民间则未知也。今此报既行,俾天下皆恍然于国家之取法西人者,固自有急其当务者在也。"②时人大都将画报视为西方崭新知识、制度和理念的展示窗口。陈平原也指出,《点石斋画报》"早期较多关于'新知'的介绍,而后期则因果报应的色彩更浓些。尽管不同时期文化趣味与思想倾向略有变迁,但作为整理的《点石斋画报》,最值得重视的,还是其清晰地映现了晚清'西学东渐'的脚印"。③

作为西方新知重要组成部分的西医,其在近代中国的传播以及社会影响,在《点石斋画报》中也得以淋漓尽致的展示。学界最早关注此素材的裴丹青,曾以画报中的医学主题图文为研究对象,"从晚清西医东渐,民众医疗观念的转变,以及由此带来的西方医药卫生制度的引进等问题出发,对晚清民众医疗医风近代化嬗变的动态过程进行探讨"。④ 在翻阅、整理《点石斋画报》医学类图文资料后,笔者选择了法医解剖、剖腹产这两幅图文个案,结合其他相关史料,展示了西方医疗技术、制度和理念在中国近代社会的出现,从而对于西医东渐潮流有了更加深刻的了解。

一、《点石斋画报》记载的中国近代法医解剖

中国传统法医检验起源较早,但"法医"一词却是来自西方的舶来品。在清末以前,"法医"是一个崭新的词汇,并不见于中文著作。它不是国人从西文直译创造的新词汇,而是经由留学生从日本输入而来的。这亦可从中

---

① 陈平原.导读:晚清人眼中的西学东渐.点石斋画报选.贵阳:贵州教育出版社,2000:1.

② 见所见斋.阅画报书后.申报,1884-06-19.

③ 陈平原,夏晓虹编注.图像晚清:《点石斋画报》.北京:东方出版社,2014:7.

④ 裴丹青.西医东渐与晚清社会的医学变迁:以《点石斋画报》为中心.许昌学院学报,2008,27(4):87.

国古代众多的法医学典籍的名称看出，它们大都冠以"洗冤"、"无冤"和"平冤"的称呼。至于中国传统、现代法医的界限如何区分，学界一致认为"为查清死因，准许解剖尸体，这是我国古代法医学与现代法医学的分水岭"。① 那么中国法医尸体剖验究竟发端于何时？

中国法医剖验的肇端，我国研究法医学史的泰斗贾静涛先生认为，"1884年，中国水兵被日本警察殴打致死，在中日双方官员莅场下，请西医布百布卧施行解剖。这是我国法医解剖之始"。② 贾先生得此论断的史料依据，来自于近代中国新闻画——《点石斋画报》中"开膛相验"的图文记载。其实贾静涛先生早在1982年就以独到的眼光注意到《点石斋画报》中保存了一批反映中国法医检验实况的新闻画，并撰述了《清代的法医检验画》一文。③ 正是在这篇文章中，他阐述"开膛相验"一图是最早在我国实行的法医尸体剖验图。由此引而论之，将我国法医剖验的肇始定位在"开膛相验"发生的年份——1884年。学界对此说法也一直都加以沿袭。但是我们通过检阅《点石斋画报》"辛十二"中的"开膛相验"图文，却发现事实并不竟然，贾静涛先生所谓"'开膛相验'是最早在我国实行的法医尸体剖验图"的说法并不准确，他由此将1884年作为中国法医剖验之始的论断也是无法成立的。

（一）中国法医剖验发端成说的考证

上文针对贾静涛先生关于中国法医剖验发端论断的质疑，其依据何在？追根究底，我们还是要回到贾先生当初下定论断所凭借的证据。现将"开膛相验"图的配文全文摘录如下。

日本捕役于本年七月十六日夜，纠合无赖，袭击我兵轮水手数十名，案逾百日未见眉目。盖逆知我国家以休兵息民为心，不欲以细故寻干戈，故毅然一逞其横逆。而就其案中一水手言之，已属可惨之极。李

---

① 贾静涛.法医学.见：邓铁涛、程之范主编.中国医学通史（近代卷）.北京：人民出版社,1999：440-441.

② 贾静涛.法医学.参见：邓铁涛、程之范主编.中国医学通史（近代卷）.北京：人民出版社,1999：440-441.

③ 贾静涛.清代的法医检验图.中国医科大学学报,1982,11(2)：41-46.

荣者,济远船之水手也。被伤后,就长崎医院疗治不见效,因僦居广马场之同乡人家以养伤,仍不治。至死,谓其友曰:"吾被日人踢坏腹部,打伤背脊,以至不救,死非其所也。"同乡人悯其苦,据词案理事,请验。蔡明府照会日官,带同西医布百布卧氏,以往日官,坚请开膛。因对众截断四骨,取出脏腑,心慈者多不忍寓目。呜呼!在生即遭荼毒,死后又复支解如豕羊,而冤仍不能伸。吾为李荣一哭,吾更为遭难诸人一痛哭。①

面对配文,我们应如何按图索骥,准确定位"开膛相验"事件发生的时间和地点?《点石斋画报》独特的编次系统为我们提供了便利,画报采用了两套编次系统:一是每期封面上印着序号和出版日期,二是从读者装订成册的角度来编排。在后者中,每期(亦称为号)八页,图九幅。每12期为一集,每集下的12号,分别以"甲一"、"甲二"、"甲三"等来表示。画报出版时在页缝中印有"甲一"、"甲二"、"甲三"等来区别期号,再辅以连贯的页数。每集最后一号中,又会附上本集全部画的目录。读者每集齐一集,便可装订成书籍的模样。集的排序按照天干、地支、八音等字序,依次下来。至终刊,共有44集(528号)。我们现在所能见到的《点石斋画报》影印本,均依照第二种编次系统。

按照"开膛相验"处于"辛十二"的位置,"辛"字序列在第8位,我们推算出"辛十二"的"开膛相验"应排列在第96号。由于画报每号出版的当日,《申报》都会在其头版进行宣传推介。借此线索,我们查阅到光绪十二年十一月初六日(1886年12月1日)发行的《申报》,其头版即有以"九十六号画报出售"为标题的栏目,其中有"如济远船水手李荣者,因伤身亡。死后检验,致遭剖腹,剜出脏腑"②的记载。至此,我们可以确定"开膛相验"图的出版日期是1886年12月1日。至于"开膛相验"事件发生的具体时间,显然需要其他历史记载的佐证。又缘由画报从文稿到图像多依赖《申报》新闻报道的特点,这就给了我们一个提示,要对"开膛相验"事件追根溯源,必须回到光绪十二年七月十六日或者此后发行的《申报》的新闻报道中。果不其

① 蟾春.开膛相验配文.点石斋画报.影印本.辛十二.广州:广东人民出版社,1983.
② 申报(影印本).第29册.上海:上海书店出版社,1987:943.

然,我们在光绪十二年七月十八日(公元 1886 年 8 月 17 日)发行的《申报》上,检阅到"本馆派驻日本长崎访事人飞电,报称华兵被日人掩捕,击毙五人,伤者甚众"报道。[①] 在此之后,《申报》对这场近代中日外交突发事件有大量后续的报道。

通过这番史料爬梳,我们可以断定,"开膛相验"这幅新闻画的创作取材于发生在光绪十二年七月十六日(1886 年 8 月 15 日)的中日"长崎事件"。在此,有必要将"长崎事件"的来龙去脉大致做个交待。1886 年 8 月,丁汝昌率北洋海军四艘舰船造访日本长崎,其中就包括了"济远"舰。13 日,水兵上岸休假,只因琐碎小事,与日本警察发生冲突。之后的第二天,事态很快就扩大了。8 月 15 日,舰队放假,数百水兵上街观光。鉴于已经有第一次的冲突,丁汝昌严饬水兵不许带械滋事。但在广马场外租界和华侨居住区一带,水兵再次与日本警察和日本民众发生激烈冲突。混战结果,双方互有伤亡,但中方人员损失较为惨重。中日双方旋即通过外交和司法途径开始谈判。但事情一直拖延到次年的 2 月,双方达成协议,以中日政府双方对死伤者各给抚恤最终了事。

在此历史背景之下,我们得以将"开膛相验"事件进行还原,即北洋舰队"济远"舰水手李荣在 8 月 15 日的骚乱事件中,因"被日人踢坏腹部,打伤背脊",身负重伤,被送至长崎医院救治。后因在医院疗治不见效果,移至同乡处继续治疗,不过李荣最终还是命丧异乡。李荣的同乡好友怜悯其惨状,意欲替其讨回公道,遂上书清朝驻长崎理事蔡轩(即配文所提到的"蔡明府"),请求解剖验伤。蔡向日方照会,建议中日双方共同参加对李荣的尸体剖验,并邀请独立的第三方——外籍医生布百布卧来执行此次尸体剖验,调查李荣的死因。由此可见,对于"开膛相验"图正确的历史解读应是:它记录了 1886 年发生在日本长崎的一起法医尸体剖验,被解剖对象为"济远"舰水手李荣,执行剖验的医生为西医布百布卧。由于史料不足的限制,我们对"开膛相验"发生的具体时间无法准确甄定,但通过上文的分析,我们可以推定其大致发生于 8 月 15 日至 12 月 1 日之间(即"长崎事件"发生之日至"开膛

---

① 申报(影印本).第 29 册.上海:上海书店出版社,1987:289.

相验"新闻画正式出版之间）。贾静涛先生可能对"长崎事件"不太熟知，亦未对"开膛相验"做细致考察，因此在再现、还原"开膛相验"图时，错以为这起发生在日本长崎的法医剖验是发生在中国本土，而将其作为中国法医剖验的肇始。

（二）中国近代首例法医尸体剖验图，"戕尸验病"图

既然"开膛相验"并不是在我国实行的法医尸体剖验的第一例，那么在其他历史文献资料中能否寻找到我国最早法医尸体剖验的记录？十分巧合，在《点石斋画报》中，我们发现了另一幅反映法医尸体剖验的新闻画。《画报》在"丑四"中以"戕尸验病"为题，报道了某外籍人士在上海虹口忽患头昏症状，不治身亡之后，医生对其进行解剖查验死因的经过。配文为"某西人寓虹口礼查客馆，夜与友人打弹，忽患头晕。医至曰：'疾不可为矣。'及死，将殡于坟堂，医复来剖腹验病，循西俗也。按西律，刑不言辟，虽重罪亦得全尸，而医生剖验之事，独未尝设禁。艮谓人死则遗骸等废物耳，何足惜。故于安体魄之道，素不甚讲究，且言验一人之病，可推类以治他人之同此病者。盖亦摩顶放踵之意。然墨虽异端，其顶也踵也自甘于摩且放也。兹之所为，果出于死者之自愿耶？况乎天下之病同，而或死或不死者有矣。死状虽同，而病实不同者有矣。胶柱鼓瑟转致生误，不能如秦越人饮上池水见人五脏，而又借口疑难以奏其有形之刀，令死者无故而遭戮尸之惨，多见其技之庸而手之辣。"[①]

依照上文提及的方法推算，"丑"字序列在第 12 位，"丑四"的"戕尸验病"应排列在 136 号。光绪十三年十一月十六日（1887 年 12 月 30 日）发行的《申报》头版发布有"一百三十六号画报展期出售"的信息[②]，《点石斋画报》向读者交待了本应在当日出版的第 136 号画报，因为印刷机器修理的缘故，推迟印发出售。三日之后，即 1888 年 1 月 3 日，第 136 号画报终与画报读者见面。令人遗憾的是 1 月 3 日《申报》在其头版对第 136 号画报进行推荐时，选取的并不是"戕尸验病"这幅画。不过，通过 1 月 3 日《申报》头版的"一百

---

① 田英.戕尸验病配文.点石斋画报.影印本.丑四.广州：广东人民出版社,1983.
② 申报(影印本).第 31 册.上海：上海书店出版社,1987:1175.

三十六号画报出售"告白的佐证,我们得以确定"戕尸验病"画正式出版时间应为光绪十三年十一月二十日(1888年1月3日),但创作完成时间应该在稍早的1887年12月30日。由于该画的配文未能向我们透露这起法医尸体剖验进行的具体时间,但至少有一点是可以肯定,"戕尸验病"事件的发生时间下限应为1887年12月30日。由此看来,"戕尸验病"记录下的中国近代首例法医剖验至迟出现于1887年12月之前。"戕尸验病"图所蕴含的医学文献价值在于,以目前所能见到史料来判断,它是最早在我国实行的法医尸体剖验图,亦是近代中国法医剖验的最早新闻报道。

检视"戕尸验病"一图,这起发生在上海的法医剖验,被剖验对象和法医均为外籍人士。这一现象与中国从古以来一直严禁尸体剖验有关,历朝历代的封建统治者都将尸体剖验作为法医检验的禁区。直到1913年11月22日,北洋政府以内务部51号令的形式,发布了我国第一个《解剖规则》,其中规定"警官及检察官对于变死体非解剖不能确知其致命之由者,指派医士执行解剖"①。至此,我国的法医学终于脱离中国古代传统的检验模式,以西方医学为理论基础的近代法医剖验才得以确立。因此"戕尸验病"记录下的中国近代首例法医剖验,可视为中国近代法医剖验法律制度正式建立的先声。

根据我们对"开膛相验"和"戕尸验病"两幅新闻画的分析和其他资料的佐证,可以推断出:(1)"戕尸验病"是最早在我国实行的法医尸体剖验图,也是近代中国法医剖验的最早新闻报道,而不是学界长期认为的"开膛相验";(2)中国近代第一例法医剖验至此出现于1887年12月之前,发生地在上海虹口。《点石斋画报》关于"开膛相验"和"戕尸验病"的两次法医剖验的新闻报道,在中国近代法医发展进程中具有非常重要的鉴证作用。它以图文并茂的形式,向国人再现了分别发生在日本和国内的两次法医剖验的真实场景,为我们确定中国近代首例法医剖验提供了弥足珍贵的佐证材料。

二、《点石斋画报》记载的中国近代剖腹产手术

在我国南朝史学家裴骃的《史记集解》中,有一则类似剖腹产手术的记

---

① 解剖规则.中华医学杂志,1915,1:44.

载,"若夫前志所传,修己背坼而生禹,简狄胸剖而生契,历代久远,莫足相证。近魏黄初五年,汝南屈雍妻王氏生男儿,从右胳下水腹上出,而平和自若,数月创合,母子无恙。斯盖近事之信也。以今况古,固知注记者之不妄也……明古之妇人尝有坼剖而产者矣"①。这件发生在公元 224 年的事情,其内容的真相如何已无从可考,但可以肯定其与近代以来的剖腹产手术差异甚大。自从 16 世纪剖腹产手术始行欧洲后,就逐渐成为世界上解决难产的重要手段,但直至 1794 年才在美国弗吉尼亚 Staunnton 成功地实施了世界上第一例的剖腹产手术。最近,我们在阅览清代《点石斋画报》影印本时发现,19 世纪末,该报曾先后两次图文并茂地报道了发生在广东和上海的两例剖腹产手术的过程。这大大丰富了我们对中国近代剖腹产手术状况的认识。

根据相关研究,"1892 年,广东医院 J. M. Swan 报道了我国第一例剖腹产"。该报告摘录如下:"第三胎经产妇,骨盆出口处生一实性软骨瘤(Enchondroma),阻塞骨盆出口。足月临产后,在氯仿麻醉下,在脐耻连间行腹壁及子宫切口。顺利取出活婴儿,丝线缝合子宫切口,术后有发烧,盆腔脓肿,术后五周坚持出院,未能随诊,产妇可能死亡。"②笔者查找了报道该则新闻的《中国博医会报》(China Medical Missionary Journal),确定是供职于广州博济医院的美国北长老会医务传教士斯万(John Swan M.)博士以"The Caesarean Section"(剖腹产)为题所作的报道。《中国博医会报》于 1887 年 3 月在上海创办,英文版,是当时中国博医学会(China Medical Misionary Association)主办的刊物,主要登载教会医院的工作信息和医案总结,撰稿人基本都是外籍教会医生。该刊每年一卷,每卷 4 期,逢 3、6、9、12 月出版。斯万博士撰写的剖腹产一文刊登在《中国博医会报》1892 年第 6 卷第 3 期,1892 年 9 月出版。

无独有偶,《点石斋画报》也在同时期对发生在中国的剖腹产手术做了报道。《点石斋画报》从属于《申报》,是我国最早的时事新闻性画报,其以

---

① 裴骃.楚世家第十,集解注.史记.标点本.第 5 册.北京:中华书局,1959:1690.

② 肖温温.中国近代西医产科学史.中华医史杂志,1995,25(4),204;John M. Swan The Caesarean Section. China Medical Missionary Journal,1892,6(3):173.

"时事"、"新知"、"奇闻"、"果报"四项为主体内容,采用绘画加文字的方式报道新闻,保留了大量极具价值的近代社会史资料,被誉为"中国画报的始祖"。《点石斋画报》第一次报道剖腹产手术,是在"竹九"中以"剖腹出儿"为题进行绘图配文的。事件大致过程为,广东一孕妇临盆时,因接生婆不能顺利助产而求救于博济医院,并在该院进行了一次成功的剖腹产手术,结果母女平安。配文为:

> 西医治病颇著神术,近数年来,华人见其应手奏效,亦多信之。粤垣筑横沙某蛋妇,身怀六甲。至临盆时,腹震动而胎不能下。阅一昼夜,稳婆无能为计,气息奄奄,濒于危矣。或告其夫曰:是宜求西医治之。其夫遂驾舟载妇至博济医院,适女医富氏因事他出,男医关君见其危在旦夕,恻然动念,为之诊视。谓儿已抵产门,只因交骨不开,故碍而不下。若剖腹出之,幸则尤可望生,不幸而死,亦自安于命而已。其夫遂侥幸万一计,听其剖视。医士乃施以蒙药,举刀剖腹,穿其肠,出其儿,则女也。呱呱而啼,居然生也。随缝其肠,理而纳之腹中,复缝其腹,敷以药,怃之安卧。数日寻愈,妇乃将儿哺乳以归。如关君者,真神乎其技矣。[①]

从"剖腹出儿"配文的叙述内容来看,与"The Caesarean Section"一文的叙述内容是不同的,《点石斋画报》的报道比《中国博医会报》的报道显然更全面和具体,它们是时间相近而又同在广州博济医院施行的两次剖腹产手术。那么《点石斋画报》具体什么时间对剖腹产手术做的报道? 它与《中国博医会报》的报道孰先孰后? 厘定清楚这些问题是很有必要的。

《点石斋画报》1884 年 5 月 8 日正式创刊,1898 年 8 月停刊,13 年间计出 528 号,每旬出一号,从不间断。虽然《点石斋画报》影印本没有标明出版日期,但可以依据其出版发行的字序进行推算。该报次序按天干、地支、八音、六艺(甲、乙、丙、丁……亨、利、贞)等 44 个字序排列,每 4 个月出 12 号,使用一个字序,其中"竹"字序列在第 26 位。由此可以推算出,《点石斋画报》在"竹九"的"剖腹出儿"篇列为第 309 号。由于每号画报出版的当日都

---

① 明甫. 剖腹出儿配文. 点石斋画报. 影印本. 第 3 集. 竹九. 广州:广东人民出版社,1983:71.

会在《申报》头版进行宣传介绍,这就大大便利了确定"剖腹出儿"篇的具体时间。查阅光绪十八年七月初六日《申报》头版"三百零九号画报告白"内容,其中有"西医则剖腹出儿"的记载①。因此可以确定,"剖腹出儿"篇出版的具体时间为光绪十八年七月初六日(1892 年 8 月 27 日)。它比斯万博士发表在同年 9 月的《中国博医会报》上的"The Caesarean Section"一文更早面世,是中国近代第一例关于剖腹产手术的报道。遗憾的是,由于受资料的限制,对这两例剖腹产手术的实际日期尚无法甄定。

《点石斋画报》第二次报道剖腹产手术的新闻,是在"文二"中以"剖割怪胎"为题进行绘图配文的。其报道了上海市民张云彪之妻怀了一对连体婴儿而造成难产,在接生婆和西门妇孺医院均不能救治的情况下,转送到同仁女医院进行剖腹产手术的经过。配文为:

> 本地人张云彪,向操淮南王术,住南市,临码头。娶妻某氏,年已三九。迩来珠胎暗结,将近临盆,肚腹膨胀,如五石瓠。前日忽觉腹痛,张邀收生婆至家伺应,不料孩至产门进退两难,甚为棘手,该收生婆以无能为力而去。张惊惶无措,不得已舁至西门外国医院求救,医生亦以无法可施,只得用刀将孩头割落,嘱其抬回。张见事不佳,复送至同仁女医院求治。经女医生验得,如欲取出孩胎,非将肚腹割开不可。张至此无法可施,惟有唯唯从命。女医生乃先敷以麻药,继而用刀将肚割开,孩胎始出,视之已毙。但见四手四脚,手若两人对抱者,除前割去一头外,尚有一头,惟身躯仅一耳。医将肚腹缝好,外敷丹药,究以受创过深,气虚而脱死于院。而死孩尚浸以药,储在割剖房内,以备博物院中考验。人皆咄咄称怪云。②

照前述方法推算,《点石斋画报》的"文"字序列在第 37 位,"文二"的"剖割怪胎"篇排列在第 434 号。查阅光绪二十一年十一月二十六日《申报》头版"四百三十四号画报出售"告白,有"怪胎也开以刀"之说③。毫无疑问,"剖

---

① 申报(影印本).第 41 册.上海:上海书店出版社,1987:773.

② 何元优.剖割怪胎配文.点石斋画报.影印本.第 5 集.文二.广州:广东人民出版社,1983:15.

③ 申报(影印本).第 51 册.上海:上海书店出版社,1987:593.

割怪胎"篇出版的具体时间为光绪二十一年十一月二十六日(1896年1月10日),这是中国报刊对连体婴儿剖腹产手术的最早报道,有着特殊的意义。更重要的是,根据配文内容得知,施行该例手术的具体时间为光绪二十一年十一月二十四日(1896年1月8日)。

众所周知,西方医学从明末清初传入中国后,就受到了康熙皇帝等当权者们的推崇。鸦片战争以降,中国大门被列强的炮火轰开,传教士披上了合法的外衣,公开在中国进行医学传教活动,他们普设医院,建立医学堂。因此当时先进的剖腹产手术传入中国是完全可能的,1892年在广东博济医院先后施行的两例剖腹产手术,就是非常典型的事例。当然,随着新史料的继续发掘,近代剖腹产手术在中国出现的时间或许还可能前移,这在《申报》的相关医学新闻报道中似乎可以寻到旁证。1887年7月31日的《申报》,在《论中西医学之异》一文中就这样说道:"至于剖割之工,几疑绝技。华佗复生,恐亦不过与之并驾齐驱耳。最奇者,医士男子也,而亦预妇人生育之事。如遇难产者,亦必奏力,则弗逮中国之纯任自然矣。"[①]

总之,《点石斋画报》关于"剖腹出儿"和"剖割怪胎"的两次剖腹产手术的新闻报道,在中国妇产科医学发展史上具有非常重要的鉴证作用。它不仅以图文并茂的方式逼真地再现了当时剖腹产手术的实际情况,而且为我们了解西方剖腹产技术在中国的传播过程留下了弥足珍贵的史料。据此报道,并结合相关记载,我们完全可以认定:(1)中国近代第一例的剖腹产手术至迟出现于1892年8月下旬之前;(2)1896年1月8日上海同仁女医院就实施了连体婴儿的剖腹产手术。这在中国近代医学科学传播史上的意义是不容忽视的,它从一个侧面清晰地反映出了近代中国社会西学东渐的演进印辙。

---

① 佚名.论中西医学之异.申报.影印本.上海:上海书店出版社,1987,7:31.

第三节 中国近代病理解剖认识的深化

西方近代医学的发展稳固地建立在人体解剖学进步的基础之上,所谓"近代科学发展复确认解剖为研求生理本态,打破宇宙大谜之唯一路径,于是动物解剖之外,又主人体解剖。以故欲知现代各国医学发展至如何境地,只须视其国中每岁解剖尸体之数量,略堪推测"。[①] 在近代西医东渐的潮流之下,病理解剖的理念、行为在中国社会逐渐出现和开展,在中国特殊国情背景下产生了一段颇为曲折复杂的历程。关于此段史实,学术界早有关注眼光,并且有了一些研究成果。[②] 只是过往的研究只针对近代中国人体解剖历史统论,此外对于推行病理解剖障碍的分析略显深度不足,而且极大忽视了近代医界在此项事业积极推动之功绩。因此笔者拟专注病理解剖而论,结合更加全面的文献史料,梳理近代病理解剖的发展轨迹,期望从中观察近代西医如何一步步植根于中国社会。

一、近代医界对于病理解剖重要性的认识

医学意义的尸体解剖,包括正常解剖、病理解剖和法医解剖三种。正常解剖致力于研究正常人体形态结构,是整个医学的基础,而"病理解剖就是以正常解剖为主要基础,进一步查明死者所患疾病及其死因,这有教育和研究的意义,为医者必先熟习病理剖验,才能了解疾病的原理,从而进行防治"。[③] 关于二者的关系,所谓"有生理解剖而后知脏腑之位置、组织之构造,有病理解剖而后知疾疢之潜藏,症结之所在"。[④] 所谓解剖学和生理学,是关于健康人体的知识基础,而病理解剖乃研究疾病所必需。

近代医界认为病理解剖的重要性与必要性,体现在三个方面。

---

① 汪企张.解剖尸体与法理论.医事汇刊,1935(2):145.

② 曹丽娟.人体解剖在近代中国的实施.中华医史杂志,1994,(3):155-157;张大庆.中国近代解剖学史略.中国科技史料,1994(4):21-31;王扬宗.民国初年一次"破天荒"的公开尸体解剖.中国科技史料,2001(2):109-112.

③ 何凯宣.论尸体解剖为发展医学的重要条件.广州卫生,1951(1):79.

④ 朱内光.余子维先生遗嘱解剖敬书数语.医事汇刊,1935(4):495.

(一)提升诊治水平

1933年,医家余云岫①撰文认为病理解剖与正常解剖同样重要,"盖人为血肉之躯,其疾病疮疡,必传血肉之躯以见。是故伤寒之肠有溃疡,痨瘵之肺有空洞,嗝病多属胃癌,膨胀常见于肝缩。……是故科学之医之常法,凡有不知其死因之人及病死而莫详其为何疾者,则剖而视之。如是则症结可见,变态可明。审其原因,察其变化,而治疗之方,预防之略亦可由此而定矣。是检剖一病人之尸体以供医学研究,其加惠于后来之同病者,不可以亿兆计也"。② 医家褚民谊亦认为,"人身的疾病不独种类很多,而且变化亦多,即使生前对于病者的诊断没有错误,已知病在身体某部,不幸医治不愈而致身亡。那末必须寻根究源,知其所以不能医愈的原因,便非解剖不为功了。倘使死后将其尸体解剖,加以研究,才知道所以不能医愈的原因而改良办法"。③ 近代病理尸检大家谷镜汧鉴于普通民众对于病理解剖重要意义不明,曾撰文分析:"普通一般人以为人死了再做病理解剖是毫无意义的事,这是一种错误的认识和见解……病人死后,如不施行病理解剖,则永远不会彻底明了,医生就得不到经验。下次遇到了同样的病例,仍是束手无策,而病人还是无法得救,同时医学也永远不会有进步。"④他们均认为病理解剖是探求病源的必要步骤,医师可以从中总结治疗经验,提升诊治水平,造福后世病患。

(二)助力医学教育

1922年2月,上海同济医工专门学校病理教授欧本海博士(Dr.

---

① 余云岫(1879—1954),名岩,号百之,浙江镇海人。早年曾学过中医,青年时入浔溪学堂。毕业后,于1905年公费赴日留学,后毕业于大阪医科大学。归国后,撰著《灵素商兑》《医学革命论集》等书,在近代医界极为活跃。其主张医学不分中西,废医存药。曾在国民政府第一届中央卫生委员会提出《废止旧医以扫除医事卫生之障碍案》,是民国时期全面废止中医派的领袖人物,学术思想颇有争议。病逝之前,遗言将遗体交至医学院做病理解剖。

② 余云岫.读余子维先生遗嘱尸体记事书后.医药学,1933(7);3.

③ 褚民谊.从解剖学之重要说到余子维先生牺牲的伟大.医事汇刊,1935(4);497.

④ 谷镜汧.论病理解剖意义的重要.大众医学,1950,3;69.

Oppenheim)在回复本校教务长关于在中国研究医学解剖之必要时,提及病理解剖在医学教育中的作用。"当解剖尸体之际,习医者时运其手腕,劳其目力,练习种种繁难技术,可为日后外科割症之预备。今若于此未尝熟习,而即施行外科手术,其于生人,危险殊为可虑。此所以在尸体上宜多学习也。"此外,他还从中国具体国情出发,认为"今日病症之未通晓者甚多,而在中国之待研究者更多。寻常解剖所得材料,应用显微镜的、化学的或微菌的考察,即能发明病症之原因。欧人之病症,与华人不尽同,盖体质、气候、饮食、生活等,皆不同也。由斯考察所得结果,不特中国医士首获其赐,即全中华民族亦蒙庇其荫"。① 除此之外,病理解剖所得的材料制成标本后,可辅助医学院校教学,譬如"若是他的肝、肺,或者其他脏腑有变化明著的病象,还可以保存到医学校病理教室里面,年年岁岁供学子观摩,助医育的进步"。②

(三)解决病家疑惑

近代众多医家认为病理解剖可以最大限度地查明病因,从而满足死者家属对于死因的知情权,所谓"为病人之家族设想,尸体检验也是有用。病家求医,无非求得一个相当的诊断和对症的疗治。等到病者因无法医治已死,死状还不明了,当然是大大的遗憾。若用检验内脏的方法,经病理专家亲手检查,再用显微镜窥破细微的病根同致死的真因,那末非但是医士方面得一种教训,医学方面得到一种进步,在病人家族想来也是愿意知道的"。③ 特别是碰到一些疑难而且存在医家不同诊断意见的死亡病例,即"不幸遇到不易诊断而片时即死的危症,甲医断为甲病,乙医断为乙病,聚讼纷纭,莫衷一是的时候,非靠着尸体解剖,不能知道病在何处? 究为何病?"④

① (德)欧本海博士,梁伯强译.论今日在中国研究医学解剖之必要书.同济杂志,1922,5:1-2.
② 余云岫.闻余子维先生遗嘱解剖遗骸事敬告国人.参见:祖述宪编著.余云岫中医研究与批判.合肥:安徽大学出版社,2006:365-368.
③ 倪颖源.检验尸体在医学上的进步.医学周刊集,1931(4):264.
④ 计济霖.闻永嘉余子维遗嘱解剖尸体后的感言.医药评论,1933(5):14.

二、近代中国病理解剖施行概况

关于近代中国病理解剖施行概况，如前文所述，学界并未有专文阐述，只有相关研究文章兼述，而且这些研究在史料解读运用上尚存有错误之处。借可见的史料，笔者大致梳理近代病理解剖施行概况，并对过往的一些史实错误进行纠正。

中国第一例有记载的病理解剖，由伍连德①博士在 1910 年 12 月 27 日实施，他"在哈尔滨肺疫流行现场，与另两位西医一同完成。他们解剖了一具在肺疫中暴毙的女性尸体，对其病因进行研究。在其后 1910 年至 1911 年东北鼠疫流行期间，伍连德等做过多例尸体解剖"②。英国传教士季理斐对此曾赞誉有加："自前岁东三省鼠疫发现，满清政府徇奉天万国医生大会之请愿，准许医生剖解尸身以资研究，是实为中国四千年来破天荒之第一创格。"③不过清政府此举乃出于防治疫情之急需，在法律层面仍然严禁人体解剖，因此伍氏主持的病理解剖过程均严格保密。

论及近代首例公开尸体病理解剖，当属 1913 年 11 月 13 日江苏省立医学专门学校（又称江苏公立医学专门学校）公开解剖一具沿路病毙乞丐尸体。当时学校邀请了省府和地方的中外来宾百余人参观，影响颇大。王扬宗认为此次尸解"可能是中国历史上第一次公开的、大张旗鼓的尸体解剖，因而可以说是'中国破天荒之举'"。④ 其实具体而言，这次尸解可视为近代首例公开尸体病理解剖，因其解剖对象为一具病毙乞丐尸体。时任江苏医专校长蔡文森（字禹门）在 1935 年因余子维自愿解剖而撰《前辈余子维先生

---

① 伍连德（1879—1960），公共卫生学家，中国检疫、防疫事业的先驱。1910 年年末，东北肺鼠疫大流行，他受任东三省防鼠疫全权总医官，深入疫区领导防治。1911 年，由其主持召开万国鼠疫研究会议，担任会议主席。1914 年，其曾提交《上政府拟改组全国医学教育之条陈》，建议北洋政府对医学教育事业大力改革，其中提及"惟学生学习解剖生理等学，非有一年充足之学力，不足以知症之要旨。至病理一科，学生宜早学习，不知病理，则临症必无辨别病原之识力"。

② 周礼婷.伍连德与解剖学在中国的建立.参见:礼露编著.发现伍连德.北京:中国科学技术出版社,2010:206.

③ （英）季理斐.湖北特许解剖尸身之新律.大同报,1914,4:36.

④ 王扬宗.民国初年一次"破天荒"的公开尸体解剖.中国科技史料,2001,2:109-112.

对医学上贡献之感想》一文,忆及该校病理解剖推行过程,其中部分文字亦可资佐证:"禹(笔者注:即蔡文森)在民国二年长苏省医校后,即注目于此。如得一足以为病理解剖之尸体,则视如拱璧。不但集校内学子作实地之检验,并且每遇举行解剖之际,必为公开之式。遍请当地机关人员、绅学各界眼同施行,随同报告其生前之病状,传观死后各部脏器之变化,证实诊断时所以下病名之由来,因是向之怀疑科学医者均渐信服。"蔡文森在此文中尚提到因供应学校进行病理解剖尸体奇缺,所以"教务长周君仲奇之死婴,禹之一岁小女,为误于乳媪,蚕豆碎片因咳误呛入气管,并嵌入支气管分歧部,窒息致死者,均以之充医校之解剖,供病理的实验"[①],由此可见,近代病理解剖推行之艰难。

民国初期,医界有识之士逐渐意识到,医学教育中应推动政府对于医校人体解剖法律权限的赋予。1912 年 11 月 24 日,北京医学专门学校校长汤尔和[②]上书教育部,力陈医学有解剖尸体之必要。文后附有草拟解剖条例七则[③],祈望教育部建议国务院或参议院准予公布施行。在其积极推动之下,隔年 11 月 22 日,北洋政府以内务部令的形式颁布《解剖尸体规则》五条。此乃中国官方首份许可尸体解剖的法律性文件,其中第一条即关涉病理解剖:"医士对于病死体,得剖视其患部,研究病原。"[④]因为首创,规则条文较为保守,汤氏在 12 月 9 日即呈文教育部要求修正。因此在 1914 年 4 月内务部发布《解剖尸体规则施行细则》[⑤],相比 1912 年《解剖尸体规则》大为完善,条

---

① 蔡禹门.前辈余子维先生对医学上贡献之感想.医事汇刊,1935,4:507.

② 汤尔和(1878—1940),浙江杭州人。早年留学日本,1907 年就读日本金泽医学专门学校,后又留学德国柏林大学,获医学博士学位。1910 年回国,任浙江高等学堂教务长,并当选浙江谘议局谘议,同年创办浙江病院。1912 年,筹建中国第一所国立医学校——北京医学专门学校,任该校首任校长,乃近代医学教育史上举足轻重的人物。关于其医事活动,可参阅王一方撰著《民国范儿——汤尔和与北京草创期的故事》一文。

③ 汤尔和.北京医学专门学校校长汤尔和呈教育部请提出法案准予实行解剖文.中西医学报,1913(9):7-12.

④ 张在同,咸日金编.民国医药卫生法规选编(1912—1948).济南:山东大学出版社,1990:1.

⑤ 张在同,咸日金编.民国医药卫生法规选编(1912—1948).济南:山东大学出版社,1990:2-3.

文规定更加细致,给予国立公立及教育部认可各医校暨地方病院以解剖尸体的以及留取标本的权力。1929 年 5 月 13 日,南京国民政府内务部颁布《解剖尸体规则》13 条,但基本沿袭 1914 年旧制。此后,1933 年 6 月 9 日,《修正解剖尸体规则》这份规则首次将"解剖分为普通解剖及病理剖验二种"①。这些解剖规则的陆续颁布、施行,为近代病理解剖开展提供了一定的法律保障。

不过医界憧憬以法律保障在社会广泛推行病理解剖,其实效果不明显。迟至 1935 年,医师汪企张对于国内病理解剖施行现状仍忧心忡忡:"考我国最近解剖情形之足记者,始自民初北京、江苏、浙江三医校,北京、江苏两校,殆于民二三年前后执行系统及病理解剖,浙江似稍迟。盖以当时社会迷信观念太深,虽有政府制定供学术研究准许解剖之法令,而行政官署往往惑于因果,辄作中梗。故纵有路毙之尸,刑余之体,被害之遗骸,法律之尸身,不能一一罗致,转愿付之丛葬,良堪痛惜。此执笔者目睹情形,身历其境者也,就中虽不无三五有识之士或维助供给,或以身作则。然以沧海一粟,究不能餍学府之求,终于有名无实而已。"②他认为民众对遗体迷信观念顽固和医政管理消极保守,这二者共同导致病理解剖在近代中国发展步履维艰。但他也提到即使在黯淡局面之下仍有亮点之处:"三五有识之士或维助供给。"这"三五有识之士"即是近代中国社会偶尔出现的自愿生理及病理解剖者。

医史学界此前将 1933 年 2 月 24 日余子维医师遗体,在浙江温州大南医院进行剖验视为近代首例自愿尸解。曹丽娟撰文认为:"1933 年以前解剖的尸体,以刑尸、监狱病死无人认领之尸,医院病死无人认领之尸为对象。从现有史料看,没有立下遗嘱自愿捐献的尸体。"③其实这个论断下得草率,笔者在翻阅史料中,发现一则时间远比余氏更加早远的遗嘱自愿尸解事例。1931 年 7 月 1 日,《社会医报》第 145 期利载一则新闻,报道浙江公立医药专门学校学生陈環于 1931 年 6 月 5 日在服用过量安眠药自杀不治身亡后,遗

---

① 张在同,咸日金编.民国医药卫生法规选编(1912—1948).济南:山东大学出版社,1990:162-164.

② 汪企张.解剖尸体与法理论.医事汇刊,1935,2:146.

③ 曹丽娟.人体解剖在近代中国的实施.中华医史杂志,1994,3:155-157.

书告知,愿以尸体供学校进行解剖。在留给校长的遗书中,陈氏自述:"校长、教员们接受我的要求,将我的躯干供同学们之解剖实习,为当世开一先锋。望努力,务达我之福衷,为后来者之效法。……我是学医的,虽然在校亦不算成绩劣等,但是不能满足我学的。学解剖,尸体是没有的,所以我死后,愿将残体供给亲爱的同学们作解剖的实验。一方面借以表示尸体是不值得保存的,与其葬在地下腐烂,还不如将他供给学医的人们来解剖研究,作为为活人治病的基础。"在给同学的遗书中写道:"现在我就将我的尸体,没有用的躯体,给你们解剖吧。我哀求你们,请注意我的脑沟。"①《社会医报》为陈氏此举特刊登社评,赞誉"陈君乃一新医中之有志者也,读其遗书,愿以尸体供同学之解剖,为当世开一先锋"。② 虽然没有更多的文献足以确定陈環尸解的具体时间,但时间显然早于余氏。不过,从严格意义而论,余子维尸解属于病理解剖,因其遗书写明"将余尸体即行剖视,求其症结之所在",而且将其患癌病的胃、肝等内脏,赠送浙江医专病理学教室,供学生实习,制成该校第一个病理标本。而陈環的尸解是否属于病理解剖,尚待文献加以考证。

近代屈指可数的自愿病理解剖者尚有,1933 年 4 月 18 日,康畹民女士遗嘱以尸体供北平协和医院病理科施行解剖。③ 1933 年 5 月 11 日,金守钦"弥留之际,嘱以遗体解剖,骨骼为标本……将尸体送浙江省立医药专科学校解剖"。④ 1935 年 3 月 10 日,云南省教育经费委员会及民教委员钱平阶预立遗嘱:"如其死去,当以整个遗骸,贡献于医学界,供一度之解剖实习。"⑤ 1935 年 10 月 22 日,近代著名新闻学家戈公振在逝世当日,即在上海红十字医院进行脑部和心脏病理解剖,"经上海医学院病理学副教授艾世光的解剖后,始确定戈先生原为腹膜炎"。⑥ 1937 年 2 月 19 日,中医师叶古红遗嘱以

---

① 佚名.医专学生在西湖饭店服安眠药自杀.社会医报,1931,145:2121.
② 念修.哀陈君又佩陈君.社会医报,1931,145:2080.
③ 康畹民女士尸体之检验.医学周刊集,1934,4:176-180.
④ 浙江省立医药专科学校病理教室.中国遗嘱志愿解剖第二人金守钦先生事迹记略.医药学生,1934,1:188-189.
⑤ 云南钱平阶预立遗嘱供解剖.民生医药,1935,12:37.
⑥ 水隼.戈公振的遗体解剖事件.中西医药,1935,4:304-305.

尸体供中央医院作病理解剖。

三、近代医界积极推动病理解剖事业

近代病理解剖的推行虽阻碍重重,但医界志士并未因此消极沮丧,而是积极地推动此项事业在中国社会的开展。正如同济医工专门学校病理教授欧本海乐观地看到:"当新医学思潮始入日本也,解剖一事,亦极困难,而不久即设法消除。余因此深信中国明达之士,以民族健康为怀者,亦必能设法消弭同样之困难也。"① 近代医界从多方面着手,扫除相关医政法规的制度障碍,以身示范,并且致力消除大众对病理解剖的疑虑和排斥。

(一)修正和完善尸体解剖规则

前文已概述近代尸体解剖规则的演进,它们为近代病理解剖施行提供了一定法律保障,但规则条文亦设置诸多限制。"关于身后检验的法规,大概要以中国现时的解剖尸体规则限制最严,不但必须有亲属的同意,并须呈准地方行政官署"。② 更有甚者,认为"中国明文上关于施行尸体解剖之规定是这么烦难,结果这规定实际上简直等于禁令"。③ 以近代最具代表性的1929年尸体解剖规则为例,此规则甫一颁布,医界即陆续有批评声音发出,指摘规则中存在的诸多缺陷,譬如将正常解剖、病理解剖、法医解剖混为一谈,遗嘱志愿解剖却须得亲属同意,政府处理核准剖验时间冗长,留取尸体病理标本须亲属同意,等等。呼吁"医界同仁群起注意,竭力督促政府,实行改善为要。虽强制解剖之法规,非所敢望。然各种无理限制,则万不可容其长时存在也"。④

由于解剖规则的诸多缺陷,时常造成医患纠纷事件。"顾自公布迄今,因解剖尸体而发生之纠纷,数见不鲜,没有听到有修正之议。北平协和医学

---

① (德)欧本海博士,梁伯强译.论今日在中国研究医学解剖之必要书.同济杂志,1922,5:3.

② 猷先.与京报记者论解剖规则.医学周刊集,1931,4:262.

③ (德)Walter Fischer,何凯宣译.病理研究所在中国.广东军医杂志,1937,2:53.

④ 李涛.极宜修正之解剖尸体规则.中华医学杂志,1930,6:529-534.

院因解剖一报贩,涉讼数月;上海宝隆医院因剖验一军官,闹得满城风雨。
……虽然由于国人头脑冬烘,而解剖尸体规则之不健全,实难辞其咎。"①
1930年,北平协和医院因病理解剖住院死者宋明惠,发生纠纷诉讼。当时
平、津诸多媒体对于协和医院多有抨击之辞。民俗学家江绍原于此事在社
会闹得沸沸扬扬之际,撰文呼吁:"在医学不发达或云落后的中国,我们应付
与医院、医学校以充分的权利与自由,去取得尸体解剖的许可并实行解剖。
说付与医院医师这权利,还嫌太轻,所以若改说督促他们去尽解剖尸体的义
务,或更妥当。所有的法律条文、道德观念、思想倾向和舆论力量都应该为
他们的这权利或这义务作后盾。"②

　　除了医师个体呼吁政府修正解剖规则,当时许多医事团体也投身其中。
1932年11月5日,中华医学会上文呈请内政部修正现行解剖尸体规则,提
及规则在"实际应用,每多困难。缘尸体解剖,愈速愈妙,如果迁延时日,即
起腐化。腐化愈甚,对于病源真相,愈难推定,而解剖初衷,未由贯彻。其第
三条内载解剖尸体须先得死者家属之同意,并呈准该管地方行政官署。地
方官署接受呈请,须于十二小时内处理之。然明文如此,事实上辗转往复,
手续甚繁。据医会会员声明,往往有经过二十四小时而仍不得解剖者。其
在冬日,迟延时日,尚可解剖;若在夏令,则吾国各处医院之贮尸所向无冷气
设备,数小时内即起腐化。似此稽延纾缓,殊于解剖工作极有障碍"。③

　　正是在医界的不懈呼吁之下,近代尸体解剖规则不断得以完善,从而解
除了对于病理解剖一些不必要的法规约束。以1933年6月9日经内政部修
订,教育部公布的《修正解剖尸体规则》④为例,从条文内容即体现医疗行政
管理者对于此前医界修改意见的回应,譬如规定解剖分为普通解剖和病理
剖验两种,删除遗嘱解剖尚需亲属同意,缩短政府核准剖验时限,添加医师
认为学术研究必要时可酌留病理标本,等等。

---

① 陆润之.解剖尸体规则之批评.医药杂志,1933,1:12.
② 江绍原.联合起来拥护剖尸.医学周刊集1931,4:268.
③ 中华医学会.呈卫生署请修正现行解剖尸体规则.中华医学杂志,1933,1:128.
④ 张在同,咸日金编.民国医药卫生法规选编(1912—1948).济南:山东大学出版社,
1990:162-164.

(二)鼓励和推动自愿病理解剖

近代医界深知欲冲决"保守尸体为吾国最神圣不可犯之旧习",推动病理解剖在中国社会进行,非得从医学界自身践行示范开始。前文已叙,近代首例志愿病理解剖乃1933年2月24日余子维先生遗体,在浙江温州大南医院进行剖验。余氏在该年1月30日立下遗嘱:"余由中医而习西医,尝谓解剖乃研究医学之要务。兹余病胃癌,深知无生理,死后应将余尸体即行剖视,求其症结之所在,余子及婿暨诸友等,多习西医,必能成余志而解剖之。"[①]从遗嘱可知,其捐献遗体解剖,目的在于求胃癌症结之所在。此事在当时社会影响颇大,"此吾医学界破天荒第一人也。后之编中国病理解剖史者,先生之名可以不朽。先生之事彰于后世,先生之惠泽及万年,先生之德广被四亿矣"。[②]1934年的全国医师联合会第三届代表大会表决通过《请全会表彰余子维先生以奖励病理解剖案》,将余氏遗体解剖之日作为病理解剖有志会纪念日,并将《医事汇刊》1935年第4期命名为"余子维纪念专号"。余云岫在发刊词写下:"今表扬先生之专刊,已将杀青。爰缀数语,以告国人,尚能闻风兴起,媲美前修。则我国病理解剖之发陈,医学之进步,翘首可俟。"[③]

在余氏之后,医界人士受此感召,陆续闻风兴起。1933年5月11日,国民政府军医官金守钦志愿捐献遗体,由浙江省立医药专科学校进行解剖。此后,更有中医界人士叶古红忝列其中。"中医叶古红,以肝癌于七日晚病逝于中央医院。于死前三日,曾手书遗嘱,请两友证明,赠中央医院解剖,供全球学术之牺牲。于逝世之第二日(1937年2月19日),即由中央医院检验主任康熙荣大夫在该院施行解剖云。"医界盛赞叶氏"能摒弃门户之见,用学术的眼光,毅然决然的就治于新医,并且进一步竟肯牺牲躯壳,来作新医学术上的研究。一方正是鼓励同道,同时更昭示中医,只有新旧医打破隔膜,

---

① 浙江省立医药专科学校病理教室.中国遗嘱志愿解剖第一人余子维先生事迹记略.医药学生,1934,1;187-188.

② 余云岫.读余子维先生遗嘱尸体记事书后.医药学,1933,7;4.

③ 余云岫.发刊辞.医事汇刊,1935,4;477.

携手研究,才能建设中华本位医学,同时更达至中医改进的境地。这种大无畏的精神,比较少数中医略学得新医皮毛,便以科学化中医自负,而自称学贯中西的,相去又何如呢?"①

近代医界积极推动志愿病理解剖,至1932年全国医师联合会倡议成立病理解剖同志会达至高峰。本年元旦,余云岫牵头部分代表在第二次全国医师联合会大会上提交《劝告全国医师组织病理解剖有志会》,提案阐述成立理由在于:"学术研究方面,实地诊疗方面,医学之进步,病理解剖所负荷者至深且巨。而我国风气古来皆保全尸体,不欲毁伤。医学之落伍,玄谈之流行,实以此风气为重大之原因。欲医学之发达,非病理解剖兴盛不可。欲病理解剖兴盛,非科学医以身作则,先牺牲其死后尸体,则不足以指导民众变改积习。故科学医校宜组织身后病理解剖有志会,以示倡导而开风气。"拟定办法极简易,即"集合有志牺牲者几人,组织团体,共立愿书,死后则以尸身供病理局部解剖之研究"。②此案一出,获得与会人士广泛响应,"嗣有署名加入者多人"。此后,该会制定有《全国医师联合会病理解剖同志会简章》十条,宣扬"本会以提供病理解剖材料为宗旨,爰集合同志,以身作则,期破除历来宗教主观"。③

除此之外,近代医界亦努力在普通民众中推广病理解剖,认为"除了新医界以外的人物,此事也应该竭力提倡,使得病理解剖通俗化"。他们期冀病理解剖的提倡,不仅仅局限于个别医界先知,而是应该普及推广于社会大众。胡定安就认为:"我们医界同仁似乎应该向同道宣传提倡而外,更应向非医界人解释,使明了供献学术的重要,多多帮助发展。"④

(三)传播和普及病理解剖理念和知识

近代医界深知民众对于尸体解剖的心理忌讳,实为病理解剖广泛施行的最大障碍。因此他们通过各种方式传播和普及病理解剖理念,最主要的

---

① 夏苍霖.从客观的地位来观察中医叶古红的死.中西医药,1937,3:180-182.
② 劝告全国医师组织病理解剖有志会.医事汇刊,1935,4:478.
③ 全国医师联合会病理解剖同志会简章.医药评论,1935,12:23-24.
④ 胡定安.前辈余子维先生对医学上贡献之感想.医事汇刊,1935,4:499.

方式,即通过公开解剖,让民众近距离观察尸解,其间进行病理知识的普及。江苏医学专门学校在施行尸解时,"遍请当地机关人员、绅学各界眼同施行,随同报告其生前之病状,传观死后各部脏器之变化,证实诊断时所以下病名之由来。因是向之怀疑科学医者,均渐信服"。①1933年余子维尸解之时,"曾分别函知各法团代表和民众,公开参加,根本纠正民间错伪解剖的观念。医学为科学之一,他的基础建筑在解剖学上,所以民众对解剖有正确的认识,便是认识科学的医学的嚆矢"。②又如山西川至医学专科学校于1937年3月9日施行山西首次尸解,当时"各机关团体学校及各医院参加人员千余人……由校长报告解剖在医学上之重要,次由该校教授武建民说明解剖种类"。③

除公开病理解剖方式外,近代医界认为通过各种媒介,亦可广泛传播病理知识。1932年,余云岫撰写《提倡病理解剖知识之普及》一文,其鉴于当时中国"至于病人之内景如何,各书坊既无病理图谱,又少病例模型。普通学校中又无教授病理之课程,又无普通病理教科书可以参考,社会人士欲知病人内景,无从窥见其秘藏",呼吁"取各种重要疾病之内景变化,演成浅说,或载之日报,或编成小册,公开病窟之秘密,解释变态之真相"。如此这般,可将病理知识传播于社会大众,对于医者和病者均大有益处。到了一定程度,"不但社会对于疾病之观念可以增其明了之度,即对于整理国故,亦大有裨益也。进一步言之,宝重尸体之吾国社会,对于病理解剖之实施,或亦可以渐渐风行乎?"④于是近代医界认为病理解剖的社会流行需要新闻界的大力支持与配合,"医学在中国若是发达的一日,则必是在奖励身后检验以后的时代。……这步工作自然须要医学界的努力。但是其中一大部分的责任,是必须负有启发民智使命的新闻界来承担"。⑤

近代病理解剖不能广泛施行,剖析其中的缘由,传统伦理道德的束缚,

① 蔡禹门.前辈余子维先生对医学上贡献之感想.医事汇刊,1935,4:507.
② 计济霖.闻永嘉余子维遗嘱解剖尸体后的感言.医药评论,1933,5:14.
③ 晋省医界首次解剖人体.国医正言,1937,35:31.
④ 余云岫.闻余子维先生遗嘱解剖遗骸事敬告国人.参见:祖述宪编著.余云岫中医研究与批判.合肥:安徽大学出版社,2006:360-361.
⑤ 猷先.与京报记者论解剖规则.医学周刊集,1931,4:262.

医政管理的消极保守,科学研究精神的缺失,皆是其中要素。近代致力于病理解剖推行的医界也意识到,病理解剖的推广不单纯是一个医学技术层面问题,还涉及道德伦理、文化风俗甚至法律制度。他们的焦虑并未停止于历史过往,病理解剖普及推广的难题同样是当下中国所要直面的。"目前我国各医学院校的教学尸体主要源于遗体捐献和因突发、意外死亡而无人认领的尸体。死后对尸体的解剖,也是遗体捐献的另外一种形式。在国外,许多医院的尸检率超过50%。德国法律规定,任何一位死亡者都要接受尸体解剖,只有医生出具了尸体解剖证明,才能火化。我国卫生部在三级医院评审标准中要求尸检率达30%以上,但实际操作中远没有达标"。[1] 由此可见,医学理念逐渐深入社会人心是个漫长曲折的进程,如何从中国近代病理解剖发展史中汲取历史经验,其实有待于进一步地深入探讨。

第四节　中国近代社会医学观念的变迁[2]

虽然西医在近代中国社会日益传播与流行,但"西医东渐并不是一帆风顺地一路飙进,中国的医学现代化,所要跨越的不仅是两种医学之间的鸿沟,而是两种文明之间的万丈深渊。西医要赢得中国人的信任,须经过长时间的文化调适"。[3] 背负传统文化思维,熟悉传统中医理念和技艺的国人,接受起西医这套来自异域风土国情的知识体系,并非一蹴而就。诚如熊月之先生所述:"西医在中国的遭遇很有典型意义。始而被怀疑、猜忌、排斥,继而被试用、接受,再而被信任、高扬,最后长驱直入,占领了医学主导地位。这与西方天文学、地理学输入中国的历史有相通之处,但更突出。从中国方面来说,疑忌——试用——高扬,输入西医的三部曲,也典型反映了中国研究、吸收外来文化的心路历程。"[4]因此笔者一方面以福建地域社会民众西医观的变迁为考察对象,细致展现社会各阶层群体对于西医的认识、就医观念

---

① 慕景强.那把柳叶刀:剥下医学的外衣.杭州:浙江大学出版社,2012:69.
② 本节系笔者与福建中医药大学王尊旺、福建师范大学吴巍巍合作完成.
③ 何小莲.西医东渐与文化调适.上海:上海古籍出版社,2006:286.
④ 熊月之.西学东渐与晚清社会.北京:中国人民大学出版社,2011:578.

以及实际参与活动。

传教士初抵福建,面临着一个全新而陌生的国度,而对于当地人民来说,刚刚经历了鸦片战争的中国人对外国人亦无好感。无论在什么地方,他们所遇到的都只是猜忌、不安和拒斥。1847年,长老会的宾维廉来厦门传教,经过三年的努力,依然一无所获,他不禁感叹"不知何日才能让一位华人信主"。① 1850年,英国2名医生准备租住在福州神光寺,当地人马上传说他们购买万人坑里的尸蛆,用来制造火药,其毒无比,一时间社会人心惶惶。而在福建北部的南平,当地百姓更将前去传教的美以美会传教士薛承恩视为洋鬼子加以排斥,"当今洋鬼子,诡计多端,存心叵测……起洋楼于海口,隐占要关;设教堂于冲途,显招牙爪。无非欺我冲主,谋我中国……我等字民,惟有见鬼子来,齐心驱逐"。②

在刚刚开放之初的福建,并不是有很多人可以接受西医西药,民众生病时主要还是求治于中医,信任外科手术的人并不多。实际上,早期的传教医生在遇到大规模的疾病流行时,他们也束手无策。在医院建立之初,人们满怀狐疑,更多的是对医院的不信任和拒绝,甚至是无情的打击和迫害。宁德在未接触西方医学之前,"风气未通,民情固执,视西药为鸩毒,谁肯信而用之"。③ 1868年7月,基督教刚刚在福清站稳脚跟,全县突然出现谣言,"诬外国教士雇人持药投井化虫,食者中毒,不医即死,求医则勒之入教"。很显然,这是一个荒诞不经的谣言,但民众却信以为真。"于是各家汲井捞药,或获微虫,遂谓此即毒也。"很快,"各乡公议不许面生可疑之人进乡"。④ 在这种情况下,想设立医院,传播福音根本不可能。即使到1890年,建宁府的教会医院依然被当地民众捣毁。在随后爆发的冲突中,不仅医院被焚烧一空,医生被驱逐出境,就连一个看病的邱姓患者也因"衣袋中藏有药房内常用药

---

① 姜嘉荣.清季闽南基督教会之研究(1842—1892).香港浸会大学硕士学位论文,1999:47.

② 中国第一历史档案馆,福建师范大学历史系.清末教案.第2册.北京:中华书局,1998:297.

③ 阮琼珠.宁德县教会史略·妇幼医院.福声,1933,27:34.

④ 林乐知.教会新报.台北:华文书局,1968:282.

品及器具数件"而被殴打致死。① 由于对西医不理解,一向乐于捐助的中国人对西式医院却显得十分吝啬,福州教会医院的辛普森医生对中国人缺乏捐献的兴趣曾颇为失望地说:"我来到这个城市已有五年了,在我之前,也有人在此地工作。但我从没有得到,哪怕是几个人对医院贡献一点力量,或以其他方式承担一点责任。"②

一、上层社会西医观的变迁

随着西医院在中国社会广泛建立,人们不再将之视为洪水猛兽。伯驾在广东开设的医院经过最初的惨淡经营后,很快便为中国人所接受,"莫说广东各府厅州县之人,就是福建、浙江、江西、江苏、安徽、山西各省居民求医矣"。③ 经过了最初的猜测和疑忌,面对医院的良好疗效和病人的示范作用,大批的患者开始走进医院。厦门归正会医院,在开业的时候门庭冷落,"以后逐渐增加,以致于不得不规定晚上 8 点半关门,以拒绝在这里等候的病人。但当地有许多人从夜里 2 点就开始集合,5 点在大门外等着开门"。④ 长老会在永春开办的医院,就医之人,"除永春外,德化、大田、永安、尤溪、莆田、仙游、南安各县均居多数,而漳平、永福、厦门等处,亦恒见不鲜"。⑤ 在福州开设的娲氏医院,"1899 年,病人数为 2872 人。到 1910 年,上升到 24708人,十年间增加了 10 倍"。⑥ 随着就医人数增多,医院的信誉不断提高,不仅下层平民找西医看病,"上层阶级人家也越来越多地求助于传教士医生"⑦。患者医疗的亲身经历,使多数人不得不采取比较肯定的态度,关于传教士挖眼剖心的传言不再为人们谣传和相信。

---

① 李得光.建宁府教会史略.立会梗概.福声,1933,27:42.

② 何小莲.西医东渐与文化调适.上海:上海古籍出版社,2006:132.

③ 爱汉者.东西洋考每月统计传.北京:中华书局,1997:404.

④ Gerald F. De Jong. The Reformed Church in China (1842—1951). Michigan: William B. Eerdmans Publish Co., 1992:153.

⑤ 许声炎.闽南长老会八十年简史.福建金井基督教会堂,1924:72.

⑥ Editor. Report of the Twenty-sixth Session of the Foochow Woman's Conference of the Methodist Episcopal Church. Foochow: M. E. Mission Press, 1910:60.

⑦ Editor. Minutes of the Tenth Session of the Foochow Woman's Conference of the Methodist Episcopal Church. Foochow:M. E. Mission Press,1894:13.

于是西医在福建的广泛传播,得到了地方社会各个阶层的认可和支持。1870 年,"美部会医疗传教士柯为良在福州设立医院,福建地方上的文武大员都踊跃捐款"。① 1878 年,地方官将银洋五百元转交给美国驻福州领事馆,"以二百元托为延请美国女医生一人以管理福州之施医女局,又以三百元延请美国医生管理施医局事"。对于西医在福建的种种活动,"官府以药局之益称颂西人"。② 20 世纪初,平潭县筹建西医院,"潭中绅士愿献演武场北之火神庙为院址"。③ 在近代发生的反对基督教的运动中,绅士扮演了领导者和组织者的角色,而"火神庙"作为中国民间信仰的象征,同样神圣不可侵犯,即使是中国人占用祭祀场所也是不可能的,更不用说给外国人建设医院。因此绅士的这个举动具有象征意义。厦门的教会医院在扩建时,"扩建的基金主要来自于中国人,基督徒、非基督徒都有。医院也不时收到各种友好的捐款,一些贫穷的中国人主要是从事义务劳动"。④ 从当初看到有外国传教士建设房屋时打砸烧抢,到后来主动帮助教会建筑医院,其间观念的转变可见一斑。

官绅的支持主要表现在经济捐助和名誉褒奖两大方面。在经济捐助方面,官绅阶层对教会医院的捐献成为教会一项重要收入来源。以前述柯为良医生为例,他获得认可的轨迹,可从他在 19 世纪 70 年代撰述的年度报告中之捐款来源项目略窥一斑,1874 年以来,圣教医馆的收入一项重要来源即是官方的捐款,就连"闽督部院亦曾捐助五百洋元"⑤。到了 1878 年,圣教医馆成为拥有 50 张病床的全新正规医院,它的正式落成,"在很大程度上得到福建地方官员和商人在资金上的大力支持"⑥。地方官绅的支持,不但代表了政府与精英的态度,而且能影响到百姓对西医的看法,对医院以及传教

① Ellsworth. C. Carlson. The Foochow Missionaries(1847—1880). Cambridge, M.A.: Harvard University Press, 1974:88.

② 林乐知. 万国公报. 台北:华文书局,1968:5062.

③ 余淑心. 福州美以美年会史. 福州:知行印刷所,1936:186.

④ Gerald F. De Jong. The Reformed Church in China(1842—1951), Michigan:William B. Eerdmans Publish Co., 1992:154.

⑤ 朱士嘉. 十九世纪美国侵华档案史料选辑:下册,北京:中华书局,1959:460.

⑥ Ellsworth C. Carlson. The Foochow Missionaries, 1847—1880. Cambridge, M.A.:, Harvard University Press, 1974:88.

的发展都很有帮助。降至 20 世纪,教会医疗事业已经日益深入人心,相关捐助活动更加普遍。这些政要官绅的捐献,不仅在经济上给予医院以支持,更重要的是官方这种支持予以教会医院的发展保障,能够对社会起到示范效应。经济捐助既是有形的物质支持,也能带来无形的精神动力,而影响更为深远的官绅给予医疗传教士的名誉褒奖,这种基调的肯定确立了医疗传教士的美名,彰显教会医疗的社会存在价值。曾任侯官知县、福州知府候补的闽籍官员吕渭英在接受了医疗传教士金雅各的治疗后,疾病痊愈,感恩的他,赠送金雅各一面刻着"西来扁鹊"①的牌匾。如此崇高的赞誉,说明西医对地方精英人士的深刻影响。吕后来还撰著医书,介绍西方医疗知识,这些事例给基督教会带去更多的是无形的文化影响力。

二、普通民众西医观的变迁

选择何种治疗方式,医学效果是最可见的衡量指标。对于广大百姓而言,不论信教与否,他们走进医院能够医好疾病最具有说服力。黄贞福在从家到福州的过程中染病,"中途咳血盈碗者三,几至不省人事",后经"尼医士每日诊视"②得以好转。可以想象,像这种在生命垂危之际,蒙受西医治疗而痊愈的病人,无论先前对西医抱有多大的成见,在经历一次生死之变后,其对西方医学和医生的看法会发生根本的改观,他们的宣传无疑具有很强的号召力。在厦门长老会开办的医院中,"当医生问起是什么使他们走那么远的路来这里求医,他们是从什么渠道听说的外国医生,他们总是回答说,'从邻居的病人那里得知的'"。③ 邵武的陈明旺,"精于岐黄,性最耐,凡游一艺,往往不惜工力,务探其妙而后快。光绪四年(1878 年)间,闻西医惠亨通先生驻邵,屈躬下气,诘难精详。盖不过为谋医学起见"。④ 在福州行医的美国医生旦拉斯基,因其出色的医疗技术为当地人所敬重,"每出外,居民趋见即

---

① H. N. Kinnear. *The Thirty-second Annual Report of Ponasang Missionary Hospital*. Foochow, China, Foochow College Press, 1903.

② 潘贞惠,黄贞福. 大病不死. 闽省会报,光绪十二年正月初一日,第 140 卷.

③ Editor. Twelfth Annual Report of the China Mission at Amoy and Swatow. Edinburgh, 1867:10.

④ 张垂绅. 陈明旺先生小传. 闽省会报,光绪十五年正月初一日,第 177 卷.

起,若有跪迎之意,此出于良心感戴者也"。① 虽然"若有跪迎之意"显系夸大其词,但"此出于良心感戴者也"却是实情。

1890年,福州诊寿堂药局分设在城里的门诊生意已经十分兴隆,有一女性患乳腺结块,药局西医林拱甫"剐净腐毒,敷以药水,不两月而痊"。② 在传统"男女授受不亲"的社会中,"若女性有病,每见其夫聘医诊治,闭面帐中只伸一手,诊脉问症,则扭捏难出诸口,必借其夫转达,不过十中略道一二"。③ 女性能找男性医生做处于隐私部位的乳腺手术,这本身就标志着社会民众对西医的看法和他们自身的思想观念发生了巨大的改变。神奇的治疗效果,使许多中国人甚至对西医产生了盲从的倾向。"人们对西医总是相信的,一些盲人、慢性病患者甚至希望在西医的治疗下很快好起来。有些人即使得了吃药就能好的病,也希望医生用手术刀"。④

根据目前我们接触的史料,至少从1886年开始,美国纽约燕大辟大药房便开始连续在《闽省会报》上刊发药品广告,其兜售的药品有除痰圣药、祛风药酒、解血毒药酒、除虫补血药、独步除扁虫药散、引病出外药酒、染发药水、固发药水、亚美利驾染发药、补丸、发冷药等。《闽省会报》刊登的广告有三点值得注意:一是这些药品所做的广告宣传中采用了中医的理念,如祛风药酒"性味和平,不伤元气",解血毒药酒"善能行气解血毒",对西药的这种解读,使中国人比较容易接受。二是在广告中宣传的不纯粹是所谓的西药,还有现代意义上的美容产品,如染发药水,"凡用此药水者……则发能转为青黑美泽";固发药水"此药善能固发长发,兼令毛美泽,秃者复生"。⑤ 在"毛发体肤,受之父母"的传统社会,接受染发的概念相当困难。三是这些药品有一定的市场,为广大民众所认同和接受,受到当地民众的欢迎。该药房在福州设立有三个零售点,"燕医生家用良药遐迩驰名为日久矣,向者小号选

① 林乐知.万国公报.台北:华文书局,1968:3954.

② 编者.榕峤夏云.闽省会报,光绪十六年五月初一日,第194卷.

③ 本馆主人.女医业成.闽省会报,光绪十六年六月初一日,第195卷.

④ Arnold Foster. Christian Progress in China: Gleanings from the Wrings and Speeches of Many Workers. London,1889:181.

⑤ 燕大辟.家用良药告白.闽省会报,光绪十二年正月初一日,第140卷.

办出售,市销颇巨",由于一时缺货,"致各光顾者徒问而返"。①

不单福州一地普通民众对西医西药逐渐接受,其他通商口岸城市也是如此。1877 年,《申报》报道:"自中国通商后,西医之至中国者,各口岸皆有之,非徒来华西人,而且欲医华人。但华人不识西国药性,不敢延请西医,故初时华人均不肯信西国医药。于是西医邀请中西商富,先集巨资,创立医馆;次集岁费,备办药材,以为送医之举。初则贫贱患病、无力医药者就之,常常有效;继则宝贵患病、华医束手者就之,往往奏功。今则无论宝贵富贱,皆有喜西药之简便与西药之奇异。而就医馆医治者,日多一日,日盛一日也。"②

在西医远胜中医的实用效力面前,普通民众阶层对西医的态度也逐渐转变为极度信服和从根本上接受之,这是医疗传教士获福建地方民众认可的最终趋向。由于医疗传教士所采用的西式医疗法和药物具有简便、疗效迅速等特点,很容易满足普通百姓医治身体的功利性心理,其内外科手术也常常医治好许多中医束手无策的疑难病症,在民众看来直若"华佗、扁鹊再世"。中医所满足不了百姓的,西医却能做到,由此赢得社会人群的尊重和信任,甚至趋之如潮。诚如时人所言:"见西医疗病,奏效神速,渐得乡人信仰,每年由医院疗治者不可胜数。"③

三、中国医师西医观的变迁

民间从事中医的医生面对西医的冲击,许多人意识到西医的高明之处,在坚守中医立场的同时承认西医的合理性,并逐渐接受西医。福州医生林湘东与传教士柯医生保持着良好的关系,他对西医极为推崇,"《全体阐微》一书,其间分肌劈腠,析络朔经。盖形体之大成,发灵素所隐伏"。同时,作为一名中国医生,他依然坚持了中医的立场,"圣贤之立论也,片言只字,义无不该,或隐于言中,或形于言外;或伏于此,或起于彼。词义古奥,体会为

---

①　复利行.良药复来.闽省会报,光绪十六年六月初一日,第 195 卷.

②　书上海虹口同仁医馆光绪三年清单后,申报.1877-12-22.

③　吴炳耀.百年来的闽南基督教会,厦门文史资料:第 13 辑.厦门:厦门市政协,1988:94-95.

难……西医兼论其形,名虽异而实则同也。间有发前人所未发者,盖亦从西国剖验之明证,发古圣不言之奥旨"。① 福建基督教信徒吴襄如自幼学习中医,曾得到名师指点,在加入教会后,经常与西医接触,他对于中西医的比较也非常具有代表性。西医"其中论脏腑部位、筋骨血运亦详且备,特其论症治法,寒热虚实,表里阴阳,强弱盛衰,里邪内郁,表邪下陷以及真假寒热,先后治法,借方治症,并方加减,变化神通又不及中国医书之精粹。则论医似必以中国医书方足为治病之大法"。②

国人西医观的变迁,还表现在大量中国西医从医者的出现。由于工作量非常大,而医生的人数又相当有限,雇佣中国人成为医疗传教士的必然选择。这些被雇佣的中国人,很多在西医的耳濡目染下成为远近闻名的医生。20 世纪初,闽南一带著名的医生叶启元就是其中的典型代表。叶启元,泉州惠世医院传教士医生颜大辟的学生,后担任该医院的第一任华人院长。叶氏在任期间,添设了大量医疗器械,使医院日渐完备,同时他还培养了大批中国医生。在西医的影响下,1899 年,"福州开设了一家由中国人独立经营的西医诊所,在 2 周内诊治了 85 名病人"。③ 1920 年以后,"惠地(安)到处皆有西药房"。④

中国古来名医皆出自男性,女性从医者极少。随着社会医学观念的更新变化,福建开始出现女性群体从事医疗工作,这对传统的男性统治医药界的格局是巨大的挑战和变革,美以美会开办的福州幼妇医院首批女学员就有三人取得行医执照⑤,等等。这种局面的出现,正是医疗传教士"治病"与"攻心"双管齐下所带来的文化与社会效应。譬如福州妇幼医院招聘的首批学生中,有郑月仙、潘睦音、陈琼花 3 人均对西医有很高的造诣,并取得行医执照。值得注意的是,在她们所学习的西医书籍中,美国医生嘉约翰编译的治疗性病方面的专著《花柳指迷》被指定为必读书目,并被列为考试范围。性病历来被中国

① 柯为良.全体阐微序.福州圣教医院,1880.
② 吴襄如.论医.闽省会报,光绪十六年四月初一日,第 193 卷.
③ Donald MacGillivray. A Century of Protestant Missions in China(1807—1907). Shanghai,1907:55.
④ 周之德.闽南伦敦会基督教史.厦门:鼓浪屿圣教书局,1934:55.
⑤ 王尊旺、丁春.论近代福建社会西医观的历史变迁.福建中医学院学报,2007,1:54.

人认为是脏病,系由于患者不洁身自好所致,不但一般人以此为耻,即使是医生也拒绝为之医治。1820年,马礼逊在澳门开设的诊所中聘请了一位中医,他认真负责,医术高明,"但他对来就诊的患有性病的人则非常严厉,一般拒绝给性病患者处方"。① 男性医生尚且如此,更何况女性。若干年以后,治疗性病的书籍堂而皇之地成为女性医生的必读课程,并为之接受。

四、民众公共卫生观念的变迁

何小莲曾指出:"20世纪的医学科学早就证明了,19世纪后期传染病死亡率的下降,主要是由于饮食、住房、公共卫生和个人卫生的改善,而不是源自医学自身的革新。因而认识到清洁的食物、水、空气和生活环境能够减少传染病的发生和传播,这本身的进步意义是不可低估的。"②在普及公共卫生知识上,近代福建开设的医院发挥了很好的示范作用。它们使用自来水,建新式厕所,注意消毒和环境卫生。在厦门的医院,为避免交叉感染,"医院打破了由病人自己供应饮食的习惯,改为每天交钱,由医院统一供应"。③ 这些都让当地人耳目一新。各个医院的医生也"常带学生下乡演讲卫生问题,并以调查乡村之情景……亦或施用幻灯影片,备有科学卫生之标本图片。或以警切之标语,使观者触目惊心"。④

在教会医学的影响下,福建社会的公共卫生观念开始发生变化。1889年,中国女医生陈琼花在妇女大会上发表了题为"我们应当怎样保持健康"的演讲。她论述的不是如何治病,而是如何在日常衣食住行中保持健康的身体。在福州的医院,医生高兴地说:"一件令我们兴奋的事情是,洗澡对他们来说不再像几年前那样可怕。相反,当他们入院时希望洗澡,老病人告诉新病人,洗澡的感觉很好。"⑤在福州和厦门等地,民国以后都修建了大量的

① ［英］马礼逊夫人编,顾长声译. 马礼逊回忆录. 桂林:广西师范大学出版社,2004:159.

② 何小莲. 西医东渐与文化调适. 上海:上海古籍出版社,2006:169.

③ Gerald F. De Jong. The Reformed Church in China(1842—1951). Michigan: William B. Eerdmans Publish Co.,1992:154.

④ 余淑心. 福州美以美年会史. 福州:知行印刷所,1936:200.

⑤ Editor. Official Minutes of the Twentieth Session of the Foochow Woman's Conference of the Methodist Episcopal Church. Foochow:M. E. Mission Press,1904:27.

公共卫生设施,城市环境有了明显的改观。

总而言之,在西方医学的传播与冲击下,近代中国社会的西医观发生了重大变化。社会各个阶层在经历了最初的猜疑和排斥后,最终承认其科学性,并欣然接受。事实上,国人西医观的改变,不仅仅是人们医学观的历史变迁,它引起了一连串的连锁反应。公众的社会参与意识、民主意识、理性思维等均有不同程度的变化,实则是国人对于西医所代表的西方文化的批判性接受。同时我们应当指出,这种变迁具有明显的地域性差异。越是开放地区人们思想观念转变越快,越是偏远地区转变越慢。1900年前后,当福州、厦门等开放城市对西医司空见惯时,在偏远山区的产妇即使难产,家人一般也不会求助西医。这更从一个侧面证明了不同区域对于西医接受程度的差异,以及西医传播的空间和深度的巨大差别。

五、近代来华西方人的中医观

近代以来,大批西方人进入福建。他们在福建从事各种政治经济文化和传教活动的同时,对福建社会进行了细致入微的观察和思考。在理性主义和科学主义熏陶下成长起来的西方人,对古老的中医也从各自的角度提出了不同的看法。

(一)来华西方人的中医观

中医历经几千年的演变和丰富,已经形成一套具有中国传统文化特色的医学理论和治疗体系。来华西方人普遍认为,中医充其量只能说是一门技术,而不是科学。西方哲学家黑格尔指出:"医药也为中国人所研究,但是仅仅是纯粹经验,而且对于治病用药,有极大的迷信。"[1]一般而言,来华西方人,尤其是许多曾经受惠于中医的西方人对中医的疗效还是比较认可的。"尽管中国人的医学理论谬误重重,但他们的治疗方法是有效的,一些药物确实对治愈特殊的疾病有用处。他们是在实践中逐渐学会了使用一些特别的方法,以对付某些疾症。因此中国医学实际上靠的是经验主义方式。"[2]许多欧洲人感到非

---

[1] 黑格尔.历史哲学.上海:上海书店出版社,1999:42.

[2] M. G. 马森.西方的中华帝国观(1840—1876).北京:时事出版社,1999:251.

常惊讶的是,19世纪世界上居然有这样的一个国家,在那里,知识受到了全社会的重视和尊重,但却没有对医学做过科学研究;如果对中国珍藏丰富的医学文献的全部领域做一浏览,人们就会发现其中的无知和欺骗是显而易见的,中国人最好的医学理论是建立在空想、臆测基础上的。

来福建的著名传教士麦嘉湖认为,中医的弊病之一就是因循守旧,不思进取。"中国人不相信在医学上有独创性的发展,他们认为,今人的身体构造与古人没有什么不同。既然足智多谋,才华横溢的古人已经研究过人类的疾病,并为后人留下了他们发现的结果,那么现在的人只要确定无疑,充满信心,平平静静,舒舒服服地接受那些书中记载的处方就行了。"①对于中医诊断的重要步骤——切脉,麦嘉湖认为是不科学的,从他的描述中,我们可以明显地觉察到他总体上感觉通过脉象诊察疾病没有道理。为了验证自己的观点,他特地请了一个中医为其患病的佣人诊断病情。"他让病人坐在自己的面前,用前三个手指给其左手诊脉。他诊脉的样子看来很好笑,因为他不停地移动手指,就仿佛是按动钢琴的琴键一样。三分钟后,他又将手指换到病人的右手上,继续重复上面的检查。我问他为什么双手的脉搏都要测?'难道它们的跳动不是完全一样吗?'我问道。'对!'他回答道,'它们绝对不一样,我给他的双手诊脉就是要找出他的病根之所在。整个身体。'他继续说,'分成十二个腔室,六个归左边的脉,六个归右边的脉。因此我检查两边的脉来看看是哪个腔室受到了感染'。"对于腔室理论,麦嘉湖评价道:"中国人在这点上,非常迷信。"②

中医理论的落后,在西方人看来,主要是由于中国解剖学的落后所致。福州美部会的柯为良医生认为中国医学书籍对骨骼、经络、脏腑的记载错误百出,不胜枚举。他荟萃西医有关论著,编译了《全体阐微》(1881年福州圣教医院出版,附有插图260幅)。柯医生强调了解剖学的重要性,他认为"实部位之大成,为医学之根本,俾学医者由此入门,明部位而究病源"。对于中国人关于解剖学的观点,英国人德贞特别指出,中国人都认为解剖学很残忍,但实际上,中国刑法中的剖心之戮、凌迟之罚、分尸之刑都有过之而无不

①　麦高温(麦嘉湖).中国人生活的明与暗.北京:时事出版社,1998:190.
②　麦高温.中国人生活的明与暗.北京:时事出版社,1998:193-194.

及。德国传教士花之安也认为,中国医学的不发达主要是缘于中医缺乏解剖学的知识,"泰西医学,在医局死者,国家任医生剖之,以教授生徒。另有全身人骨图形,及铜板、钢板之人图像,甚为清楚细致,互相较阅。故能得其实。此皆华医之所无"。①

英国人合信在《西医略论》中系统阐述了他的中医观。他认为,中医之所以落后,主要有以下几个原因:第一,中国医生缺乏严格的考试制度,"西国医士,必须屡经考试,取列有名,方准行世。其贵如中国举人、进士之名,其法略如中国考取文士之例,所以习之者精益求精。中国医士人自为之,不经官考,不加显荣"。第二,中医不重视解剖学。"人身脏腑百体,如钟表轮机,若不开拆看验,无以知其功用及致坏之由,是以西国准割验死者……许医局剖割以教生徒……故西医皆明脏腑血脉之奥。华人习医无此一事,虽数十年老医,不知脏腑何形。遇奇险不治之症,终亦不明病源何在。"第三,中国医政不完备。"中国唯京师设太医院衙门,其各省府厅州县虽有医学名目,多系具文。"第四,中国的医学病症命名不科学。"有名实不符者,如睛珠变质,误称缘水灌瞳神之类","有虽有其名,实无其病者,如淋症则妄称气淋,眼症则妄称五轮八廓之类","有误以症状为病名者,如热有炎症之热,有热症之热,中土概称为热,则混淆无别"。对于中医诊断最根本的脉诊,合氏认为,"至脉诊,西法计分十种,曰浮沉迟数壮弱大小柔硬。至数验以时表,取其旋运有准。若华人用鼻息呼吸,恐有迟速长短,不如时表之准。中国所分三部九候,实难凭信"。人体血液循环不止,医生在诊断时应综合各种情况全盘考虑,"若专按脉推求,如谓按寸而知病在心肺,按关而知病在肝脾,按尺而知病在肾,决无之理。盖周身脉管,皆由心系总管而出,散布四肢百体,流行贯通,岂两手寸许之管五脏六腑,遂偏系于此也。西国每剖两手脉位,见其管的如鸡翎之管,循臂而上,渐上渐大。上至颈项,即与颈中脉管通连,直达至心而止,并不与他脏相属。何以知各脏之脉,必现于此也?且直通一管,何以知三指分部必不紊也?故谓一脉可验周身之病则可,谓某部之脉独决某经之病则不可也"。② 合信对于中医的见解,表明他曾对中医进行

① 花之安.自西徂东.上海:上海书店出版社,2002:207.
② 以上参见合信.西医略论.上海:仁济医馆,1857.

了深入的研究。

众所周知,以 1543 年维萨里《人体的构造》和哥白尼《天体运行论》的发表为标志,西方医学开始走出神学的领域。17 世纪时,尽管解剖学在医学上已经证明了它的重要性和科学性,但并不为一般的普通民众所接受。人们普遍认为解剖令人作呕,"从历史上看,教堂与政府一样多地参与了赋予开业医师合法性的活动,地方牧师常常被授权不仅医治人的灵魂,同时也医治人的肉体。另外,巫婆、草药医生、行善者、接生婆、巡回卖药的小贩、女庄园主、江湖郎中、冒牌医生等都要提供意见并建议用什么药"。① 西欧 17 世纪的社会习俗,还不允许对病人做详细的身体检查,医生主要是根据病人的主诉和外部特征进行判断,基本与中医无异。因此近代来华西方人对中医的上述看法,其实是忽视了他们先前的历史,而以其所接受的近代西方医学为参照物来考量中国的传统医学。

(二)西方人对于中药的理解

1840 年之后,世界范围内的药物学发展吸引了大批西方人对中国药物学的兴趣。在西方人眼中,除了人参和少数一些草本植物外,中药几乎是不可思议。他们看到中国人把喝蝎子汤作为一种治疗感冒的方法,在舌头上针灸治疗痢疾,用老鼠肉治疗秃头,把蜥蜴看作是治疗所谓肾虚疲惫的补药,将铁屑当成止血剂,等等,真的感到匪夷所思,并将之作为中国落后和愚昧的标志。即使是对中医颇有研究的合信医生,对中草药也多有批评,认为中医所用的某些药物,实际上没有什么作用。"其中有大用者,如人参、大黄之类是也;有无用者,如龙虎骨之类是也。诸家注解大概以色味配五行,分属脏腑,岂知药物必先入胃,有色化为无色,有味化为无味,无因色味不同分入各脏腑之理也。有谓食猪腰则补内肾,食脑则补头昏,食脚则补足力,尤属臆断。盖食物必先入胃消化,由胃至小肠,与胆汁、甜肉汁会合,榨出精液。众小管吸之,运至会管,达于心而为血。如果所食之物有益,则周身皆与其功,无独益一处之理。"②

① 威廉·F. 拜纳姆著,曹珍芬译.19 世纪医学科学史,上海:复旦大学出版社,2000:3.
② 合信.西医略论(药物论).上海:上海仁济医馆,1857.

　　由于对中药存在偏见,即使是对于一般的常用药物,他们在论述时也多采取讥讽的态度。如经常用来退烧的梨子,在传教士麦高温的笔下也变成了"异物","除外观相同外,这种梨与我们家乡的梨有很大差别。它们几乎毫无味道,硬得几乎要用斧子来砍。目睹一个满脸通红、眼里布满血丝的病人,有气无力地努力咬着这坚如岩石的梨,以期解渴退烧的情景,实在令人可怜"。^①麦嘉湖认识到,在中国食品被分成热性和凉性两类。当一个人病倒了,他的血液循环变慢,浑身乏力,丧失了生命的活力,那一定是由引起体内燥火的食物及药物所致。相反,如果他在发烧,脉搏过速,就要使用凉性的药物。对于一个需要服用凉性药物的病人来说,麦嘉湖感觉中国的做法有点不可思议,"若你建议给病人喝些更可口更有营养的牛奶,就会有人提醒你,牛奶属热性,喝了它会助长病人身体中的火气。由于中国人非常相信那些能够给身体带来健康的食物,在吃了之后会引起致命的后果,因此许多人慢慢地饥饿致死了"。^②在西方人看来,中药都"来自植物王国,绝大多数是没有什么效验的草药"。另外还有许多"奇怪而可憎的东西,比如说,蛇皮、化石骨头,犀牛或公鹿的角屑,蚕和人的分泌物,石棉、蛾、牡蛎壳,等等"。^③由"奇怪而可憎",我们便不难看出西方人对中药的态度。

　　中国古代伟大的药物学家李时珍,以其毕生精力,在广收博采和实地考察的基础上编著的《本草纲目》,集我国 16 世纪以前药物学成就之大成,共收录了中药 1892 种。李时珍根据古籍的记载和自己的亲身实践,对各种药物的名称、产地、气味、形态、栽培、采集、炮制等做了详细的介绍,并通过严密的考证,纠正了前人的一些错误。《本草纲目》从 17 世纪起,即被世界各国所普遍接受和认可,对世界自然科学也有举世公认的卓越贡献。对于这样一部闻名于世的巨著,来华西方人也做了吹毛求疵的评述,"《本草》的药物学部分和中国人的治疗方法之所以引起我们的兴趣,是由于它只是一种新奇的东西,至少就他们的医疗观点允许我们估计其文化状态的情况而言。我们的药物学从《本草》中学不到更多的东西……总的看来,《本草》对植物

　　① 麦高温.中国人生活的明与暗.北京:时事出版社,1998:97.
　　② 麦高温.中国人生活的明与暗.北京:时事出版社,1998:197.
　　③ 卫三畏.中国总论.上海:上海古籍出版社,2005:667.

的描述是非常不能令人满意的"。① 尽管来华传教士卫三畏对《本草纲目》进行了详细的分析和描述,并对李时珍本人及其巨著做了较高的评价:"事实上,这部书比以前所有的著作大大前进了,以至于阻碍了这一学科的后来作者。李至今可能是用自己母语的第一个,也是最后一个严谨的纯自然科学家。"但基于其特定的思维模式和认知方式,卫三畏依然将书中许多疗效显著的疗法视为无稽之谈,"整部巨著充斥着这样的奇谈怪论"。②

(三)西方人对于中国医生的观察理解

对于中国医生的形象,西方长期流行着一个笑话。据说,中国的医生总是在夜间为他医死的病人的灵魂在门外悬挂灯笼。"有一天,一个人去看医生,发现医院门前只挂了一盏灯笼,心里挺高兴。但紧接着,他就害怕了。因为他发现这个医生才开业一天! 这个故事一般都会惹得人们哄堂大笑。它是许多欧洲人熟知的,关于中国的故事之一。"③ 这个笑话本身就典型地体现了西方人对中国医生较为粗浅的感性认识。

在他们眼中,所谓的中国医生,其实就是迂腐尖酸的书呆子,冒充内行的江湖郎中,与看相算命的占卜者组成的一个混合体。中国的医生被他们看成是对化学、生理学、解剖学一无所知的骗子。在厦门,随处可见一些看起来令人尊敬的长者摆放着既算命又治病的流动铺位,"他往往身兼医生和占星家双职,在一小张红纸上既开药方也写占卜,然后郑重其事地交给轻信的顾客"。④ 在俄国一外交官眼中,在中国,"任何人都可以从事医生职业。这里既没有为从事医疗事业的人制定的级别、标准,也没有从事医疗治病的医院、解剖室,更没有任何行医规范。只要穿上象征医生职业的长衫,看病时作出阴沉的,但略显懂行的神态,再说出一些中草药的名称,那么他就可

① 约·罗伯茨.十九世纪西方眼中的中国.北京:时事出版社,1999:72.
② 卫三畏.中国总论.上海:上海古籍出版社,2005:261.
③ 卫礼贤.中国心灵.北京:国际文化出版公司,1998:153.
④ 老尼克,钱林森译.开放的中华:一个番鬼在大清国.济南:山东画报出版社,2004:81.

以看病当医生了"①。正因为如此,在来福建的外国人眼中,所谓中国医生,其实就是一群不学无术的骗子。一位满脸脏兮兮、油乎乎,衣服上积满了污垢,浑身脏得人们都不愿用一副钳子碰一碰的中国人,很可能就是一名非常有名望的医生。对于典型的中医医生形象,麦嘉湖描述道:

> 通常,人们只要看他一眼,就能从他那副落魄的饱经风霜的模样上了解到他的经历。很显然,他生活坎坷,没有取得过任何什么大成就。他在衣着方面下了很大的工夫,来维护自己的体面。他所穿的衣裤虽然破旧、褴褛,但却作过最精心的修补,因为它们要是更破些,就无法满足他所从事的职业的需求了。他的鞋子很难看,仿佛随时准备甩掉这个穷鬼而自行消失。由于这个国家的人们大都赤脚行走,或仅在旅行时穿上草鞋,因此对这个人的打扮,他们也就见惯不惊了。

> 对于那些尚未入门的人而言,似乎可供其施展医术的存药并不多。几束干树根和失去汁液的青草,黑色难看的蛇肉,还有在中国医学上享有盛名的草药,这些都毫无吸引力地摊开着。还有一些已经腐烂的,毫不(无)卫生的牙。这些牙曾是别人的口中之物,现在又准备为那些不幸掉了牙的人服务。不过这个人并没有把发财的希望寄托在汤药和成药上,而是在自己的智慧上。……这类江湖郎中的人品尽人皆知,可总有许多人中他们的圈套。一个生病的中国人,随时准备服任何药,听取任何人提供的意见。②

中国医生整体不学无术的形象,源于中国缺乏完善的医学考试和教育制度。对于中国医学教育问题观察较为细致,认识较为深刻的是明末清初的著名来华耶稣会士利玛窦,他说:"这里没有教授医学的公立学校,每个想要学医的人,都由一个精通此道的人来传授。在两京(南京和北京),都可以通过考试取得医学学位(指通过太医院考试)。然而这只是一种形式,并没有什么好处。有学位的人行医并不比没有学位的人更有权威,或更受人尊

① D.马克戈万,脱起明译.尘埃——百年前一个俄国外交官眼中的中国.长春:时代文艺出版社,2003:147.

② 麦高温.中国人生活的明与暗.北京:时事出版社,1998:197-199.

重,因为任何人都允许给病人治病,不管他是否精于此道。"①在中国的从业者也不需任何证书和证明,而那些无知平庸的江湖郎中却能为人们容忍。任何一个人只要他选择行医,他就能去做医生。从业者往往给病人号脉,它能为医生提供一些疾病的线索,医生通过这种子方式假装确诊疾病的性质,以掩盖他的无知。"在中国,无论是男人还是女人,人人都可以不受任何限制地公开地行医。而在英国,对行医是有严格限制的,只有学医的人才能从事这一职业。中国没有大学考试,没有医院,没有对医药学和解剖学的研究,行医也不需要烦人的执照。只要那个人有一件长衫,一副有学识的面孔——就像在英国常见到的那种人一样,以及对于汤药和成药的肤浅知识,他随时都可以治疗令西方一流的内科医生头疼的疑难杂症。"②

①　利玛窦.利玛窦中国札记.北京:中华书局,1983:34.
②　麦高温.中国人生活的明与暗.北京:时事出版社,1998:189.

第四章

中国近代社会的医患关系

人类社会自有医疗实践活动以来，出现疾病的求诊和治愈的要求，自然而然，医患关系也随之诞生。伴随着医学技术和医学组织从古至今的不断演变发展，人们对于医患关系的观察和思考从未有过间断。医患关系的概念随着医学的产生和发展而逐渐演变，又会在不同文化传统的国家区域上演不同的故事。

中国医学起源甚早，并在中国传统社会体系和思想文化土壤中，孕育和形成一套迥异于西方的医学体系。这种特殊性亦生动地体现在医患关系的构建上。美国宾夕法尼亚大学科学史系的席文教授(Nathan Sivin)曾独具慧眼地指出中国医学史最具当代意义的一项，便是传统中医的医患关系。席文先生言中之意，即用历史文化视野观照中医医患关系，通过史料的整理、分析和研究，勾勒出传统中医医患关系的历史面貌，挖掘其中的得失经验，有助于深入认识现代医患关系中存在的诸多的问题，从而为当代医患关系的构建提供历史经验和智力支持。医患关系在中国社会经历了漫长时间的演变和运作，又缘由医患关系的问题并不是每一个时代都保持相同的面貌，它是会随着时代的发展而有着差异性表现。

笔者虽然重点关注的是近代中国医患关系，但鉴于历史存在的连续性，因此也牵连古代医患关系的相关问题进行阐释。首先，选择古代医患关系信任构建的主题，展示中国病人在医患关系中主动施加影响的一面，他们并不是单纯地接受医疗技术治疗，而是深度地参与到医患关系乃至医学的嬗变过程中；其次，将因果报应观念促进中国古代医者道德行为作为考察对象,细致观察果报观如何一步步嵌入传统医学伦理道德体系之中,结合古代社会情境,缕析其思想来源,探究其在古代医学伦理道德体系中得以凸显的原因,从而汲取出有益于中国医学伦理道德提升的历史经验。在近代中国医患关系问题上,笔者选择了中医药诉案医疗鉴定和医院社会工作这两个以往为学界所忽视的观察案例,进行重点观照,一方面体现近代医患关系蕴含的复杂性和多元性,另一方面分别看到中、西医界,在面对医患关系日益紧张情势之下所开展的具体因应行为。

第一节 中国传统医患关系中的信任问题

在古代中国社会的时代背景下,中国古代医患关系的内涵及其意义极其丰富。因为医患关系有广义、狭义之分,其所包含的内容颇多,涉及医者群体、病患群体、病人家属等群体之间纷繁复杂的联系和互动。鉴于这种状况,观察视角的选择尤为重要。笔者尝试从古代病人的角度出发,依赖中国古代众多医学事迹和医家言论史料,剖析中国古代社会病人在医患关系中所扮演的角色,侧重于病人及其亲属朋友两类群体对医患信任关系构建所发挥的影响,关注古代医患关系信任环节如何构建的历史面貌。

一、古代医患关系"信任"问题的提出

众所周知,一项具体的医疗技术行为能否奏效,医术精湛的医生固然不可或缺。但倘若没有一位配合的病人,圆满的医疗效果显然无法达致,情况严重者更会使病情加重加深,正如清代医者徐大椿所指出的,"天下之病,误于医家者固多,误于病家者尤多"。[①] 其实在中国古代医学的原始萌芽时期,医家就已经认识到医患之间的信任和互动是医疗过程中不容忽视的环节。这种医疗观念,最早可以追溯到春秋战国时期扁鹊提出的"病有六不治"治疗理念:"骄恣不论于理,一不治也;轻身重财,二不治也;衣食不能适,三不治也;阴阳并,脏气不定,四不治也;形羸不能服药,五不治也;信巫不信医,

---

① (清)徐大椿.徐大椿医书全集.医学源流论.卷下.北京:人民卫生出版社,1988:223-224.

六不治也。有此一者,则重难治也。"①

观察《史记·扁鹊仓公列传》对于扁鹊的描述内容,扁鹊的诸多医学事迹覆盖着浓厚的神话色彩,其所拥有的望、闻、问、切的诊疗技术达到神乎其技的境界。但扁鹊在"病有六不治"经典论述中,一方面点明了医学实践或者医者在行医过程中自有其无法突破的技艺极限,存在有众多不治的病症;另一方面,被后人所忽视解读的历史信息是,扁鹊已经意识到病人角色的扮演对医疗行为成效所起的作用。扁鹊即使贵为千古名医,但是对病人的不愿意配合(表现为"骄恣不论于理"、"轻身重财"和"信巫不信医")亦感到无能为力。

扁鹊"六不治"的医疗思想并不是其凭空臆想,而是从他的医疗实践中观察总结而来。在扁鹊治愈的许多疑难杂症中,其为齐桓侯诊病的故事最为后人熟知。在扁鹊与病者齐桓侯整个医患互动过程中,扁鹊并未对病人齐桓侯开展具体的医疗实践操作,而是屡次对齐桓侯尚未显露病情的多次提示。司马迁之所以将这一诊疗过程记录下来,显然意在突出扁鹊出神入化的医学技术。后代的医家和医学史家大都侧目于此,极力赞叹扁鹊未病先诊的技艺。

但若从医患关系的角度来解读这则文献,我们会有一番崭新的解读。扁鹊在见到齐桓初始,尚未开展具体诊疗,一眼便观察到齐桓侯的病症。在医生的职业责任感驱使之下,他即刻建议齐桓侯及早医治。但是齐桓侯自身并没有病痛感觉,并且主观认为"医之好利也,欲以不疾者为功",对扁鹊的忠告置若罔闻。因此齐桓侯与扁鹊间并未在最初的互动中建立起医患的信任关系。即便扁鹊早已医名远播,但齐侯还是无法确信扁鹊关于其病症判断的真实性。虽然扁鹊其后一再给齐桓侯明确的指示,言明病情的逐渐加重。但在医疗行为中,医患之间信任关系若未能适时建立,医疗过程便无法开展。一直持续到齐桓侯身体病症外在表现明显,他已能透过身体的病痛体会到自身从健康到病患状态的转换,终于确认自己的"病人"角色,遂转而求助于扁鹊,但为时已晚。

---

① (汉)司马迁.史记.卷一百五.扁鹊仓公列传.影印文渊阁四库全书.第244册.台北:台湾商务印书馆,1983:690.

130

从扁鹊望齐桓侯面色这个病例中,我们看到患者如果对医者信心缺失,所面临的尴尬局面就是:一方是洞察病因先机却又无能为力的医者,对面一方是执迷不悟,却握有诊疗决定权的患者。其实在扁鹊的"病有六不治"中,扁鹊对医患之间的互动和调适问题,就提出了"信"的解决之道,将病患对医者的信任视为医患关系良好互动的基石。这亦如明代医家张介宾对病患择医视病行为曾提出的逆耳忠告,"又若病家之要,虽在择医,然而择医非难也,而难于任医"。① 由此可见,中国古代众多医家都意识到医疗成效不能仅依赖自身的医疗技艺,亦须仰仗病患对医者的信任寄托。在二者之中,有时后者的作用显得更为重要。若没有病患的积极配合,治疗活动根本无法进行,虽如扁鹊这样的杏林旷古奇才,也只能徒叹奈何。

二、古代医患关系信任问题的剖析

在上文扁鹊望齐桓侯之色历史文本中,我们看到病人在医患关系信任构建中不可或缺的角色体现。但正如我们在文章引语已揭示的,古代医患关系不仅仅局限在医者与病患两类群体的互动和调适。广义的医患关系是"以医生为主的群体(医疗者一方),与以患者为中心的群体(就医者一方),在诊疗疾病与预防保健康复中所建立的一种相互关系"。② 因此我们在深入分析制约中国古代医患信任关系构建时,应该将医疗活动所涉及的各类群体都纳入考察视野中。

若从医患关系的一方——医者群体来看,他们要凭借精湛的医术和崇高的医德,才能获致病患的信任。关于这一方面,我们阅读以孙思邈《大医精诚》为代表的历代中医关于医德的典籍文献就可洞察到。与古代优秀医家对医患关系自觉性认识相反,我们长期以来对以患者为中心的群体(就医者一方)对医患信任关系形成上的制约问题,却一直比较忽视。通过各种历史材料的爬梳,笔者尝试从古代就医者一方的角度出发,剖析古代医患关系信任缺失问题产生的缘由。

---

① (明)张介宾.景岳全书.卷三.上海:上海科学技术出版社,1959:76.
② 丁煌,尉迟淦.中国医学伦理学.台北:中国医药研究所,2006:88.

（一）病人对于诊治的不配合

学界传统观念认为，中国古代医患双方由于各自所掌握医学知识的巨大差距，医者群体自然主导着医疗实践活动的进行，其在医患关系中占据主导权。但是我们深入探究中国古代林林总总以医患关系为论述主题的历史文献，发现事实并不尽然。

东汉时期著名医家郭玉，据《后汉书》记载，其在诊治不同社会地位的患者时存在心理障碍，并直接影响到他看病行医的效果。郭玉看病实践中，"虽贫贱厮养，必尽其心力。而医疗贵人，时或不愈"①，面对不同社会地位的病患对象时，其治病效果会出现显著的差异。当时的汉和帝刘肇召见诘问，郭玉的回答是，看病是一件非常细致的事，倘若医生无法全神贯注，就很难心领神会，自然就无法提供正确的诊治。因此医疗活动需要病人的配合，以及医患之间默契的形成。可是那些达官显贵，由于身居高位，平日盛气凌人，不太容易像贫贱奴仆那么配合，因此造成诊治效果大打折扣。郭玉分析概括在为贵人病患诊病时有所谓的"四难"，其中首条即是"自用意而不任臣（笔者注：郭玉）"。由于这些贵人病患对医者的不信任，郭玉只能叹息自身"以恐惧之心，加以裁慎之志，臣意且犹不尽，何有于病哉？"②由此可见，郭玉的医疗技艺没有问题，问题出在接受诊疗的病人。病人对于诊治的配合程度，成为医患信任关系能否构建的基础。

宋代医官寇宗奭对病患不信任医生亦有深切体悟，他在《本草衍义》中对医患关系信任缺失的问题有过分析，认为"病家不治，不惟医家之罪，病者的过失亦有责任；医者不可不慈仁，病家不可猜鄙，否则招祸"③，他点明彼此信任的医患关系是治病的基本条件。书中详细列举出"病家十要"，并且指出："不可治者有六失，失于不审，失于不信，失于过时，失于不择医，失于不

---

① （南朝）范晔．后汉书．卷一百十二下．影印文渊阁四库全书（第253册）．台北：台湾商务印书馆，1983：605.

② （南朝）范晔．后汉书．卷一百十二下．影印文渊阁四库全书（第253册）．台北：台湾商务印书馆，1983：605.

③ （宋）寇宗奭．本草衍义．卷一．北京：人民卫生出版社，1990：8.

识病,失于不知药。六失之中有一于此,即为难治,非止医家之罪,亦病家之罪也。"①在寇宗奭提出的这些针对病患的要求中,将"失于不信"放置在"失于不审"后面,即向病患提出一个明确忠告,在对众多良莠不齐医生进行审查、判断,一旦找到医术精湛的医家,就要在之后的治疗过程中对其抱以最大的信任态度。

根据相关学者的研究,医疗态度与医疗行为之间存在一定的逻辑关系。病患个体倘若在心理层面对治疗的医生不加以信任,遂会表现在一个连续的过程。清代医家徐大椿对此有过真知灼见的观察,他认为病人一旦感知到身体症状的出现,选择医生便是其考虑的首要问题。但是患者往往对医生失于审查、辨别,或者"有远方邪人,假称名医,高谈阔论,欺骗愚人。遂不复详察,信其欺妄",或者"有以耳为目,闻人誉某医,即信为真,不考其实"②。在择医时,遇到"有平日相熟之人,务取其便,又虑别延他人,觉情面有亏"③,并不是纯粹地对症寻医,而是结合周围人际来考虑。即使找到医术值得托付的医家,在治疗过程中病情稍微好转但还未痊愈之际,"病者正疑见效太迟,忽而谗言蜂起,中道变更,又换他医,遂至危笃"。④徐氏谈及外界信息对于病患心态的影响,病患个体由于心态的起伏波动,促使他们经常在面对医生时,在或信任或狐疑两者之间游移不定,最终影响到医患之间信任的构建。

中国古代病患对医者的猜忌、不信任发展到极端的状况,就是中国古代社会长期存在的"困医"现象。此荒谬现象,被众多明于医理的人所大加指摘批评。面对病患向医生隐藏所患疾病信息而求痊验的"困医"恶习,明代医家龚廷贤认为病家"延医至家,罄告其所患,令医者对症切脉,了然无疑"⑤,应将所患疾病的症状如数告诉医者,如此医者才能辨证施治而愈疾。

---

① (宋)寇宗奭.本草衍义(卷一).北京:人民卫生出版社,1990:8.

② (清)徐大椿.徐大椿医书全集.医学源流论(卷下).北京:人民卫生出版社,1988:223-224.

③ (清)徐大椿.徐大椿医书全集.医学源流论(卷下).北京:人民卫生出版社,1988:223-224.

④ (清)徐大椿.徐大椿医书全集.医学源流论(卷下).北京:人民卫生出版社,1988:223-224.

⑤ (明)龚廷贤.万病回春.朱广仁点校.天津:天津科学技术出版社,1993:554-555.

清代医家刘清臣亦曾谈及:"病家延医,务要实心恭敬,未看病时,说病原由,不可令其猜病。东坡云:吾求愈病而已,岂以困医为哉!不知医为尔所困,尔之身更为医所困矣。延医者其知之。"①

从上面所举史料来看,中国古代社会患者群体并未因为自身医学知识的缺乏,而在医疗实践和决策过程中失去参与和决策权力。相反,由于病患群体对于医者的猜忌和不信任,直接制约了医患关系良好互动氛围的形塑,并对医者的治疗效果造成消极影响。我们从众多古代医家对此问题的呼吁中洞察到,病患对医生不能真诚依赖,便会失去治疗的共同基础。

(二)病患家属朋友的负面效应

在近代西方医学传播到中国之前,传统医学主导下的中国医疗制度,涉及医疗和护理等方面,大都呈现家庭医疗的空间形态。古代中国社会医生行业亦表现出单独、分散执业的状态,或坐堂开业,或应病患延请上门视病问诊,医疗单位是以医家而非医院的形式出现。医生对病人的诊察、辨脉、开方以及病人家属朋友照方抓药、护理病人等过程,皆在家庭内部中完成。因此古代医疗制度所特有的家庭医疗空间色彩,也渗透到医患关系信任环节的形成过程中。病患家属朋友凭借其对患者的亲疏关系和"非专业"的医学知识,对患者的治疗过程施加影响。此种影响或有利于治疗成效的取得,但在更多的时候,其在医患关系信任环节构建中呈现出负面效应。

对此负面效应,唐代王焘借其长期的学医和视病经历,曾有独到的剖析,他观察到"世间大有病人,亲朋故友远来问疾。其人曾不经一事,未读一方,自聘了了,诈作明能,谈说异端。或言是虚,或言是实,或云是风,或云是蛊,或道是水,或云是痰。纷纭谬说,种种不同,破坏病人心意,莫知孰是?迁延未定,时不待人,欻然致祸,各自散走"。② 王焘指出病人的"亲朋故友"在探访之际,并未考虑到自身医学专业知识的缺乏,仅仅借着浏览些许医经方剂,就"自聘了了,诈作明能,谈说异端",在病榻之侧随意谈论医理是非,并给患者提供莫衷一是的诊治建议。而此造成的后果,就是"纷纭谬说,种

---

① (清)刘清臣纂辑. 医学集成. 凡例. 博文堂,1914.
② (唐)王焘. 外台秘要. 北京:人民卫生出版社,1955:504.

种不同,破坏病人心意",拖延了病人的治疗时机,以致到了无可挽救的地步。王焘对此现象的指责,一方面意在突出医学作为一门治病救人的专业知识,并非人人都可轻易涉足;另一方面,若以医患关系构建的视野对此观照,王焘显然意识到在家庭医疗空间之下病人周围的亲属朋友群体,正在侵蚀医学专业知识的掌握者——医生在医患关系的话语权力。

明末医家李中梓关注病患家属朋友在医患信任关系构建中的角色,亦给后世留下思考与阐述。他在《医宗必读》中详细剖析了医生在与病患治疗沟通过程中,对于"旁人之情,不可不察"[①]。他细致分析了病患周围的"旁人",昧于医理,发表与病情未必相符的论断,甚至妄肆品评医者医术高下。这类"旁人"的是非言论,造成医者经常要面对"或尊贵执言难抗,或密戚偏见难回"的尴尬局面,无法专注、独立地施行治疗。对于病患而言,由于"旁人"对其施加的心理影响,造成频繁换医、试医的行为。在为病患推荐医生环节,"旁人"不是从延请真医目的出发,更多的时候是"有意气之私厚而荐者,有庸浅之偶效而荐者,有信其利口而荐者,有食其酬报而荐者"[②]。由于旁人不负责任的言行,严重影响到医患之间彼此信任基础的形成,因而时常导致医者畏于"旁人之情"而退出治疗过程,最终受到损失的还是病患自身。

到了清代,医家徐大椿对于病患亲朋好友不负责任的治疗建议、荐医现象,亦提出警告之辞,"有因至亲密友或势位之人,荐引一人,情分难却,勉强延请,其误五也;更有病家戚友,偶阅医书,自以为医理颇通,每见立方,必妄生议论,私改药味,善则归己,过则归人,或各荐一医,互相毁谤,遂成党援,甚者各立门户,如不从己,反幸灾乐祸,以期必胜,不顾病者之死生,其误七也"。[③] 通过以上王焘、李中梓、徐大椿医家的言论,我们看到了医疗治疗能否成功,有一位配合的病人是不容忽视的环节。除了病人之外,亲朋好友对医疗行为的成效亦会产生不容忽视的影响。

① (明)李中梓.医宗必读.王卫、张艳军等点校.天津:天津科学技术出版社,1999:8-10.

② (明)李中梓.医宗必读.王卫、张艳军等点校.天津:天津科学技术出版社,1999:8-10.

③ (清)徐大椿.徐大椿医书全集.医学源流论(卷下).北京:人民卫生出版社,1988:223-224.

正如李中梓告诫医者要了解、应对"旁人之情"，提醒我们要关注古代病患家属朋友群体在医患关系信任环节所产生的负面效应。这类群体本身不具有完备的医学知识，却僭越本分，对病患和医生两方都施加其影响，阻碍了医患彼此双方良好互动关系的构建。当病患因为他们"不负责任"的言行而病势危急时，他们却转而"各自走散"。由此我们亦可以看到中国古代医疗行业始终没有妥善协调好专业与责任两者之间的关系。医家群体并未能凭借自己掌握的专业医学知识而奠定自己在医患关系的权威性，引导医疗实践的进行，并随之承担相应的责任。因此他们表面上抱怨病患家属朋友对良好治疗效果达致的阻碍，实质上更是回避因拥有专业知识而随之带来医疗责任的承担，所以放任病患周围人群的意见渗透到医疗空间，并影响到医患关系信任环节的构建。

以上我们着重阐述了病患及其周围亲朋好友两类群体在医患关系信任环节所起的作用。我们将病患对于诊治的不配合，病患周围人群对于病患信任构建的负面效应问题揭示出来，对此问题我们有什么解决之策？在此方面，古代医家亦为后人提供了历史智慧，徐大椿的思考体悟尤其精炼到位，"然则为病家者当何如？在谨择名医而信任之"①。徐氏"谨择名医而信任之"的忠言，道出病患群体在追求互信互赖医患关系所应该秉持的首要原则。

通过对史料的检阅、解读，我们观察到了古代"就医者一方"在医患关系信任环节构建当中所担任的重要角色。他们并不纯粹只是医患关系的被动方而已，而是在具体的医疗实践活动中，与医生一道共同形塑一个彼此互动、调适的医患关系。最后需要交待的是，笔者将"就医者一方"作为考察的焦点，并非认为应完全摒弃考虑医生群体在医患关系信任环节本应承担的责任。医患之间本身就是包含两者互动、调适的复杂关系，医生对病人的主动关怀、沟通亦是医患关系中非常重要的一个思考点。这有待于以后的研究来解决。通过全面深入分析中国古代医患关系的内涵和意义，以古鉴今，可以为当代医患关系的构建提供宝贵的历史经验和智力支持。

---

① （清）徐大椿.徐大椿医书全集.北京：人民卫生出版社，1988：223-224.

第二节 果报观与中国传统医学伦理道德

中国民间俗话俚语里,存有许多诸如"善有善报,恶有恶报","善恶到头终有报,只争来迟与来早"等因果报应俗语。果报观自发轫起,即与社会道德规范紧密结合在一起。正缘由于此,在古代众多史学、文学等典籍中,因果报应的故事传说、劝诫说理随处可见。即便是在科学价值推崇至上的今天,因果报应的观念在民间社会依然根深蒂固,深层次地渗透到广大民众思想道德意识之中,信仰崇奉者遍及社会各个阶层。正如杨联陞观察出"报"是中国社会关系的一个基础,"中国人相信行动的交互性(爱与憎,赏与罚),在人与人之间,以至人与超自然之间,应当有一种确定的因果关系存在"。①

有关果报观在中国的缘起与演变,学界已有相当成熟的学术研究成果,在此不再胪列他们的观点。正是在他们的研究成果启发下,笔者开始思考果报观与医学伦理道德之间的关联。笔者认为,若欲对中国民众生活影响深远的果报观有更深入的了解,中国医学领域中果报观历史面貌的考察,不啻为后世提供一个难得的剖析范本。更为重要的意义在于,深入分析此问题,会为我们洞察中国古代医学道德伦理的构建提供难得的思考素材。因此,笔者重点关注果报观在中国医学领域中所进行的一系列文本建构。透过这些历史文献的解读,追溯果报观在传统医学中的具体运用,并如何嵌入中国传统医学道德体系之中。一方面,在中国历史文化视野下,分析构成传统医德果报观的思想资源。另一方面,在中国古代社会情境中,分析其在古代医家伦理道德体系中得以凸显的原因。

一、传统医德中果报观的历史追溯

在古代中医典籍和医论文献中,有一个极为有趣的现象,那就是除了会将医学与儒家的仁术相提并论外,还会利用因果报应的概念来诠释医学本身的价值。这是一个值得深思的问题,但学界对此现象却一直忽视不见。

---

① 中国现代学术经典(洪业、杨联陞卷).石家庄:河北教育出版社,1996:861.

　　探究果报观在中国医学伦理道德体系中最初的萌芽状态,学界对此没有准确的时间定位。笔者考察现存文献史料,将孙思邈《论大医精诚》篇视为果报观在中国传统医学中的首次运用。历来被医史学界一致公认为中国早期完整而具代表性的医学伦理经典文献——《论大医精诚》,孙思邈在其中一方面呼吁医师应将仁爱视为医疗行为的基本价值,另一方面亦移植传统阴德概念来诠释医学本身的价值,劝诫从事医学行业的人,世间存在"阴阳报施"道德效应。因此为医者应该通过医疗技艺发挥活命行善的作用,从而达到"于冥运道中,自感多福"人生结果。他在文中是如此阐述的:

　　　　老君曰:人行阳德,人自报之;人行阴德,鬼神报之。人行阳恶,人自报之;人行阴恶,鬼神害之。寻此贰途,阴阳报施,岂诬也哉?所以医人不得恃己所长,专心经略财物。但作救苦之心,于冥运道中,自感多福耳。①

　　孙思邈在此援引老子思想而立论,认为人公开或暗中做出有德于人的事,在世间和阴间都会得到相应的报答。反之亦然。他相信果报不但及于今生,而且会延续至人死后的世界。在其信仰世界里,肯定了"冥运道"——即人死后所处的阴间世界的存在,并且会通过报答的关系映射到现世。由此告诫立志于学医的人,应该将医术视为拯救疾厄的手段,在医疗实践中积累善行,从而获取"多福"。

　　在孙思邈之后,唐代宰相陆贽(754—805)在论述医本仁术的观点时,一开始就嗟叹当世一些医者"乘人之急而诈取货财,是则孜孜为利,跖之徒也,岂仁术而然哉!"转而亦结合果报观警醒医者,"比之作不善者尤甚也,天道岂不报之以殃乎!今见医家后裔多获馀庆,荣耀高科。此天道果报之验"。②这种观念与孙思邈在《论大医精诚》所揭橥的果报观相差无几。

　　历史演进至宋代,果报观在劝诫医者注重医德修养方面,屡屡被援引而进行医学伦理道德的阐述与建构,逐渐成为普遍现象。自宋代以降,果报观在传统医学伦理道德层面上,愈加突出了运用阴德和冥报概念来诠释医学价值的倾向。此一特征在洪迈(1123—1202)于宋淳熙十六年(1189年)所撰

---

① (唐)孙思邈.备急千金要方.鲁兆麟等点校.沈阳:辽宁科学技术出版社,1997:1.
② (明)徐春甫编集.古今医统大全(上册).北京:人民卫生出版社,1991:214.

著的《夷坚志》书中得以淋漓尽致的展现。在这本书中,洪迈详细记载了许多有关医药杀人的案例,涉及的主题有医者或恃技勒索而误人性命,或施药不当,等等。而在这些案例中,因果报应的观念常常在故事描述的医者身上发生作用,并与惩恶扬善的主题配合着出现。《夷坚志》虽为志怪小说集,收录的故事大多神奇诡异,笼罩着浓厚神秘色彩。但在其荒诞不经的文字背后,折射出当时社会所关切的医患关系紧张问题。

与洪迈同时代的医家张杲,在其编撰的《医说》中专门列出"医功报应"一目,记述了十二则有关医者遭遇因果报应的故事和传说(近一半采自洪迈的《夷坚志》),以专述医德医风问题。譬如其在《医以救人为心》中道:"医者当自念云,人身疾苦与我无异,凡来请召,急去无迟。或止求药,宜即发付。勿问贫贱,勿择贫富,专以救人为心,冥冥中自有佑之者。乘人之急,故意求财,用心不仁,冥冥中自有祸之者。"①张杲认为宇宙之间存在着神灵世界——"冥冥中",上天会依据众生在世间的言行情况,来进行赏善罚恶。由此,神灵对于胸怀"专以救人为心"的良医与"乘人之急"的劣医,会给予迥异的道德回馈。《医说》中的十二则"医功报应"案例,虽笼罩着浓郁的神话传说氛围,但张杲撰文目的在"隐恶扬善,以医德为尚,语虽涉因果而近于荒诞,然不无警世之意"。②他意在通过这种道德教化,谆谆告诫医生应秉持视病如己的职业态度,专以治病救人为从业指引。

明代的缪希雍在其《祝医五则》中,更是将冥报的观念发挥到极致,其语重心长地言道:"业作医师,为人司命,见诸苦恼,当兴悲悯。详检方书,精求药道,谛察深思,务期协中。常自思,惟药不对病,病不对机,二旨或乖,则下咽不返。人命至重,冥报难逃。勿为一时衣食,自贻莫忏之罪于千百劫。戒之哉! 宜惧不宜喜也。"③缪希雍强调为人医者,就是要解人命于倒悬。这是身为医者的义务与职责所在。身系救死扶伤重任的医者,应该心怀道德的畏惧感,假如在医疗实践当中偏离此医学伦理基本原则,天地将会降下灾祸进行报应。他指出那些践踏医学道德规范的医者,即使生前躲过上天的惩

---

① (宋)张杲.医说.影印文渊阁四库全书.第742册.台北:台湾商务印书馆,1983:227.
② 内容提要.中国医学珍本丛书.上海:上海科学技术出版社,1984.
③ (明)缪希雍.本草经疏.郑金生校注.北京:中医古籍出版社,2002:37-38.

罚,死后亦未能幸免,道德的审判会如影随形般地跟随,正如他所描述的"人命至重,冥报难逃"。缪希雍希望通过"关切医师才品道术,利济功过",从而"仰望来学,俯从吾祝,则进乎道而不囿于技矣"①。

以上我们凭借相关医学典籍,对因果报应观念在中国医学道德伦理构建中的具体运用做了大致地梳理。我们可以观察到,自唐以来,众多古代医家和士人有意识地运用因果报应理念,安排种种善因恶果,以此与医疗现象作一联系,并借由果报关系的情节,使立志于医者知劝,昧于医德者有所警醒,以收教化之功。果报观被广泛运用到诠释医学本身价值的历史现象,亦提醒我们一点,中国本土医学道德伦理的建构并非仅来源于儒家仁术思想,而应将其视为中国多元文化思想土壤催发的结晶。

二、传统医德中果报观的思想来源

中国古代因果报应思想的来源较为多元复杂,简而言之,有两大来源:一是中国本土"报"的思想信仰,二是外来的佛教思想。两者在中国社会先后独自演化,表现出本土与异域的伦理教化色彩,但"经过一个逐渐互相调适的过程,随佛教传入的报应观念,遂与本土的传统调和。约自唐代起,确定从宋代以降,普遍都接受神明报应是应在家族身上,而且穿过生命之链"。② 经过两者杂糅改造的果报观,在理论上更加充实,并在中国古代社会大行其道,甚为流行。此种表现特征,亦在传统医德果报观上得以体现。

(一)中国本土"报"的思想信仰

多数人以为果报观念是佛教从印度传入中国后的产物,其实不然。早在佛教东传至中国之前,中国本土的报应观已然成形,沉淀在中国传统道德规范之中,催生了一系列世间劝善警世的流行话语。美国学者包筠雅就曾指出,善恶报应的宗教思想信仰,自中国有文字记载的历史即发端出现。她推断"认为命运是一种道德报应的观点,充斥着最早的周代文献,包括那些

① (明)缪希雍著.本草经疏.郑金生校注.北京:中医古籍出版社,2002:39.
② 中国现代学术经典(洪业、杨联陞卷).石家庄:河北教育出版社,1996:870.

后来编入儒家经典的东西"。^① 其言不差,儒家经典《尚书》就有告诫世人说:
"作善降之百祥。作不善降之百殃","天道福善祸淫";《周易·系辞》则有
"善不积不足以成名,恶不积不足以灭身"之语,这些话语都揭示了个人行善
为恶必遭致自然和神灵报应的观念。这种报应关系所指对象,亦从个体扩
展至家庭组织,如《周易·坤·文言》曰:"积善之家必有馀庆,积不善之家必
有馀殃。"正所谓近则殃及本身,远则患及于后代。

　　中国本土的道教信仰,亦包含有"报"的观念。道教第一经典的《太平
经》提出了"承负"(命运的分担)概念,强调人一出世即背负先人的善恶行
为。同样地,自己今世所为之善恶,不仅关涉本人,连其子孙也要随之承受
负担责任,接受道德报应。道教吸收先秦儒家德报观,并转化成为道教体系
中的功德观。其实,反观孙思邈在《论大医精诚》篇中的果报观念文字论述,
他的立论虽然声称来自"老君曰",但检阅老子的《道德经》一书,其中并无这
段阴阳报施的论述。但毫无疑问,他显然深受道教经典中报应观念的影响。

(二)佛教业报轮回思想的渗透

　　汉代以降,随着佛教传入中国,并且成为中国古代社会一大宗教,因果
报应信仰更为盛行。佛教认为,众生在尚未达到"神界"之前,总是处于生死
轮回和因果报应的痛苦中。随着业报轮回说广为传播,善恶业报的观念遂
深入到社会各阶层群体的心中,尤其是对以医疗为职业的古代医家群体,影
响尤为巨大。从传统医德果报观的历史回溯中,我们清晰地看到自唐代以
降,医家常常将因果轮回的观念与惩恶扬善的主题配合着来建构医学道德。
兹举一例。

　　明代著名医家朱慧明,在其《痘疹传心录》书中指出:"医道即佛道也。
缘世人沉疴不起,与死为邻。故忽起慈悲,大施济渡,非为利媒也。……业
擅者毫不可忽,而其要则尤当立心正大也。视人犹己,救人为念。至于为财
而坏德,为利而损仁,不惟医家之玷,而覆载所不容也,可乎哉?古云:高低
无二药,贫富一般医。若人能以此存心,则皇天谅不负也。或乃不究书理,

---

　　① 包筠雅(Cynthia J. Brokaw)著,杜正贞、张林译. 功过格:明清社会的道德秩序. 杭
州:浙江人民出版社,1999:29.

妄谈与说,嫉妒忌刻,利己损人,乘病危急,谬求腆贶,则财物为重,躯命为轻。利有方书,秘而不传,如此人者,近则殃及本身,远则患及于后。天道昭彰,疏而不漏,亦可惧哉?"①

朱慧明将医道和佛道各自承载的价值等同视之,并援引"慈悲"、"大施济渡"等凝聚佛家伦理教化的词语,告诫为医者行医生涯必须秉持的职业道义——"视人犹己,救人为念",并提醒医者切莫心存侥幸,缘由"天道昭彰,疏而不漏"。再者,上文我们提及张杲《医功报应》中整理搜集的十二则有关业报轮回的实例和故事,亦反映古代一些医家深受佛教善恶业报说的熏陶,认为幸福的降临,或灾祸的出现都是由于自己在医疗行业所作的善业或恶业而招致。

因此传统医德的果报观,究其实质是古代中国文化土壤孕育的结果,"如果说'善'与'恶'的伦理原则是根据儒家思想来规定的,那么监督和保证这一伦理原则被大家所遵守,则要靠佛教与道教。这种监督和保证最有力量的,就是'因果报应'的想象"。②

三、果报观在古代医学伦理道德体系中得以凸显之原因

透视上文种种果报观念和相关故事传说,似乎感觉古代社会对于庸劣的医生,除了期冀上天降下灾祸来进行处罚之外,对于医者违背医德规范的行径,颇为无能为力。探究其背后的原因,应与古代医事法律制度不够健全,尤其是对患者权益保护的缺失有一定关联。假若法律无法还这些因庸医而承受医疗事故的人一个公道,民众心态就自然转向由上天来为他们讨回本该属于他们的公平与正义。明代医家徐春甫对此有过精辟的分析,他在其《庸医速报》中言道:"凡有治疗,率尔狂诞,妄投药剂,偶尔侥效,需索百端。凡有误伤,则曰尽命。俗多习此为套,而曰医学无难。……幸天道好生而恶杀,速昭其报施。庸横蚤亡,人皆目击。迩有士人被误药而立毙,家人讼之。法司拘而审,律不过笞罪,随释而驰归。未逾年,被贼肢解而死,此非

---

① (明)朱慧明.痘疹传心录.卷一. 医宜存仁、行善获报.参见:(清)程永培编.六体斋医书十种.上海:千顷堂书局,1925:2.
② 葛兆光.古代中国文化讲义.上海:复旦大学出版社,2006:78.

天道之报耶?"①

　　徐春甫举周围曾发生的庸医伤害人命为例,认为受害者家属依赖法律诉讼途径追究责任,最终对庸医来说受罚只不过是"司法拘审,律不过答罪,随释而驰归"。推究而言,古代社会相关医事法律的不健全,由此在面对庸医为虐时,出现不能满足民众正义期盼的尴尬处境。因此人们转而诉诸"阴间法律"的正义幻象,寄托于"天道好生而恶杀,速昭其报施"因果报应观念,并且认为这种报应相较于法律制裁更为"见效"。

　　有鉴于此,我们不妨对徐所处明代的医事法律做一具体考察。《大明律》是明朝的基本法典,它上承唐律,下启清律,为中国历代法典中集大成者。通过检阅,我们发现其中对医生的录用及从医做了相应规定和限制,亦对合和御药错误,使用毒药杀人等做了规定。但相关法律条文零星而且简陋,譬如针对庸医杀人的处罚以及医疗事故责任方面,规定如下:

　　　　凡庸医为人用药、针刺,误不依本方,因而致死者,责令别医辨验药饵、穴道。如无故害之情者,以过失杀人论,不许行医。若故违本方,诈疗疾病而取财物者,计赃准窃盗论。因而致死及因事故用药杀人者,斩。②

　　条文中对于庸医杀人的处罚分成能医与不能医。如果经由专业人士判断,此医者承属无心之过,在医疗过程中失当而致病人死亡,在法律的责任部分,只限定他不许行医而已。如果是具备专业知识的医者,为牟取暴利而将药品作错误的使用,属于蓄意杀人的部分,才以死刑论处。换言之,在法律的规定部分,关于明代庸医误人的情况存在悬殊的差异。那么不具备医学专业知识的地方官员,该如何去鉴定医者是"无故",抑或是"故违"? 即使是"责令别医"来检验,病患家属时常亦认为存在同业暗助的嫌疑,第三方医者判断的公正性又该如何保证呢? 法律条文对此都没有给出清晰的界定。

　　其实中国医事法律制度建设的滞后,不单明朝表现如此,即使到了民国时期,政府制定的刑法"虽然有医药条款,但不是专门的医药法规,医师与患

---

　　① (明)徐春甫编集.古今医统大全(上册).北京:人民卫生出版社,1991:213-214.
　　② (明)徐溥等撰,(明)李东阳等重修.明会典,卷一百二十九.影印文渊阁四库全书(第618册).台北:台湾商务印书馆,1983:315.

者的权益都无法得到保障。关于医事纠纷的处理,此时也无明确、统一的法律规定"。① 民国保护病患权益的法律尚付之阙如,遑论还处在封建时期的明朝。

因此以法律意识而言,假如世间的法律法规不能期冀信任,假如人间的罪恶得不到有效的惩罚,那么民众就转而把希望寄托于超验的神灵,实施精神的惩罚。这成为一种无奈乃至必然的选择。通过道德报应机制,民众多少可以获取一定的心理补偿。古代中国医学领域建构的种种因果报应事例,就具备类似的功能。总之,这类报应体现出来的意涵乃是"罪与罚"之间的一种精神平衡——对医者进行罚恶赏善,或者有罪必罚。

由上得知,果报观源于中国本土传统"报"的思想和外来佛教业报轮回的渗透,并演化成为流行中国民间社会的普遍信仰。这种信仰亦深刻影响到中国古代医学,尤其在医者的道德自律和伦理约束层面上得以彰显。客观地说,果报观在一定程度上对医者的医疗行为和医德修养,起着劝诫和约束作用。众多警世性的因果报应伦理和叙事文本,激励古代医家自觉加强医德修养,提高医疗技术,并对医学职业心怀敬畏感。进而论之,古代医事法律的缺陷不足是果报观在中国医学伦理道德体系中凸显的实质原因。于此,亦启示我们在当下应结合考虑道德教化和法律约束两者在医学伦理道德上的作用,积极去探索医事法律和医学伦理的有效兼容。

第三节 近代中医药讼案与医疗鉴定

民国时期医患关系日渐紧张,因各种医疗纠纷而导致的中医药讼案纷至沓来,由此带来的医疗鉴定问题成为司法界、医学界和社会大众关注所在。民国中医界重视医疗鉴定权,反对由西医单方主导医疗鉴定,通过由职业团体、学术团体、医学院校等主体设立各类医疗鉴定机构,不断提升医疗鉴定的客观性和专业性。

---

① 张大庆.中国近代疾病社会史(1912—1937).济南:山东教育出版社,2006:212.

一、近代中医药讼案鉴定产生的时代背景

20世纪初中国社会,医患纠纷及医疗事故诉讼呈现愈演愈烈之势。曾有医师感叹道:"这几年,国内各处,尤其是上海吧,因病家对于医师的纠葛事件而涉及讼事的,实在不少。这在我们医界本身说,着实可以说是'医讼年'了。"[①]对此局面,民国中医师亦感同身受,实际上较于西医,他们更易被病家缠讼不休,"刓因中医为形而上之学,聚讼所在。道旁筑舍,尤易授人乘虚攻击之柄。业医者更多未谙法律,遂致任人播弄,饮恨难伸"。[②]由此可见,民国时期"医讼案件纠纷,此为今日医界最头痛之事。无论中西医,皆不能免"。[③]

医讼案件与其他类型司法案件相比,有其特殊性,常常牵涉医学专业知识,但"医学之事,尤非专家不能明了,则除询问案情而外,其惟一之证据为医者所处之方药。于是鉴定药方之问题,遂因之发生"。[④]具体而言,在医讼案件处理中,司法机关需结合医学知识,以回溯、检视医生在治疗中是否存在过失。但由于司法人员本身知识结构所限,所谓"法院之法官,其深明于法律固不待言,但于医学,其为门外,与普通人无异"[⑤]。因此相关医学组织机构出具的医疗鉴定成为讼案审理、判决的重要参考。为此,民国医界亦一再强调:"医师有无业务过失,纯粹是医学的问题,未经专家鉴定前,法院固不能径行判决医师有罪。专家作成鉴定报告书后,法院之裁判应全部以鉴定意见为根据。"[⑥]民国中医师目睹医讼层见叠出的情势,不禁喟叹:"然今日中医药,在我国所占之范围实较西医药为大,则中医药讼案之兴,正未有已。而其鉴定之重要,又何如乎?"[⑦]他们已然意识到医讼案件中法律鉴证的重要性。

---

① 范守渊.这也是一场医讼.医药学,1937,14(2):45.
② 沈凤祥.病家毁坏医生名誉之刑事责任.光华医药杂志,1934,1(5):33.
③ 佚名.医讼案件纠纷请由正式法医鉴定.神州国医学报,1935,3(10):19.
④ 吴去疾.读国医药方之鉴定权感言.神州国医学报,1932,1(4):9.
⑤ 宋国宾.法官处理医病讼案应有之态度.申报,1934-10-22(15).
⑥ 立信.如何处理医事案件.震旦法律经济杂志,1947,3(11):154.
⑦ 司法行政部训令(训字第6343号).司法公报,1936,155号.

笔者拟在民国中医药讼案纷繁出现的社会背景下,发掘相关文献史料,钩沉此时期中医药讼案医疗鉴定嬗变的重要史实。通过相关文献的爬梳考证,透视民国中医界反对由西医主导鉴定中医药讼案的缘由,并且描述各类医师职业团体、学术社团组织和教育机构对于中医药讼案鉴定的参与和建树,以此阐述此时期中医药讼案医疗鉴定的特点,以此汲取历史经验。

二、近代各类中医药讼案医疗鉴定机构

应时代要求而生的民国中医药讼案鉴定机构,按照鉴定主体分类,主要有职业团体、学术团体、医学教育机构这三种。

(一)中医职业团体

关于医师执业团体在医讼鉴定中的作用,余云岫曾有论述:"医之为术,关人性命。设不幸而遇强暴,诬以过失,意存陷害。当斯之时,不有职业团体为之疏通证明,而一任不知医者论断曲直,危险何堪设想? 此为保卫计,而医师会之不可不立者。"①此处的"疏通证明",显然包括为身陷医讼纠纷的医师给予医疗鉴定证明。此时期的中医职业团体在此方面用力甚多,可谓近代中医药讼案鉴定活动的开拓者。20 世纪 20 年代末,曾有宁波中医协会向司法机关力争中医药讼案鉴定权,可视为民国中医职业团体参与医讼鉴定的先声。

1928 年末,浙江鄞县中医师郑蓉孙、董庭瑶为当地一名未满二周岁的儿童诊治瘄症,小孩最终不治身亡。随之,该小孩家属以医疗过失,将两位中医师状告到法院。翌年的 1 月 28 日,鄞县地方法院检察官冯吉荪考虑此案涉及医学专业,遂将"所开中医药方发交宁波市内西医延佐医院应锡藩西医鉴定"②。随后应氏给出鉴定意见:两位中医师在麻疹未透发时过早使用寒凉药物,"可见郑蓉孙、董庭瑶先后对于张志元疹症,究竟有无已达透发之程

---

① 祖述宪编著.余云岫中医批判与研究.合肥:安徽大学出版社,2006:346.
② 宁波中医协会.为西医鉴定中医方药上卫生部转司法部请予纠正呈文.中医新刊.1929,12:2.

度,并不精密审察,遽处以寒冷药剂,以致疹点未能透发,因而致死。自属玩忽已极"①。检察官冯吉荪"基上事实,郑蓉孙、董庭瑶均系从事医业,各于业务上过失而致人于死"②,提起刑事诉讼。

鄞县地方法院采信西医师对于郑、董处方治疗的鉴定,引起了当地中医师职业团体——宁波中医协会的强烈反对,"认为(此举)非法背理达于极点,中医方药之是否错误应由中医法团鉴定,乃冯检察官无异褫夺中医之鉴定权"。③ 协会在上卫生部的呈文中,反对由西医鉴定中医药讼案,认为非中医专家不足以行鉴定,理由有二:首先,中西医学在理论、治法上存在差异,"中西医术向属异途,中医无西医之学识经验,西医亦无中医之学识经验,是各自为学不能相通,目前中国医界之事实现象也。若西医可鉴定中医之方药是否错误,则木工亦可鉴定缝工之制衣,车夫亦可鉴定海员之航船矣。既非幼所学,又非壮所行,南辕北辙,其误可必"④。其次,有鉴于当时中西医论争方炽的社会氛围,协会认为法院将中医处方交由西医鉴定"似属有意摧残中医","苟任此案成立,则将来国粹之中医无振兴之希望,大多数人业中医者之生命尽在西医掌握之中。生杀予夺,惟其所欲矣"⑤,职业忧患感溢于纸面。

虽然宁波中医协会呈文言辞恳切,但时任国民政府卫生部长薛笃弼在1929年2月12日做出的批示,却泼了他们一盆冷水,"呈及附件均悉,该案既在地方法院涉讼,应俟该院依法讯判。所请转详司法部一节,着毋庸议"。⑥ 不欲就此放弃努力的宁波中医协会,在2月20日再次呈文卫生部,

---

① 宁波中医协会.为西医鉴定中医方药上卫生部转司法部请予纠正呈文.中医新刊,1929,12:3.

② 宁波中医协会.为西医鉴定中医方药上卫生部转司法部请予纠正呈文.中医新刊,1929,12:3.

③ 宁波中医协会.为西医鉴定中医方药上卫生部转司法部请予纠正呈文.中医新刊,1929,12:1.

④ 宁波中医协会.为西医鉴定中医方药上卫生部转司法部请予纠正呈文.中医新刊,1929,12:1.

⑤ 宁波中医协会.为西医鉴定中医方药上卫生部转司法部请予纠正呈文.中医新刊,1929,12:1.

⑥ 宁波中医协会.为西医鉴定中医方药上卫生部转司法部请予纠正呈文.中医新刊,1929,12:3.

表明上书并非是为郑、董开脱指控,而是为求鉴定程序公正,所谓"法律于鉴定人之规定,必具有相当之学识经验。西医对于中医之药方究竟有何学识,有何经验,是冯检察官所为非法已极。职会亦知司法独立,涉讼为郑蓉孙等个人之事,职会所争者只在西医是否鉴定中医药方为合法问题"。① 他们忧虑若西医独掌中医药讼案的法律鉴证之权,则中医师职业前景堪忧。但当时以西医为主导的卫生部,依然不为所动,回应称:"查医药无中西之分,应以科学医为原则。此案以西医鉴定中医,系法院指令办理,本部依法不能过问,所请应毋庸议。"②对协会主张在中医治疗范围内拥有独立医疗鉴定权不予支持。

宁波中医协会的建言虽不获当时卫生行政机构支持,但其质疑西医是否具备中医药讼案鉴定人的资质,和提倡中医应该在其治疗范围内拥有独立的法律鉴证,这些理念都深具价值。正是在像宁波中医协会等职业团体推动下,后世司法机构开始逐渐重视和委托中医职业团体进行相关医讼鉴定。例如 1934—1935 年间,上海地方法院曾就"喉科儿科医生朱子云被控"③和"国医蔡松春等被控过失伤人"④两起医讼,将处方交由上海国医公会进行鉴定。又有 1936 年 11 月 9 日北平地方法院就医士关耀侠治崔某病服药身死一事,委托北平国医公会进行鉴定,"法院抄录原方暨验断书函北平国医公会,嘱为鉴定",并且最终法院"根据鉴定书对该医士宣告无罚矣"⑤。1936 年,太原市中医公会接到太原地方法院鉴定药方公函,"于二月二十六日下午四时,召开全体执行委员临时会议,按本日出席委员为时逸人、张子仁、薛一斋、戴虹溥、赵图南、赵国宏、李翰卿、张文元,并出时逸人主席,共同

① 宁波中医协会.为西医鉴定中医方药上卫生部转司法部请予纠正呈文.中医新刊,1929,12:4.
② 宁波中医协会.为西医鉴定中医方药上卫生部转司法部请予纠正呈文.中医新刊,1929,12:4.
③ 《申报》对此案曾有连续报道:喉科儿科医生朱子云被控.申报,1934-10-20(12);朱子云无罪.申报,1934-11-08(12);朱子云被控案判决.申报,1935-06-11(11).
④ 《申报》对此案曾有连续报道:女科医生蔡松春等被控.申报,1935-03-13(12);国医蔡松春等被控过失伤人讯结.申报,1935-04-02(12);蔡松春等判决无罪.申报,1935-04-09(11).
⑤ 国医砥柱月刊社.北平地方法院尊重国医团体.国医砥柱月刊,1937,1(1):49.

讨论,详细鉴定"。[①]

(二)中医学术团体

民国时期,中医药讼案鉴定另一中坚力量即各地中医学术团体。譬如近代上海著名的中医学术团体——神州国医学会(成立于 1931 年),时常接到法院来函请求医疗鉴定,组成临时鉴定委员会,对需鉴定的处方出具意见。因其"在业界有相当的公信力,在医疗纠纷诉讼鉴定中发挥了重要作用"。[②] 医疗鉴定遂成为神州国医学会的重要会务,其主办的《神州国医学报》记载了该学会处理讼案鉴定的大体流程。例如 1932 年 5 月上海第一特区地方法院函送医方十纸,副状一份请为鉴定,该学会召集执监委员召开临时会议,认为"此案关系较重,为慎重起见,应先推举鉴定委员七人专案审定。即推定徐相任、祝味菊、萧退庵、程迪仁、金长康、孙鉴庵、沈琢如等为临时鉴定委员,组织鉴定委员会,以便详加研讨"。[③] 近代山西最具代表的学术团体——中医改进研究会,更是凭借其官方背景和学术影响,成为山西各级法院中医医讼鉴定的委托对象。[④]

随着需要鉴定案件数量日益增多,地方学术团体逐渐将这种临时性安排转变成常设制度。例如上海国医分馆"于(1936 年)3 月 1 日成立处方鉴定委员会,当由应堂照章延聘本市品学兼优、经验丰富之国医沈琢如、沈仲芳、倪颂兼、巢凤初、徐相任、萧退庵、秦伯未等七人为委员,并指定沈委员琢如为主席"。[⑤] 民国时期,最具影响力的中医药讼案鉴定常设组织有两个,即南京中央国医馆处方鉴定委员会和上海中西医药研究社讼案鉴定委员会。

1935 年 10 月 26 日,中央国医馆公函司法行政部,称有鉴于"各省市国医因执行业务,发生处方诉讼案件,该管法院辄依刑诉第 118 条,委任所在

---

① 太原市中医公会覆地方法院鉴定药方函.医学杂志,1936,88:284.

② 任宏丽,段逸山,杨奕望.民国时期中医药诉讼鉴定案 1 例.浙江中医杂志,2013,48 (1):62-63.

③ 上届会议摘要.神州国医学报,1932,1(3):37.

④ 山西太原市中医改进研究会.大同山西高等法院第二分院嘱本会鉴定药方公函.医学杂志,1936,88:80-82.

⑤ 中央国医馆.令上海国医分馆具报成立处方鉴定委员会仰迳函上海地方法院文.国医公报,1936,3(9):11.

地国医分支馆或医药团体充鉴定人。而当事人以不服鉴定之故,或依同法第 119 条声明拒却,致诉讼无法解决。倘不另筹备补救办法,实不足以断疑案而昭折服"①,拟成立处方鉴定委员会,并向司法行政部建议"嗣后各级法院遇有处方诉讼案件,如当事人不服当地国支分馆或医药团体之鉴定,声明拒却时,拟请原受理法院迳函本馆交由该委员会重行鉴定,以昭慎重"。② 司法行政部采纳此建议,于 11 月 21 日通告各省高等法院遵照执行。12 月 6 日,中央国医馆处方鉴定委员会正式设立③。此后该会受理了众多颇有争议的中医处方,依据学理和经验,出具鉴定报告以供司法机构作为判案参考。譬如在 1936 年 3 月 25 日,其受河南高等法院委托鉴定医师高治安过失杀人案,主席委员周柳亭给出最终鉴定意见:"审查后所投各方,因症候反复,随病用药,方案尚属不差。"但以认为医师治疗过程也存在瑕疵之处,"虽无悖谬之处,但医者宜早将病因脉象、险逆情形,实告病家,知难挽救。乃至痰声曳锯,肢麻身冷,阴阳交脱之顷,犹复勉强进汤药,难免病家怀疑医者用药之失当也"。④ 再以 1937 年《中华医药》对委员会业务报道为例,其在本年度分别受理了国民政府军事委员会军法处、湖南衡阳地方法院检察处、山东高等法院第二分院这三个司法机构的处方鉴定请求。⑤

在中央国医馆处方鉴定委员会之后,上海中西医药研究社(成立于 1935 年)于 1936 年 2 月 12 日呈请司法行政部,提请准予该社参与中医药讼案鉴定,"期以学术之立场,公正之态度,为社会接受中医药讼案之鉴定及审定他人之鉴定,使法院断案时有所根据"。⑥ 此提议获司法行政部嘉许,11 月 27 日该部下文各级法院:"嗣后各该院受理关于中医药讼案,遇有不易解决纠纷之件,得酌量送由该社办理。"⑦ 至 1946 年,委员会回顾十年过往工作,记

① 司法行政部训令(训字第 5854 号).司法公报,1935,第 80 号:22.
② 司法行政部训令(训字第 5854 号).司法公报,1935,第 80 号:22.
③ 医界春秋社.中央国医馆设处方鉴定委员会.医界春秋,1935(11):43.
④ 中央国医馆处方鉴定委员会鉴定高治安过失杀人案.光华医药杂志,1936,3(8):52.
⑤ 中央国医馆中华医药社.中央国医馆处方鉴定委员会鉴定案三件.中华医药,1937(3):42-50.
⑥ 司法行政部训令(训字第 6343 号).司法公报,1936,第 155 号:13.
⑦ 司法行政部训令(训字第 6343 号).司法公报,1936,第 155 号:11.

述"嗣准各法院送请本社鉴定案件，达百余件之多"。^①据现有史料记载，该委员会可视为民国时期设置最规范，鉴定机制最严密的中医药讼案鉴定机构。此特征体现在其制定、执行的《中西医药研究社中医药讼案鉴定委员会章程》(以下简称为《章程》)、《委员服务须知》和《鉴审中医药讼案应注意之事项》(以下简称为《事项》)三份文件。《章程》共 23 条，其中规定委员会的人员组成和任期，鉴定范围和程序，鉴定受理时限和鉴定过程如何保密，等等。《事项》十项条文，对于鉴定中应注意细节进行着重阐述。

其中《章程》第 8 条展示了该委员会的鉴定流程：

1. 本会接得鉴审讼件委托后，即由本会主席将该案事实(如附有证物者，则更述明证物情状。惟证物则存置本会，各委员可来会检验)缮印若干份，分发各委员。根据学理与经验，作详细之鉴审。各委员鉴审终结，撰成鉴审意见书，述明各该案之是非曲直，于学理经验上得失如何？即将该意见书送交本会。由本会主席归纳众意，并加审核，作成鉴定与审定。设意见稍有出入，归纳时以多数为取决。

2. 本会接得鉴审讼件委托后，即由本会主席指定委员一人，将该案先行鉴审，草成鉴审草案。再连同该案事实(如有证物者办法同前)缮印若干份，分送各委员鉴审，签注对于鉴审草案之意见，并签名盖章，交往本会。再由本会主席，指定委员一人，归纳众意，经主席审核，作为鉴定与审定。各委员之鉴审意见书及签注草案，均由本会保留，以为必要时之覆按。^②

(三)中医院校机构

民国时期，除了中医职业团体、学术团体之外，全国各地的中医院校也参与到讼案鉴定事务中。譬如浙江中医专门学校在 1933 年"受高等法院检察处之委托，经教务主任徐究仁先生根据药方为之鉴定，并出具鉴定书"^③。

① 中西医药社.本社中医药讼案鉴定委员会缘起.中西医药,1946(30):15.

② 司法行政部训令(训字第 6343 号).司法公报,1936,第 155 号:14.

③ 浙江中医专门学校.汪竹安业务上过失杀人案之鉴定.浙江中医专门学校校友会会刊,1933(6):42.

该鉴定书引证前代《张氏医通》、《麻症治例》、《幼科释谜》,对于小儿瘄毒病因分析、治疗经验的相关论述,结合处方进行细致论证,认为医师汪竹安处方"类皆清热增液解毒之品,尚无大讹"[①],不存在业务过失之处。

1936年,广东曲江地方法院乳源分院检察处就一件医讼案件,特向广东中医药专门学校发来公函,请求咨询鉴定。文函对于案情描述较为简单,病人丙患麻痘症,医生甲认为"因凡患麻痘,先二三日用凉药发散,至五六日行水解毒,经过八九日要用补药。我见丙之病状,痘浆不起,认为危险,所以开补药救他"[②],因此处方中有鹿茸、黄芪、川芎、白芍、果(藁)本、炙甘(草)等药物。但医生乙作为病人好友,认为凡患麻痘,不得服用白芍、果本、炙甘,因此擅自将此三味药物从方中去除。结果丙服药后第二天就病亡,于是病人家属向法院控诉甲、乙医生业务致人于死。法院对于甲、乙提供的证词莫衷一是,"究竟甲医生所开列之药单,丙食后与死亡有无关系?乙医生如不摘除药内炙甘、果(藁)本、白芍,被害人是否可救,或可以多延十五天生命?相应将抄药单一纸送请,本月30日以前查明见覆,悬案待结"。[③] 广东中医药专门学校接此公函后,由校长陈任枚召集本院医师共同研究,最后认为本案无法鉴定,原因是"查医学上麻之与痘,症候各别,治法亦迥然不同。今麻、痘并称,未知究竟是麻是痘,且函中并未列明症状,更无从鉴定甲医药方之误与不误。至于方内各药,性非含毒,果(藁)本、炙甘(草)、白芍三味,摘除与否,在药理上与本方药效无关"[④],态度显得极为谨慎。

三、近代中医药讼案医疗鉴定嬗变及特征

检视民国中医药讼案鉴定历程,在医讼案件日益增多伊始,民国中医界即意识到"国医方药之鉴定权关系国医者至大且切"[⑤],他们从保障医师权益和促进中医事业发展的立场出发,进行积极的思考和探索。

---

① 浙江中医专门学校.汪竹安业务上过失杀人案之鉴定.浙江中医专门学校校友会会刊,1933(6):42.

② 曲江地方法院乳源分院检察处公函.广东中医药校刊,1937(9):101.

③ 曲江地方法院乳源分院检察处公函.广东中医药校刊,1937(9):101.

④ 曲江地方法院乳源分院检察处公函.广东中医药校刊,1937(9):102.

⑤ 涤尘.国医药方之鉴定权.神州国医学报,1932,1(4):7.

(一)力争中医药讼案鉴定主导权

民国初期,常有司法机关将中医药讼案交由西医(包括西医知识背景出身的法医)鉴定。对此做法,中医界通过各种方式加以反对,例如上文所举的宁波中医协会力争鉴定权的案例。他们认为"中医学说与处方法则,完全得诸经验,与科学医理绝然不同。其辨证施治,较重主观,如某方可治某症,某证宜用某药,临床上综合某种现象名曰某证,自有历来经验与习惯以为依据。又如一药因产地不同,或几经炮制之后,其性能亦异。药商之黠者,甚或以伪乱真,借图厚利,故方药不符者,时有发现。是非精于此道并熟谙内幕情景者,几不能道其只字。今之法医专家,仅具科学知能,既未稍涉中国固有医药之藩篱,于药性研究、立方原则,茫然不晓,加以国药应用之标准与病症对象,又无一定之药典可资参证"。① 吴去疾也撰文指出:"医学之事,尤非专家不能明了。则除询问案情而外,其惟一之证据,为医者所处之方药,于是鉴定药方之问题遂因之发生。而鉴定权之谁属,其争论亦由之而起。"② 认为药方"鉴定权之谁属"是中医界不容忽视的。

因此民国中医界始终力争中医药讼案鉴定主导权,极力避免由医学理论相距甚远的西医主导鉴定,"须知鉴定之权,不问其操诸职业团体,与操诸学术团体,权犹握诸于己。设不幸如闽粤某某等案,将国医方药鉴定授之于目国医为彼障碍之西医时,又将如何耶? 兴念及此,曷胜惶悚。苟具未雨绸缪之决心,应有一劳永逸之努力"。③

(二)追求鉴定的客观公正性

民国初期,司法机关将中医药讼案交由中医团体鉴定,确实保证了案件审理的专业性。但另一方面,又衍生出中医团体,尤其是医师职业团体在鉴定过程中偏袒同行的问题。当时民众对于同行鉴定的客观公正性常有质疑和反对。例如上文提及的上海国医蔡松春等被控过失伤人案中,原告律师

---

① 中西医药社.本社中医药讼案鉴定委员会缘起.中西医药,1946(30):15.
② 吴去疾.读国医药方之鉴定权感言.神州国医学报,1932,1(4):9.
③ 涤尘.国医药方之鉴定权.神州国医学报,1932,1(4):7.

向法庭陈情："两被告同为国医公会会员，而其父在该会又颇具势力，则其鉴定难免有偏袒之虞。故状请移转鉴定。"①因此民国中医界通过鉴定组织机构的变革，将鉴定主体从职业团体逐渐转变为学术团体，成立摆脱地方利益纠缠的全国性鉴定委员会，不断追求医疗鉴定的客观公正性。

1932年，《神州国医学报》编辑吴去疾曾撰文分析医师职业团体主导医疗鉴定的弊端："向使上海医界，无学术团体与职业团体之分，则鉴定方药之责，可由法官选择其人，付之评论。今事实上既已成立两种团体矣，论其性质，一则研究学术，一则保障职业。依法官之眼光论之，保障职业者，或不免有庇护之嫌；研究学术者，当可望无隐之雅。此所以函请鉴定方药之事，不属诸职业团体，而属诸医学团体也欤。"②涤尘也认为学术团体相较于职业团体，将会更多从学术专业出发，立场也会更加客观，他的理由是："药方之鉴定，目的在乎是非，是非之根据在于学。职业团体者，维护国医自身利益之公共团体，亦犹诉讼人所委之律师也，法官岂能凭一方面律师之论断为论断哉！若使学术团体而为鉴定，自能以学为根据，以学为立场。故方药之鉴定权，操诸国医学会，比较的可以不杂情感，而能超然于第三者之地位，为公正之批评耳。"③

兹以前文提及的中西医药研究社中医药讼案鉴定委员会为例，研究社也认为医师职业团体为"当地中医所组织也，亦当地中医所以维护同业之机关也。彼此有同道之情，平时既互通声气，临难又安得不出全力以庇护之"。④由其执行医讼医疗鉴定，难以保证鉴定的公平公正，因此导致"过去中医讼案，无一判被告医家有罪者"⑤。为了避免此严重弊端，本会"为杜绝流弊计，接受鉴定案件，并不收取任何报酬。至于委员任免，除呈报主管机关核备外，其姓名亦不对外宣布，一切鉴定文件之送达，俱以本社理事会名义行之。盖以避恩怨之猜嫌，绝干请之途径也"。⑥中央国医馆处方鉴定委

① 国医蔡松春等被控过失伤人讯结.申报，1935-04-02.
② 吴去疾.读国医药方之鉴定权感言.神州国医学报，1932,1(4):9.
③ 涤尘.国医药方之鉴定权.神州国医学报，1932,1(4):6-7.
④ 司法行政部训令(训字第6343号).司法公报，1936，第155号:12.
⑤ 司法行政部训令(训字第6343号).司法公报，1936，第155号:12.
⑥ 中西医药社.本社中医药讼案鉴定委员会缘起.中西医药，1946(30):15.

员会成立伊始,汤士彦曾质疑"(中央国医馆)鉴定委员会是否像最高法院一样,鉴定了以后,就无论任何方面都不能推翻吗?各原受理法院,又是否应该完全根据它的鉴定而审判吗?如其是的,这处方鉴定委员会已无异是医界的最高法院,而为处方最后的定谳所在"①,认为若将中央国医馆视为最高等级的鉴定机构,那么其客观公正性如何保证,值得主持者斟酌思考。因此他建议"该会所有的鉴定委员也应该同司法人员一样,不兼职,不行医,不交际而终身供职,以专责成"。②

(三)不断提升鉴定专业化水准

民国时期,中医药讼案鉴定机构从临时设立演变至常设机构,鉴定人员从临时遴选到章程细致规定人员组成、鉴定流程。这些变化,即是鉴定专业化水准提升的明证。从中西医药研究社中医药讼案鉴定委员会遵照施行的《事项》,即可透视此时期中医药讼案鉴定的专业化水准。《事项》首先提及在鉴定过程中须着重考察二点:"甲、该医所行之医疗方法及手术,与处方之用量及配合,在医学上是否合理;乙、当时该医对于病象于疾病上曾否有适当之注意。"强调"上述两点,于鉴审时必须加以缜密之审究。若有不当,而致医疗上发生不良之结果者,即可认为医家之过失,应受法律上之制裁"③。其次,从中医专业知识出发,突出鉴定过程中应与西医医疗鉴定有所区别,正如"中医药学术有特殊之情形,即中医药学术系由经验而来,与科学医不同。故其治病亦着重经验而疏于理论。如必欲执中医而与言科学的病理病名与诊断等,势为事实所不能。本会既职司鉴定,则只可就其本体的情况,凭其事实,绳以适当的学理与经验,更证之固有文献,以观其得失耳"④,应结合具体诊疗状况,援引医经、本草及方书作为理据。除此以外,也呼吁借鉴西医在医疗鉴定上的理论与方法,若确需尸体解剖,或理化学的检验,可由法医施行。张忍庵就曾撰文呼吁处方鉴定应设立标准,进而牵连论及中

① 汤士彦.中央国医馆设置处方鉴定委员会的商榷.光华医药杂志,1935,3(3):2.
② 汤士彦.中央国医馆设置处方鉴定委员会的商榷.光华医药杂志,1935,3(3):2.
③ 司法行政部训令(训字第6343号).司法公报,1936,第155号:16.
④ 司法行政部训令(训字第6343号).司法公报,1936,第155号:16.

医制方要如西医那样有一套可资遵循的标准。他认为"中医临症,责任止于处方。若药之有无错简,药性之是否消失,煮药经过之有无疏忽,以及服食将养之是否适宜,在在影响病机。习俗遇因症候变故,只凭医方推究,冤抑实甚!查西医用药,有分量、性质及配伍之规定。凡非逾极量,不含毒性,及无违反性质之配伍者,虽因症候起遇变故,医者不任其咎。况中医定剂,各有心裁,及至发付鉴定,见仁见智,未免纷歧。窃以为中医制方,宜仿用西医办法,设立标准……此项规定,拟建议中央国医馆咨请司法行政部,通饬各级法院据为标准,藉利鉴定"。①

此外,中医界还认为鉴定人员的选择也关涉鉴定的专业水准和鉴定准确性。譬如汤士彦曾就中央国医馆处方鉴定委员会人员构成,提出看法:"就医药的地方性来说,向来法院对医药方诉讼案件,交医药团体鉴定,不过是法官自由采取的一种旁证。这旁证必须就当地采取,因为是当地,方才能够真确。譬如黄河流域的国医处方麻黄最高量,往往用到三四钱,而在长江流域一带,只不过几分到一钱而已。人地各异,体质不同,乌能一律?假使鉴定委员囿于南京一隅,其能否统鉴南北,实成疑问。所以鉴定委员会设立,倘要收显著功效,对于罗致人才,更应该特别注意!"②他认为中医理论治法,处方用药在全国不同地域存有较大差异,需要鉴定机构在人员组成广泛性方面加以重视考量。1935年,中央国医馆处方鉴定委员会受理河南开封地方法院检察官提交鉴定中医师陈松坪过失杀人案,主席委员周柳亭鉴定意见是:"综观前后诸方,随症势变化出入,尚无可议之处。若谓方剂,虽无差错,分量恐嫌稍重。第南北地方不同,病者体质亦异,况症重药轻,亦难获效。此症终归不治,乃正衰邪盛,元气不支。"③强调了中医治疗会因南北地方差异而有所差异,鉴定时应考虑到此项因素。

总而言之,民国中医界认为由医学相关机构出具医疗鉴定,对于医讼案件审理和审判具有重大参考价值,"俾使各法院于判决时,减少困难,得有正确佐证。倘能据以定谳,则平反枉死之冤,揭发奸伪之行,易如反掌。医病

① 张忍庵.处方鉴定应设立标准.国医公报,1936,3(10):45.
② 汤士彦.中央国医馆设置处方鉴定委员会的商榷.光华医药杂志,1935,3(3):2.
③ 中央国医馆处方鉴定委员会鉴定陈松坪过失杀人案.光华医药杂志,1935,3(9):27.

纠纷,或因是而渐见光明。其有利于司法医药前途,盖可断言"。① 因此他们依托职业团体、学术团体和医学院校等机构,承担起中医药诉讼案件医疗鉴定事务,并不断探索、提升鉴定的客观性和准确性。他们认为客观公正是医疗鉴定机构追求的最大目标,"鉴定委员会不是一件普通的事,而是一件很重要的新创设。他要能对民众,对于医者,丝毫没有偏袒,抱着至公无私的态度,站在真理的立场,无论哪一件案子,都应求得公平的解决,毋使稍有枉纵。这样,才不负设立鉴定委员会的使命!"②

虽然抱持如此期望,但他们也始终清醒地意识到中医药讼案医疗鉴定执行中的诸多困难,例如"讲到方案的鉴定,生了什么病,应该服什么药,这并不是对证古本就可以确定的。同一病症,初发时期和严重时期,或者减退时期,处方完全不同。病人体质强壮的和体质衰弱的,用药又很有不同,单凭着一纸药方,如何能断定其是非。固然有药方有脉案,脉案中又必详述着病情,但事实上除非是十分荒谬的医生,其所开的脉案和其所用的药,决不会完全不合。所怕的是脉理不精,认症不明,那末就方案论,是依然相符的。就治病论,却是根本错误。而既经涉讼,就事隔多时,病人当时的脉象和病情,试问何从考察,何从研究?问诸病家,病家是这样说;问诸医生,医生又是那样说。单靠鉴定方案,仍不能断定医生有无过失,这岂非是更难解决的一椿事情呢"。③ 吴去疾也认为"鉴定方案非易事也",分学术和职业两端,原因有二:学术方面,因"学者各有师承,家法即显然有别,见仁见智。惟恃主观,斗火盘冰,莫衷一是",中医学术流派众多,观点各异,不同的医者对于一剂方药会有不同的解释。职业方面,"同是为医,同以谋生计为目的,平日无事,彼此不相闻问,自无恩怨之可言。今以病家与医者发生利害冲突之故,致使第三者(学会)牵入漩涡,如医者之方药无可訾议则已,设有错误,将直言之乎?则同道中人势必恨之刺骨,将代为隐讳乎?"④完全回避同道人情,并非易事。不过客观而言,此一时期成立的各类鉴定机构确实为司法进步

①　中西医药社.本社中医药讼案鉴定委员会缘起.中西医药,1946,30:15.
②　汤士彦.中央国医馆设置处方鉴定委员会的商榷.光华医药杂志,1935,3(3):2.
③　国医馆将开始讼案中处方鉴定工作.神州国医学报,1935,4(4):33.
④　吴去疾.读国医药方之鉴定权感言.神州国医学报,1932,1(4):9.

和医疗纠纷解决起到应有的历史作用,也为后世中医药讼案医疗鉴定提供了历史启示。

第四节　中国近代医院社会工作与医患关系

1946年,中华书局出版印行《医院社会工作》一书。此书作为中国第一本阐述医院社会工作的理论专著,对医院社会工作的理念、实施方法、工作步骤等均有详细阐述。著者结合自身以往亲历的工作个案,深入分析医院社工人员素质培养,医院社会工作本土化等问题,所以该书成为管窥近代中国医院社会工作最为理想的分析文本。

提及近代中国医院社会工作,成立于1921年的北京协和医院社会服务部,为此领域的先行者。"中国之有病院社会服务,当以北平协和医学院(前协和医学校)为始。该院于1921年在所属病院内设立社会事业部,创办病院社会服务。"①著名社会学家雷洁琼对此机构曾给予赞誉:"这种沟通医院和病人家庭关系的做法是当时协和医学院的一大特点,进行这项工作的就是社会服务部。"②

对于协和医院社会服务部,目前已有相关回忆录和文章对其做过简要分析,但这些成果尚不足以体现近代中国医院社会服务工作的理论水平。有鉴于此,笔者利用学界尚未重视的《医院社会工作》一书,并结合其他文献资料,力求还原近代医院社会工作更加全面的历史,从而为当下医院社会工作的探索提供历史参考。

一、《医院社会工作》一书的概况

《医院社会工作》一书,作为社会部研究室主编的《社会行政丛书·社会工作类》的一种,由中华书局于1946年出版印行,撰著者为宋思明、邹玉阶二人。据该书绪论所述,著者"从事医院社会工作,已十五载于兹",于此领

---

① 民国时期社会调查丛编(社会保障卷).福州:福建教育出版社,2005:358.
② 雷洁琼.北京协和医学院与燕京大学.参见:政协北京市委员会文史资料研究委员会.话说老协和.北京:中国文史出版社,1987:1.

域积累丰富工作经验。曾在协和医院社会服务部工作十年的张中堂在《社会服务部二十年》文中回忆,1932 年前后,在服务部任职仅有 3 名男社工人员:"眼科宋思明,皮肤花柳科李善陈,骨科及新陈代谢病房张中堂。"①张氏的回忆佐证了该书著者宋思明曾工作于协和医院社会服务部,为中国投身于医院社会工作领域拓荒者之一。

宋、邹二人在书的绪论中,阐述了撰著此书的缘由及期望:"(医院社会工作)在我国虽有二十余年之历史,但尚无任何专门书籍论及此种工作之方法与步骤。著者从事医院社会工作,已十五载于兹。……兹应社会部之约,限期完成此书。遗漏之处,在所不免,但主要目的,系将此种社会工作之方法与步骤,作一有系统之介绍,用作训练教材及实际工作之参考,并望此种社会工作能以普遍推行。"②著者认为医院社会工作至 20 世纪 40 年代,在中国虽开展有年,但并未有专著系统总结此工作的方法、开展程序,殊为遗憾。因此期冀此书的刊印,一方面向社会大众宣传医院社会工作的理念,另一方面为医院社工人员的培训提供教材指导。

该书分为八章,分别为绪论、组织联系、工作内容、工作步骤、个案记录、服务守则、结论等。作为中国第一本阐述医院社会工作的专著,它简要介绍了此项工作的意义、起源以及在中国的开展状况,阐述了医院社会工作机构的内部组织、外界联系和工作内容,重点揭示了医院社会服务工作的步骤,尤其是个案工作方法在医药社会问题上的运用。该书对医院社会工作做了全面且细致的论述,体现了近代中国医院社会工作领域的理论水平。其彰显的社会治疗理念及工作模式,具有穿透时空的历史借鉴价值。

二、近代医院社会工作与医患关系

该书结合典型个案,对医院社会工作进行系统理论阐述。本文拟从四个方面加以解读,把握该书的主旨及其蕴藏的价值。

---

① 张中堂.社会服务部.参见:政协北京市委员会文史资料研究委员会.话说老协和.北京:中国文史出版社,1987:364.

② 宋思明,邹玉阶.医院社会工作.上海:中华书局,1946:2.

(一)阐明医院社会服务工作的理念和意义

1920年,美国洛克菲勒基金会选派蒲爱德女士(Ida Pruitt)到北平协和医院筹建医院社会服务部。在派遣到中国之前,她在麻省医学院的附属医院社会服务部中专门学习医务社会工作,对于在医院添设社会服务部门的缘由,她的思考是:"从社会学的角度出发,认为一个人生病住院意味着从原来的位置退出,那么'治疗'的最佳效果就是完好如初地把病人送回社会,甚至是原来的那个位置。这样的话,治疗就不仅仅是一个医学上的概念,而且涉及社会学、心理学等领域。可以说,治病是治疗过程中最关键的一步,但不是全部。"①显而易见,她是站在医学与社会互动联系的立场上,理解疾病或医学的概念。

在此理念上,《医院社会工作》与其是一脉相承的。书中分析道:"社会问题有时系随疾病以呈现,而疾病又多因社会环境之失调以发生。此种循环状态,生生不已,将无止境。医院社会服务部之成立,即系与医生合作,将病人遗传之要素,以及私人生活、工作状况、家庭现状、疾病发生,系为社会治疗。故对于致病之社会原因,及因疾病而生之社会问题,亦逐步加以克服。"②它认为医院社会服务部的创建,可以改变生物医学模式之下对于疾病的简单看待,"疾病的产生,并不是单纯的生理上的失调,而常与他个人所处的社会环境有密切的关系。所以有时一个病人受了医师表面的治疗,是不够的,必须顾到病者的家庭或社会,所以给予的影响,加以社会的治疗"。③

对于医院社会工作的意义,《医院社会工作》分析道:"医院社会工作除辅佐医生从事疾病之诊断(diagnosis)及治疗(treatment)外,因其工作之目标,系为社会治疗,故病人之社会问题,须有赖于社会个案工作员之协助,以谋解决,使彼恢复其社会上原有之地位。即以医院本身而论,因医院社会服

---

① 盛利.中西之间:蒲爱德研究.基督教与中国文化丛刊(第5辑).武汉:湖北教育出版社,2003:186.
② 宋思明,邹玉阶.医院社会工作.上海:中华书局,1946.
③ 刘昌裔.北平的两个社会服务机关.社会月刊,1934(2):38.

务部之成立,既可谋病人之福利,又可增加医疗工作之效率。"①医院社会工作成为架设在病患与医疗机构之间的桥梁,既有益于患者医药社会问题的解决,又是医院高效运转不可缺少的辅助部门。

(二)展示近代医院社会工作的程序步骤

《医院社会工作》认为"欲期医院社会工作之成功,绝非简单敷衍所能了事,亦非侥幸所能成功,更非如其他救济工作然,遇有问题予以金钱之援助即可了事。反之,医院社会工作之成功,所赖于金钱者非常有限"②,批评了将医院社会工作视为单纯金钱救助的错误观念。著者倡导"医院社会工作既为社会科学之一种,其于工作进行,自应有一定步骤,每遇一社会问题之来,第一须有澈底之调查。第二即根据调查之材料加以研讨,而成立社会诊断(social diagnosis)。第三即按社会诊断而作治疗之计划。第四即按计划实行,以从事社会之治疗"。③ 作为一项严谨的社会工作,包含有信息调查、社会诊断、个案计划拟定和社会治疗四个步骤,缺一不可。

因此著者将工作步骤的介绍作为全书的重点,开辟两章进行详细介绍。在患者信息调查环节中,医院社工人员可通过主治医生、病人、病人亲戚朋友等渠道,全方位收集患者社会信息,其目的"第一,为供给医生有关病人之社会状况,及疾病之原委,以作疾病治疗之参考。第二,为明了病人状况及社会背景,以作社会治疗之根据"。④ 在此基础上,"第二步则为运用调查所得之消息以作诊断,然后可根据此诊断,作成计划,从事治疗"⑤,即社会个案工作人员研判调查所得材料,洞悉患者为何种医药社会问题所纠缠,然后确定解决方案。社会治疗是最终环节,"系医院社会工作最重要之阶段"。在这个环节中,著者认为医院社工人员不能局限于在病人物质层面上的帮助救济,而应该以发掘病人自助潜力为目的。"盖以病人因问题之压迫,不能自行解决而困蹶。如吾人仅只给以物质之协助,虽能救济一时,但决不能持

---

① 宋思明,邹玉阶.医院社会工作.上海:中华书局,1946:3-4.
② 宋思明,邹玉阶.医院社会工作.上海:中华书局,1946:41.
③ 宋思明,邹玉阶.医院社会工作.上海:中华书局,1946:42.
④ 宋思明,邹玉阶.医院社会工作.上海:中华书局,1946:42.
⑤ 宋思明,邹玉阶.医院社会工作.上海:中华书局,1946:69.

以久远。有时且使病人养成依赖性,欲海难填,而无已时。因之,如欲达成治疗之目的,必须使病人自动参加。"①

(三)总结医院社会工作者素质的培养途径

协和医院社会服务部第一任主任蒲爱德女士曾登文指出医院社工人员的来源和培养:"由于目前中国还没有专门为社会工作者开办的学校,那些愿意为社会服务,并且有足够背景知识的人才会被选中,进行社会工作者的培训。……社会工作者必须要有足够的教育,以便能够理解专家们给予他们的建议,而且他们必须要有开放灵活的头脑来主动制定和实施服务计划。因此大学毕业生是首选。"②因此协和医院社工人员基本上从大学毕业生中选拔,主要来自燕京大学、上海大学、金陵大学等院校。这些毕业生在校接受社会学系的专业进修,虽然接触、了解社会工作,但医院社会服务工作毕竟是一种专门的职业,需要他们入职后进行相应的学习和培训,尤其体现在医学专业知识的积累上。

《医院社会工作》记载了著者在职业成长经历中如何补充医学知识的做法:"当初入医院工作时,深感对医学名词,一般疾病情形,病人心理之隔阂,感觉困难。但著者并未因此灰心。嗣由于部主任之安排,常请各医科教授演讲,借以增加许多知识。同时于每日暇时阅读病案,对夙不熟悉之医药名词,即翻阅医药辞典或向主任及医生请益,并于医生巡视病房时,随同听讲。于开个案会议时,亦可学习医学术语。医生在外堂及病室检查病人时,著者亦随同看视。因此对病情亦可逐渐略知其梗概。并为多明了各科之情况,乃每隔相当时日,即改换一科工作。如是在五六年后,再与医生谈话及谈病案史,已无若何困难。即对于一般疾病,观其病情,即于诊断、治疗、预测,获知一二。"③

对于初涉医院社会服务工作的非医专业的大学生而言,通过听医学讲座,请教医生,阅读病案,陪同病房巡视,定期科室轮换等途径,在一定时间

---

① 宋思明,邹玉阶. 医院社会工作. 上海:中华书局,1946:76.

② 蒲爱德. 唐佳其译. 医务社会工作者工作与专业训练. 医药世界,2007(7):16-17.

③ 宋思明,邹玉阶. 医院社会工作. 上海:中华书局,1946:96-97.

内可以弥补在医学知识方面的缺失,促进与主治医生的交流合作,从而为病人社会个案治疗提供必需的医学专业背景知识。曾任职于社会服务部的吴桢(1934—1941年任协和医院社会服务部社会服务工作人员、监督员)说:"我在社会部工作的六年中,有个很深的感受,就是它在培养教育社工人员方面抓得很紧,很得力。社会部安排社工人员定期听生理学、解剖学等医学院的基础课。"[1]

其实一个优秀的医院社工人员的养成,牵涉的不仅仅是医学专业知识的汲取,此外"工作员对于有关之数种科目,必须有所借助。此数种科学,为生物学、经济学、教育学、法律学、医学、精神病学、心理学、社会学等。上述科学所包括者,如疾病、入款、生活程度、遗传、行为、动机、预算、营养、心理测验、精神分析等,无一而非吾人每日所常遇者"。[2]因此协和医院对于新进社工人员制定有固定的培训计划,"在师傅带徒弟制度下,我们发现花费三年的时间就能把他们培养成为一个独立的社会工作者"。[3]

(四)强调医院社会工作应结合中国具体国情

医院社会服务工作理念及组织制度虽来源于国外,但以协和医院社会服务部为代表的中国近代医院社工人员,在工作实践中主张将中国社会现实因素纳入到个案工作过程中,这种理念在病患社会信息调查、社会诊断、社会治疗各个环节均得以体现。

《医院社会工作》在分析医院社工人员到病患家里调查时应该加以注意的事项,其中提及"因此时工作员已为被调查者注意之目标,一切举动应合于当地社会之风习,及被调查者社会之背景"[4]。文中以在北平做调查的经验举例,"凡旗人家庭,不论贫富,大都礼节过紧,甚至饮茶端茶,皆有一定之姿势。著者即随其习俗而行,结果多甚圆满。至'大杂院'(即所谓穷人窟,

---

①　吴桢.我在协和医院社会服务部.参见:政协北京市委员会文史资料研究委员会.话说老协和.北京:中国文史出版社,1987:377.

②　宋思明,邹玉阶.医院社会工作.上海:中华书局,1946:96.

③　蒲爱德.唐佳其译.医务社会工作者工作与专业训练.医药世界,2007(7):16-17.

④　宋思明,邹玉阶.医院社会工作.上海:中华书局,1946:57.

多为穷苦洋车夫、小贩等所在,每院十余家。每家大都占居一屋,每屋三五人不等)调查时,彼贫苦者皆以为'先生'到临,赶忙招待。著者此时不顾室内之龌龊,空气之恶劣,进屋安坐,与被调查者从容接谈。若彼供以开水,亦随饮而随谈。彼见来者无骄矜之态,遂亦无所顾忌而尽情倾吐其所知"。[①]不同社会阶层的人群,在文化习俗、人情礼节必然存有差异,这都需要医院社工人员加以注意。

另外由于中国传统社会以家庭宗族为本位,患者家属亲友的合作对于医院社会服务工作的效果起着关键作用。"据著者经验,来院诊疗之病人,异乡人而外,多半由其家人伴送来院。病人一切社会问题之解决,亦悉赖其家人之合作。故凡从事医院社会工作者,第一须明了病者之家庭,更应取得其家人之合作,定可取得事半功倍之效。此亦我国社会文化之特质,社会个案工作员应加意利用之。"[②]蒲爱德也看到近代中国虽然未如西方国家拥有成熟的社会福利机构体系,但是宗族和家庭的存在可以弥补此方面的不足。"尽管中国正式的福利机构比西方国家社区少得多,但也有一定的数量可以利用,而且非正式的或者说自发组织起来的福利机构比较多。从家庭到远房的亲戚,都在分担着大大小小的责任。"[③]书中举了一个运用家庭因素解决患者安置的案例:"著者曾遇一脑系科病人,其家远在山西,因神经瘫痪,大小便均失控制,医生因此病已无法拯治,屡促其出院。而任何救济机关皆不愿终日为其大小便所扰,以此出院后,又无处安置。著者当时一方面请医生展缓其出院日期,一方面即函其家人来接。于十数日后,病者长兄忽持函前来,于次日遂由其长兄接返原里,病人有所依归。偌大问题,得以解决。"[④]

1952年,由于高等院校的社会学系被撤销,协和的社会服务部也随之取消。当下中国各医院不再有社会服务部的设置,面对日益紧张的医患关系,学界开始思考医院社会工作重建的价值。《医院社会工作》一书,既浓缩近代医院社会工作实践经验,又系统论述了该工作的理念及运行模式,可视为

① 宋思明,邹玉阶.医院社会工作.上海:中华书局,1946:57-58.
② 宋思明,邹玉阶.医院社会工作.上海:中华书局,1946:59-60.
③ 蒲爱德.唐佳其译.医务社会工作者工作与专业训练.医药世界,2007(7):15.
④ 宋思明,邹玉阶.医院社会工作.上海:中华书局,1946:100.

近代中国医院社会工作的缩影。它所倡导的社会治疗理念和个案治疗方法,对于当下中国和谐医患关系的构建,医疗服务质量的提高和医疗服务人文关怀的增强,具有莫大的历史启示作用。

第五章

近代医学人物史论

近代以来,随着西学东渐的持续深入,西方医学理论知识和临床诊断技术的传入,对中国传统医学的发展产生了深远的影响。身临此"亘古未有之变局",传统中医师开始比较、思考两套医学知识体系的差异和融合,逐渐走上了自我革新与科学化道路。"西方医学在民国初期的影响,对中国传统医生来说无疑是一个巨大的挑战,中国医生个人开始通过各种不同的形式吸收西方医学的实践。有人在为中国传统医学辩护的同时,希望用西方的一些发现改进中医,还有人试图在中医实践和西医知识间寻找一些共通的东西,在医学知识的框架下把两者结合起来。"[①]因此笔者选择了像郑奋扬、吴瑞甫这类中西医汇通医家,考察近代中医师医学理念中变与不变的融合,传统与现代的交织。另外选择了郑豪参加国际医学会议作为个案研究,侧面展示近代医界主动融入世界医学体系的开放态度。

第一节 近代医家郑奋扬生平及学术思想

郑奋扬[②](1848—1920),字肖岩,闽县(今福州市)人。其出身于中医世家,祖父郑德辉(号铁镜)、父亲郑景陶均医名卓著。郑氏初习举子业,清光

---

① 本杰明·艾尔曼.中国近代科学的文化史.上海:上海古籍出版社,2009:200.

② 有关郑奋扬的简要生平,可参见:肖林榕,林端宜主编.闽台历代中医医家志.北京:中国医药科技出版社,2007:227-228.

绪四年(1878年),补博士弟子员,后任监理船政帆缆厂工务。清光绪十年(1884年),在中法马江战争中,他一度担任团防总文案。在目睹中国海军马江战役惨败之后,弃官从医,即在福州台江开诊行医。在世代业医的家学氛围熏陶下,他尽得其家族医术之真传,将医理灵活运用到诊治实践中,正如其好友陈赞图赞誉他:"承累世青囊之学,居恒出其术以活人,辄应手起。"在临床诊治方面,他擅长治疗内科杂病,尤其擅长治疗鼠疫、霍乱、麻疹等疾病。其处方用药,每以轻灵取效,远近驰名,在福州当地社会声誉颇著,一度被推选担任全闽医学会会长一职。

此外,郑奋扬还是一位充满社会责任感的医家。因其生活在清末民初,此时期恰逢社会疫病流行,他目睹黎庶为鼠疫、霍乱等流行疾病所折磨,遂整理、撰著诸多颇有影响的疫病文献,受人瞩目。郑氏虽然身为中医,但对于近代传播到中国的西方医学,秉持兼容并蓄态度,正如在其所著《人体虫病通考》总论中所言:"合泰东西之说而比较之,取西学之长以补中学之短,撷中学之优以证西学之劣,以求汇通而资考究。"[①]体现其推动中西医汇通的学术立场。综观郑奋扬的医学生涯,其继承家学,而能青出于蓝而胜于蓝。博览医学典籍而有一家之见,以医为业,却能为生民立命,秉承传统中医亦能汇通中西医学。

一、主要医学著述

郑奋扬是近代福建著述颇为丰富的医家,其撰著编辑的医学书籍有如下六部:《验方别录》、《热霍乱辑要》、《鼠疫约编》、《伪药条辨》、《人体虫病通考》、《疹症宝筏》。这六部作品可划分为两类:一类是其原创性作品,例如《伪药条辨》、《人体虫病通考》、《疹症宝筏》。另一类如《(增订)验方别录》、《热霍乱辑要》、《鼠疫约编》三部书籍,都是其对于前人既有书籍的重新整理和编订。若按照书籍内容分类,《热霍乱辑要》、《鼠疫约编》、《疹症宝筏》三部书籍属于疫病防治专书,《伪药条辨》专注于药物的辨识,《(增订)验方别录》则是一部方剂汇集书籍,《人体虫病通考》则综合中西医学对于人体寄生

---

① 郑肖岩.人体虫病通考总论.神州医药学报,1915(6):1-5.

虫疾病的思考和诊治。郑氏这六部医书,若从价值和对于后世的影响来评判,《鼠疫约编》、《热霍乱辑要》和《伪药条辨》三书较为突出。下文就对这六部医籍进行简略介绍。

《鼠疫约编》,光绪二十八年(1902年)郑奋扬在福州首次将其出版。郑氏编订此书,其来由为他"就罗芝园《鼠疫汇编》,删削其重复处,编次其倒置处,提要钩玄,厘为八篇"。同治、光绪年间闽粤鼠疫流行,郑奋扬认为广为流行的《鼠疫汇编》原书繁重,苦难卒读,因此将其"厘为八篇,名之曰《鼠疫约编》。盖由博而返约,亦守约而施博也"。书中附有医案和验方,对当时的鼠疫防治起到一定的功效。

《热霍乱辑要》成书于光绪二十八年壬寅秋(1902年)七月,此书是郑氏精选及补充清末医家王孟英的《随息居重定霍乱论》而成。全书文字通俗浅显,简明的辩证选方,对于当时的霍乱防治起到一定作用。全书分为四个部分,辨证要言,内服要方,外治要法,临诊要略,将热霍乱的病因、治法、禁忌及注意事项逐一梳理。书中收录的20个经验方,追求简便,皆属大众易于置办。

《疹症宝筏》成书于民国六年(1917年),是论述麻疹防治的专书,全书详细论述了麻疹发病的病因、临床表现、诊断等注意事项。在该书自序中,郑氏提及编辑此书的原因和期望,其好友刘雪斋出示医家谈心揆《治疹论说及方法》,说明此篇是摘录谈氏《幼科诚书》而来,并建议"今君既增订痘疹慈航以传世,胡不再订疹症专书以济人乎?"因此他决定"详采各家之要法秘方,录为一卷,以为世之治疹者示标准,庶几天下赤子咸登宝筏以济迷津,从此无夭枉之患"。

《伪药条辨》成书于光绪辛丑年(1901年)仲春,全书4卷。此书的撰著动机在本书自序中交待道:"不意四十年来,假药混售,有许多名色,病家罔识,药贩昧良。若不详细研究,大声疾呼,则草菅人命,未识非医者之咎也。"目睹当时无良药商以伪充真、以差充好的做法,郑氏决意将自身所积累的药物真伪鉴别知识付诸刊行。该书从形态、气味、色泽、产地等方面,论述鉴别药物真伪优劣的方法,开创价值颇大。

《验方别录》成书于光绪二十年(1894年),由福州鼓楼陈文鸣刻坊刊刻发行。此书是郑奋扬在清代医家鲍相璈《验方新编》基础上,加以调整补充而成。《验方新编》在有清一代广为流行,但细究之下,亦存在诸多不足之处,正如近代医家何廉臣所述:"如近今《验方新编》不胫而走,几至家置一编,其中不无庞杂。间有峻厉之方,意编书者似于医事未尝有精诣也。"因此郑奋扬"检古今载籍,及亲友传闻,并家传秘方",加以修正扩充。全书收录方剂 1500 余首,分急救、解毒、瘟疫、霍乱、暑证等四十二门。

《人体虫病通考》,据刘时觉编著《中国医籍续考》记载,郑奋扬撰著此书于民国元年(1911 年)秋七月,全书分为 4 卷。此书现有袖海庐稿本,收藏于浙江省中医药研究院,尚未整理出版。

二、郑奋扬的学术思想

(一)崇尚经典,善于总结

郑氏从小生活于中医世家,中医经典尤其是中医传统思维方式对其熏陶颇深,在其撰著的医籍中,时常可见其对于经典理论的坚定信仰。譬如在《热霍乱辑要》一书中,在对于霍乱病因的阐述中,即征引《素问·至真要大论》:"诸热瞀瘛,诸逆冲上,诸燥狂越,皆属于火;诸转反戾,水液浑浊,皆属于热;诸呕吐酸,暴注下迫,皆属于热。"分析霍乱主要是由于邪热内盛所导致。由此在临床治疗上,"辨热霍乱,当以口渴、苔黄、便臭、溺赤为主要依据。即便症见肢厥脉伏,亦不可竟投热药"。此外,他深受中医整体思维启发,在《疹症宝筏》一书中阐述麻疹发病机理时,认为麻疹在人身发作,是内蕴胎毒与天行时热不正之气内外因共同作用的结果。要增强人体正气与避免外界虚邪贼风。

(二)对症施治,处方灵活

郑氏虽然崇奉《内经》、《伤寒论》及前代优秀医家理论观点,但在临床实践中并不墨守成规,而是面对病情具体情势,对于一些前代施行的方剂加以化而裁之。最具代表性的即是在治疗鼠疫流行疾病上,将王清任医治流行霍乱时的解毒活血汤,变化加减而成治鼠疫主方。又比如他使用的治疗热霍乱的内服主剂——栀子豉汤,由炒栀子 3 钱、淡香豉 2 钱组成。此方本为伤寒吐剂,古方栀子生用,因此能涌吐。到了《热霍乱辑要》书中,郑氏稍加变动,则处方立意截然不同,正所谓"今(栀子)炒黑用之,则不复吐,徐灵胎谓其涤热除烦之性故在也。而余之治热霍乱,独推为主方"。另外《热霍乱辑要》书中还收录有黄芩定乱汤、燃照汤、连朴饮、驾轻汤等,皆由栀子豉汤加味,推广变化而来。又比如在鼠疫的用药上,郑氏按病分三焦。药之煎煮亦不同,若病一般在上焦,药味取其轻清,煎宜六七沸;病在中焦,药味取其稍重,煎宜十沸;病在下焦,药味取其浓重,需煎十余沸。由此可见,郑氏在临证时,随证在主方上加减,做到因病而异,对症下药。

(三)强调预防,注重调护

郑奋扬在治疗疾病,尤其是疫病过程中,除了专注于疾病的药物治疗外,还非常重视疾病预防与病中调护配合。他提出预防疫病,应该增强人体正气和避免虚邪贼风相结合。在预防鼠疫时,其总结十二则避疫验方:内服方、熏蒸方、香囊类、贴脐方、涂抹类等。通过药物的性能、功用达到驱疫的作用,从而预防鼠疫的传播。此外,郑氏亦注重病患调护,譬如他认为霍乱患者忌喝米汤,"百病之生死,判于胃气之存亡,犹之兵家饷道,最为要事"。然而霍乱吐泻,是由于暑湿积恶于肺胃,导致清阳不升,浊邪不降,穷踞中枢,"一口米汤下咽,则胀逆不可救者",谷气入胃,助长阳气,使热更盛。又如其在《疹症宝筏》指出,麻疹患者在麻疹的整个治疗及愈后初期,在饮食上均应小心谨慎,荤腥、煎炒类均应禁忌。

(四)因应时代,医药同道

翻阅郑奋扬的医学著作,时时体现其对于传统经典理论的创新式理解,在诊治过程亦呈现方随证为增减,药随病为转移的治疗特色。集中来看,都在于他具有强烈的时代创新意识和秉持实践反哺理论的理念。就以《鼠疫约编》、《热霍乱辑要》、《疹症宝筏》这三部疫病文献而言,每当一种疫病流行于社会之际,郑奋扬即将过往积累的文献资料以及治疗经验加以总结概括,从百姓实用角度出发,因应社会对于急性疾病医疗的需求。同时他在《伪药条辨》书中,高呼"良医良药宜相辅相行,而决不容伪药赝鼎之杂出其间也",认为医药本同道,一个合格的中医师理应具备甄别真伪优劣药物的知识。

三、医案选析

医案一：

下渡王姓，今夏五月间，右胯缝结核疼痛，人烦头疼，睛红口渴，舌黄浊，恶寒壮热。予疏解毒活血汤二剂，寒热罢而面项斑现，色红粒稀，神识尚清。再以原方去柴葛，加犀角、竹叶、银花、牛蒡、金汁水二剂，并服叶氏神犀丹数粒。斑透身凉，脉尚滑大，大便数日未下。再以前方加生大黄五钱，二剂始下黑粪数次，舌苔转净，人甚烦渴。仍以前方减桃仁、红花，加石膏、知母、竹叶心、元参、紫地丁、紫草茸、紫背天葵之属，叠进数剂，病去八九。核亦不痛。惟头上发小疮疖，其热气如蒸饭，右眼睛色红如朱。改用凉膈散，去硝、黄，用竹叶心加羚羊、丹皮、赤芍、鲜地黄、元参数剂，其火始降，面不赤而睛不红。此君素嗜酒，湿热久郁，又感时疫。故病重势猛，非病家信任，一手医治，万难挽回。抱病十余天，粥饭米泔，戒不入口，只食绿豆、薏米、番薯，肌肉并不瘦脱，静养数天，即能健步出门矣。

分析：此案患者因鼠疫发核出现人烦头疼，睛红口渴，舌黄浊，恶寒壮热的热毒亢盛，以疏解毒活血汤来清热解毒活血；次则寒热罢而斑疹现，以原方去解肌退热柴、葛，加犀角、竹叶、银花等清热解毒、凉血散瘀之药；次则见便数日未下，加大黄，取其泻下攻积之功；次则便下而烦渴，前方去苦温之红花和具有润肠通便之桃仁，加清热生津之竹叶知母等。病愈之八九。此外患者在鼠疫期间，应禁粥饭米泔，只食绿豆、薏米、番薯。一则防湿热积恶于胃，而致清阳不升，浊阴不降；二则固护胃气，协助药力，利于病情恢复。

医案二：

塔亭观音佛衕，京茶庄司账方姓，今夏六月初晨起，见头痛发热，口渴胸闷，舌苔黄浊。即来请诊，午后赴视，人已神昏身僵，不能转侧。其东人云：昨夕饮酒啖荔，今早始病。诊其脉，则右较洪大有力。予曰：此感疫证也，恐有发核耳。令栈伴扪索左胯边，核大如李。外用经验涂核药粉，急疏解毒活血汤，因无恶寒，去柴胡，加竹叶、银花。翌日复诊，渠能起坐，自述病情。视其手有斑点，令脱衣，细验上半身，皆有红斑。再以前方加犀角、牛蒡、元参，及西藏红花二钱，金汁水三钱后冲。第三日赴诊，斑透身凉，脉转缓。再以前法，去柴、葛加减与之。并佐叶氏神犀丹数粒代茶，病去有八。渠不喜服药，竟停三天，不来延诊。后再赴诊，左喉边结肿甚大，幸喉里不痛。予改用普济消毒饮，去升、柴，加浙贝、牡蛎、元参、银花、天葵之属数剂。外涂手定化核散，结肿消过半，胯边核破出黄水甚多。孰料腋下又发一核，幸不甚痛，足见停药误事，致余毒走窜。再以解毒活血汤去柴葛，桃仁用五钱，红花用三钱，加地丁、车前、浙贝之属。渠连服六剂，诸核均消。即能搦管司账，料理生意。

分析：此患者初起即见疫证，病情危急，急于内服疏解毒活血汤，外用涂核药粉解毒清热，消核去淤。翌日复诊，症状好转，无恶寒，但红斑较多，尚有热毒入血成淤，以前方加犀角、牛蒡、元参、红花之清热解毒，活血化瘀药，病去之八九。但因患者不继服药，使余毒走窜，病情复发，再以加减解毒活血汤连服六剂，诸核均消，余邪尽除。

四、后世史书的评介

郑奋扬，字肖岩，福州人。累世业医，家学渊源。郑氏初习举子业，后弃官就医，擅长杂病，处方用药，每以轻灵取效，远近驰名。著有《重订鼠疫约编》、《伪药条辨》、《疹症宝筏》、《霍乱论新编》、《增订验方别录》等书。（摘自俞慎初主编《闽台医林人物志》，第118页，福建科学技术出版社1988年版）

郑奋扬，字肖岩，清代福州人。世代业医，家学渊源。清嘉庆、道光年间，其祖父郑德辉（号铁镜）始以儒通医，其父郑景陶声名盖过其祖父。郑氏初习举子业，后弃官就医，精通医理，擅长治疗杂病，对鼠疫、霍乱颇有研究。处方用药，每以清灵取效，远近驰名，被推为全闽医学会会长。著有《重订鼠疫约编》、《伪药条辨》、《疹症宝筏》、《霍乱论新编》、《增订验方别录》等书。奋扬有子四，除次子外，长岩孙，三迈庵，四拓襟，均能继承衣钵，皆在福州南台开业。其后附"郑奋扬现存著作与主要版本"图表一张。（摘自肖林榕、林端宜主编《闽台医林人物志》，第227～229页，中国医药科技出版社2007年版）

中医治鼠疫之病，有广东罗芝园之《鼠疫约编》，其书积历年经验，屡加增补，颇病零杂。光绪二十七年（1901年），杨仙乡属郑肖岩（名奋扬，精医）订正，刻之福州。凡分八篇，一探原，二避疫，三病情，四辨脉，五提纲，六治法，七医案，八验方。原序谓屡经试验，闽督陈宝琛谓用其法，虽极危证，鲜不愈者,其受病太深,疗救不及,不过十之一二。然予问诸寓在福州之医家,则谓其治法,亦未必竟有把握,不知究竟若何？要之,此病今日中西皆无完善之法,凡有方论皆存之,以备参考可也。·(摘自谢观著《中国医学源流论》,第96页,福建科技出版社2003年版)

第二节　近代医家吴瑞甫医事言论探析

吴瑞甫(字锡璜,号黼堂,1872—1952),今福建厦门同安人,近代著名中医学家,先后在上海、厦门和新加坡开业行医。1938年,日本侵略占领厦门后,为了躲避战乱,他避居新加坡,曾组织新加坡中医学会,创办星洲中医专门学校及国医研究所。其一生弘扬中医不遗余力,医名享誉闽南和东南亚各地。学界以往对于吴瑞甫的研究,数量看似不少,但缺失遗漏也多。以文献运用而言,过往研究只是集中涵盖其医籍部分,对其在近代中医药期刊上所撰写的文章忽视不见。以研究层面而言,学者多聚焦其中西医汇通思想和中医办学事迹,并未彰显其全面丰富的医学思想。因此利用吴瑞甫在中医药期刊上刊登的诸多医事言论,对其医学思想理念展开探讨,十分必要。

一、倡导中西医汇通

近代中国社会,此时正值西医逐步深入中国之际,中医界或主动,或被动地因应西方医学的挑战,开始有意识地将二者进行糅合折衷,"中西汇通,自为今后医家之大业"。[①] 吴瑞甫身处此医界潮流,亦主张吸收新知,借鉴西医,汇通中西医而求传统中医的提升进步。吴瑞甫中西医汇通理念的产生,在于他对中西医都有比较深入的了解。他认为"西医之较精于中国者,曰手术,曰切开术,曰卫生,曰消毒法,曰检查霉菌,曰注射。此皆我国医者所宜学习之一事也"。例如他撰文《论病所以发生温热及恶寒之原理》,以新陈代谢和感染发炎及神经中枢控制原理说明人体体温的变化,体现了他对于西方医学新知极为熟悉。不过他虽然大量吸收西医知识,纠正中医旧说,开展

---

① 谢观.中国医学源流论.福州:福建科技出版社,2003:110.

一系列中西医理汇通的学术改造,但他并未舍弃古典中医理论本体,而且清醒地意识到中西医理本质不一,两者的融合并非简单地高喊口号就可达到。他的中西医汇通理念与同时代中西医汇通医家相比,具有两大特色。

首先,强调中医自我学术认同。他认为近代中医发展之路坎坷曲折,西医的强势竞争是一面,国力衰败才是时代大背景。他说:"学术随国运之强弱以为与废,国弱则虽至粹至美之学术,犹不免为人轻侮。我医界而能痛自猛省,切实研求,以中医而用中药,俟国势盛强而后必有为全世界信用之一日。"[①]他将中医视为国粹,批评当时"世人不察,动谓东西医学近十年来之进步一日千里,遂据天演优胜劣败之例,谓中医必日就式微,不思西学即甚东渐,而中医之国粹学依然存在。……凡我同志,须抱保存国粹之心,急起直追,虚怀采纳,博古通今,讲求秘法,删古籍之繁芜,吸中东西各学说之精华"[②]。他时常结合自己的读书、临症经验,认为古典中医虽发源甚早,却历久弥新。他曾经刊文驳斥有些人对于阴阳五行学说的质疑,感叹道:"余读岐黄家言,已垂四十余年之久,阅东西各医籍亦有十余年之久。证之以治验,都不能出阴阳五行之理。"[③]

其次,倡导中西医二者的互补,但也清醒地意识到中西医汇通过程中的困难。针对当时众多指责中医为不科学的言论,吴瑞甫指出有些人"一习异说,于国医之奥秘处尚未精炼及之,遂欲以科学二字压倒数千年之文化,多见其不知量也"[④]。他认为中西医二者优劣互现,可互相参酌,发挥互补优势,所谓"治病以有学问,有本领,有阅历,有实验为主,科学可也,不科学亦可也。科学有实验处,亦有不实验处;不科学有不实验处,亦有大实验处。以彼之长,补我之短,则可"[⑤]。此外,相较于当时其他倡导中西医汇通者,吴瑞甫对于中西医二者汇通不易有着清醒认知。1932 年 12 月,中央国医馆发布国医药学术标准大纲草案,向全国医界人士征求意见。吴瑞甫即针对第

① 吴瑞甫.敬告我厦各医界.国医旬刊,1934,1(2).
② 吴锡璜.论中医为国粹学.神州医药学报,1923,2(3):4-5.
③ 吴瑞甫.论三阴三阳确有实验并非玄虚之学说.国医旬刊,1934,1(10):2.
④ 吴瑞甫.论中西医宜互相参究不宜作无益之争议.国医旬刊,1934,1(3):2.
⑤ 吴瑞甫.论中西医宜互相参究不宜作无益之争议.国医旬刊,1934,1(3):2.

一条,"以我国固有之医药学说,择其不背于近世学理者,用科学方式解释之",撰文加以商榷。他写道:"欲以科学方式解释医药,此事颇难着手。盖病情有合于近世学理者则有之,若药物则彼为化学核取原质所造成,我系色香味所配合。彼微生物学居多,我则觑列数味配合成方,或须复方而功用始著。今欲以科学方式解释,似不无削足就履之虑。方合数药而成,功用可言,而原质则难明了。"①他深知中西医学两者在理论和技术上存在显著差异,若简单地以近代西方科学标准来解释中医药学术,只会削足适履。对于20世纪30年代兴起的中医科学化思潮,他分析道:"自中央国医馆有以科学方式整理国医之说,全国医学家竞相附和,几谓中医皆蹈常故,不如新医之日有发明,矫枉过正者。且谓必须将中医药废除净尽而后已,而不知中东西各医学,实有难于沟通之处,亦均有不可磨灭之处。夫中医以气化胜,西医以化验剖割胜。"②

因此他极为反感当时有些医者虚假盲目地追求中西医汇通,指出"今欲整顿医学,沟通中西四字,几为全国口头禅,为问可能乎,不可能乎?此说一兴,甚至地方无学之辈,拾人唾余,妄编讲义,自诩新知,东涂西扯,眉目不清。以此而曰振兴医学,是所谓南其辕北其辙,此医学之厄运"。③而他心目中真正的中西医汇通理念和做法乃是:"取外国学语以勘中医,有可融会贯通者,有欲融会而不得其解者,是宜集中医之中外互参有学问有经验者,互相讨论,以收研究改进之效。"④

二、重视传染病防治

近代中国疫病频发,吴瑞甫身为医家,积极投入传染病防治活动中,"两年前(笔者注:1923年)厦门此症盛行,回春医院董事开议,嘱锡璜研究防疫及治法,以付各医家试验,竟多所全活"。⑤他极为重视传染病防治,因为"传

① 吴瑞甫.中央国医馆整理国医药学术标准大纲商榷书.国医公报,1933,1(4):81.
② 吴瑞甫.为槟榔屿医药之声社十二周年纪念进一解.医药之声,1948,6:24.
③ 吴瑞甫.论振兴医学之困难.国医旬刊,1935,2(5):3.
④ 吴锡璜.振兴医学之我见.绍兴医药月报,1925,2(2).
⑤ 吴锡璜.论鼠疫之预防及其疗法.绍兴医药月报,1925,2(5).

染病害人最速,病原亦最多。我医界宜竭力提倡,以引起人民普通之新智识。……则欲编传染病者,当先考疫病之源流,及中外各地方互相传染之酷虐,使人人知所以警心惕目为第一义"。① 在广泛阅读西医书籍和总结临床经验基础上,他在传染病防治方面提出诸多超越同时期中医家的理念。

首先,利用西方细菌学理论阐释传染病流行机制。他说:"欲编辑传染病学,当以参考各疫病之细菌学为次义。……我国素抱放任主义,一经传染,辄经数月数年,而无有已时。虽国例不同,不能全行规仿,而参酌中西以变通尽利,尤医学家之责也。"② 主张在学术上应参酌中西,主动借鉴西医基于细菌致病论的传染病学。在病原方面,他提出"传染病必有媒介,我国旧说仅委诸天时气候。若东西之发明微生物学,似更确切。……故此微生体为传染病之原因,已为世界医学家所公认"。③ 在传染方式上,他认为"一切传染病,皆由于病原体之增殖,有由人之传染,因饮食物衣服寝具而媒介者,有由蝇等之昆虫,体附带病毒飞集各处而传布者,有由汽船汽车等之交通机关,及河流等而为运输传染病毒之具者,故商业愈殷盛,交通愈便捷,适足增疫毒传布之机会"。④ 正因为细菌疫毒无所不在的特性,他主张对于传染病应该防胜于治,着眼于切断微生物的寄生和传播。他在厦门鼠疫流行时,曾"讨论治疫三法,一预防,二消毒,三救济"⑤,将预防和消毒列于治疗之前,并在预防方面列有养猫捕鼠,贮藏食物,杀灭衣虱及跳蚤,安置死鼠等十个注意事项。这显然汲取了西方科学隔离防护的理念和做法。

其次,继承和发展古典中医对传染病病因病机的认识,肯定中医在疫病防治上的优势。吴瑞甫虽借鉴了西方细菌学理论,不过他疫病防治的立论基础还是源自古典医学理论,创新之处在于将中医气化理论和细菌理论进行折衷融合。他在《四时感症讲义》中写道:"尹子曰:五行流转造化有魂有神,是故天不能冬兰夏菊,地不能洛橘汶貉。则又有气候之变,水土之差,而

① 吴锡璜.新编急慢性传染病之商榷书.绍兴医药月报,1925,2(4).
② 吴锡璜.新编急慢性传染病之商榷书.绍兴医药月报,1925,2(4).
③ 吴锡璜.新编急慢性传染病之商榷书.绍兴医药月报,1925,2(4).
④ 吴锡璜.论交通便易传染之酷虐.绍兴医药月报,1925,2(7):94.
⑤ 吴锡璜.鼠疫消弭及疗法.医学杂志,1925,第26册:52.

为医者所当讲肄及之也。天地间一微尘耳,微尘随空气籁扬,微生物即溷杂其中而为疾病所自给。人以一身蜉蝣于天地,偶触毒疠之微生物,则疾病由此而起,此之谓病。因而为生物化生,根于气候为病,沿门阖境,靡不相同。"①在此,巧妙地将中医气化理论和西方细菌学结合起来,提出所谓"病原虫亦必随时令而生"②的概念。所以他虽然采纳了西方的细菌致病理论,但又习惯将细菌理论套用在古典中医气论架构上,认为传染病是"由病气传染而成的,而西医则用显微镜为实质的检查,抱定病菌为主旨。盖亦未尝深究各种病菌之由来,不思疫疠之发乃感触天地不正之气而发生。夫不正之气,即非时之气,天地有非时之气,而人亦发非时之病菌,系应时而生病者亦因时而作。不有其时,必无其发"。③

谈到中医在疫病防治方面的优势,他一方面坦承古典中医在传染病防治理论上存有缺失,譬如"我国旧说,若松峰说疫、瘟疫论、广瘟疫论、寒温条辨、暑疫全书、晰微补化、醒医六书等书外,论疫者仅散见于各书中,而于急性慢性所以传染之来原,蒙混不清,不可谓非我国医学之缺点也"。另一方面,又时常展现自信姿态,撰文写道:"中医以病气传染之说,在事实上,确有见地可以证明。……以气候为本,病菌为标,实无疑义。"④"至各种疫疠,松峰说疫一书,言之最详。其他若猩红热、痘疹,西人所甚畏忌者,我国但视为寻常之症。以经验宏富,多足起死回生也。鼠疫近则多所全活。"⑤吴瑞甫这种看似矛盾的言论,其实恰能反映此一时期中西医汇通医家思想的典型特色,以古典中医为体,新式西医为用。

再次,他认为传染病的发生机制决非单纯医学因素决定,因为病原性微生物与人类生活的循环交错会导致疫病的大范围流行。尤其是近代交通日益发达,世界范围人员贸易交流密切,加剧了传染病的流行。他说:"古时闭关而治,人民老死不相往来,所谓传染病者,仅只一乡一邑。今则履垓埏若

①　陈影鹤序.参见:吴锡璜.四时感证讲义.台北:新文丰出版公司,1977:1.
②　吴瑞甫.中西温热串解.福州:福建科学技术出版社,2015:172.
③　吴瑞甫.论传染病.国医旬刊,1934,1(4):1.
④　吴瑞甫.论传染病.国医旬刊,1934,1(4):2.
⑤　吴锡璜.振兴医学之我见.绍兴医药月报,1925,2(2):73.

户庭,海有海路,陆有铁路,空中飞艇,在在有一日千里之势。而所谓传染疫病,直不啻载以俱来。盖轮路大通,按期可至,朝发昆仑,夕被南海。暂息亚东,倏逮欧美,蔓延广而流行速,未有如今日之甚者也。"①有鉴于此,他呼吁国家运用行政力量去推动公共卫生以对抗传染病。"传染病之酷虐如此,以见检疫杀毒,固国家应有之权力"②,希望政府设置海港检疫,隔离检查,消毒灭菌等一系列公共卫生制度。

三、发展中医教育事业

吴瑞甫一生致力于中医教育事业,不断摸索中医教育模式,厦门医学传习所(1928—1931年)、厦门国医专门学校(1932—1938年)和星洲国医专门学校(1939—1941年),皆由其倡议创办。因此他在中医学校教育方面具有诸多远见卓识。

1925年,吴瑞甫就曾上书教育部,从医学为国权所系,中医为全国性命所关,中国人之用中医为信用习惯所关,中医药之灵验为世界所公认,诊脉法足为全球之冠,药物之试验日精,外科之经验宏富足资博考七个方面,条分缕析,呼吁将中医教育列入国家学制系统之内。他高呼:"中医学之宜归入教科,当无疑义。今者各省中学毕业日众,专门之学,医科亦其一也,宜由大部提倡。"③他指出民国初期由于国家对于中医教育的忽视,造成中医师质量参差不齐,更有不学无术之人混入医界,所谓"我国医学,自明清至今,放任已久。大概由民间自行学习,政府绝不过问,以致毫无医学常识者,亦公然自命为医"。④由此造成的后果是,"近今社会所以不信仰中医者,以医非自学堂传授而来。且略一涉猎方书,便公然挂牌行医。品流之杂,信用之轻,厥为此故"。⑤此弊端的根本解决办法,唯有"请中央国医馆令各处医生,须再入医校训练二年,以求学术之进步。盖将以增进医生之学问,提高医生

---

① 吴锡璜.论交通便易传染之酷虐.绍兴医药月报,1925,2(7):92-93.
② 吴锡璜.传染病之源流.绍兴医药月报,1925,2(7):92-93.
③ 吴锡璜.厦埠医学公会会长兼神州医报编辑主任吴锡璜上教育部总长请中医学加入教科书.绍兴医药月报,1925,2(11).
④ 吴瑞甫.再论考医.国医旬刊,1934,1(7):1.
⑤ 吴瑞甫.敬告我厦各医界.国医旬刊,1934,1(2):3.

之地位,保障国医之信用"。^①他认为创设医校培养正规中医师,乃是整理、提高中医水平的关键之处,亦是提高中医社会信任度的唯一途径。至于如何促使学医者进入医校学习,吴瑞甫认为不能寄希望于单纯的呼吁号召,而是政府运用行政力量予以强制执行。因为"我国人多系官治性质,非由行政官厅督促进行,则训练难期实现。况国医条例正在考虑中,尚未通过,似宜请中央国医馆函达省主席,令饬各地方官切实举行,勒令各医家于通告之日,赶速报名,入校实习,年满毕业,方准用国医名义。违者不得自署国医,以提高国医之价格。其过于庸浅及未经国医馆医校考取者,不准挂牌行医,并勒令改业以免误人"。^②简而言之,建议将入校学习毕业作为医师职业资格获取的必备条件。

吴瑞甫相比同时期中医教育家,还有一个显著的办学理念,那就是对于教材编撰尤其在意。他有感于一般流行的中医学校讲义多落于俗套的现状,高呼欲保存中国国粹,必先办中医学校。欲办中医学校,必先编医学教材的建议。倡议全国中医界组织起来,共同编写一套系统的中医标准教科书。1925年,他与浙江医家何廉臣经常书函往来,商讨此事。鉴于"各处医校林立,敢乞我公介绍于二张(笔者注:张寿颐、张锡纯),详分科目,共同编纂医学讲义,俾医校得以实习,庶将来医学校有统系。就眼前论,似应联合全国医会医报为入手办法,俟书成公请政府鉴定"^③,提出先集合学界之力进行编纂,后呈报政府进行鉴定审核的教材编订程序。此外,他认为教材编写者应是医界翘楚,因为"编纂医学讲义,非读书多,临症熟,万难当此重任。我国医学繁难,非读书十余年,临症十余年,具有学识经验者,难资熟手。……倘就此时集合海内最高之医学人才,研究体例,分门纂辑,书成又互相参考折衷以求其确当"。^④为了切实推动此事,他呼吁当时教育行政主管,"令行各省,由地方官饬由医会,切实推举中西淹贯之人材。查其有著作者,谕令缴部察阅,并公同厘定医学,分若干门,为编辑先行呈部察核。其编辑

---

① 吴瑞甫.发刊词.国医旬刊,1934,1(1):3.
② 吴瑞甫.考正历代医家之名称.国医旬刊,1934,1(1):6.
③ 吴锡璜先生来函.绍兴医药月报,1925,2(2).
④ 吴瑞甫先生来函.绍兴医药月报,1925,2(3).

人数,甄别甄列,设通讯处,俾得互相考证"。①

四、关注医学图书馆和医学刊物的作用

在重视中医学校教育之外,吴瑞甫尚积极倡导医学图书馆建设。关于此点,源自他自身的学医经历。他曾在《中西脉学讲义》书中回忆:"余家自明至今,世代皆以医名,而家中所藏之书仅数百卷。……故虽习举子业,而所至之处,辄购医书。久之,而积书颇富。又以近数十年来,西人医学日精,凡有译本,一经采访,见之恨晚。每得书,竭昼夜之力,必求得其所以然之故而后已。"②对于医学的痴迷,促使其长期"搜罗医籍善本,凡中外名著为所知所闻,每不惜重资购取,以故家尤藏书甚富"。③ 1932 年厦门国医专门学校成立后,他即设想捐献家藏医书典籍,在校内创设医学图书馆。

提及医学图书馆的价值,吴瑞甫首先认为"医学一道,难言之矣。除常法而外,其余一切难治之疾,大率非旁稽博考不为功",学习钻研岐黄之术需有广博的知识面。另外,他详言在校内添设医学图书馆的迫切原因:"讲求此道者,非博通群书,必难以广开风气。精进学识,则医学图书馆之筹设,在今日尤为切要之图。何者? 一般莘莘学子,或囿有见闻无从考证,或限于经济无力购书。"④他认为在近代医学发展日新月异情势之下,医学图书馆的设置能克服医者个体购书的经济压力,同时极大拓宽学医者的学术视野。医学图书馆的创设,从更高的层面而言,是"为培植完全科之人才而设,为医学家广开风气,令知世界之变迁而设;为后进之优秀人才既通晓国医术之粹美,且得以东西各国较短絜长,以共臻于完善之域而设"。⑤ 吴瑞甫对于医学图书馆的重视得到当时学员的积极回应,厦门国医专门学校第一届学员陈影鹤曾撰文《国医图书馆与国医之前途》一文,认为"国医图书馆,实为国医

---

① 吴锡璜.厦埠医学公会会长兼神州医报编辑主任吴锡璜上教育部总长请中医学加入教科书.绍兴医药月报,1925,2(11).
② 吴瑞甫.中西脉学讲义序.参见:张如青主编.近代国医名家珍藏传薪讲稿.诊断类.上海:上海科学技术出版社,2013:5.
③ 吴瑞甫.新订奇验喉证明辨.北京:线装书局,2011:2.
④ 吴瑞甫.拟设厦门医学图书馆以昌明医术利益人群.国医旬刊,1934,2(1):3.
⑤ 吴瑞甫.拟设厦门医学图书馆以昌明医术利益人群.国医旬刊,1934,2(1):3.

无穷之宝藏,学术之源泉,亦即国医最高之养成机关、训练机关、研究机关也"。①

　　除医学图书馆一途外,吴瑞甫认为医学报刊也能发挥增进医者专业素养的作用。1935年,他撰写《论今日医药界宜多阅报以开通风气论》,指出:"是从事于医药学者,宜如何广阅医报,以增广医药之学问。独惜我厦医药界,竟置若罔闻,并不以优胜劣败为虑,岂甘受天演之淘汰耶?抑或为财力所限,未能广购医报耶?"②批评厦门当地医者对于医学报刊价值的忽视。对于为何创办医药刊物以及学医者为何要关注医界报刊?他说:"凡我医药界之有学识有经验者,亦均能出其所学,以其崇论闳议,阐发轩岐张孙之蕴奥以诱掖后进,即药物学亦有新理解之发明。是从事于医药学者,宜何如广阅医报,以增广医药之学问。"③认为医药报刊作为学术交流平台,能及时反映学界最新动态,有益于医者之间的沟通与学习。因此他在厦门曾创办、主编《国医旬刊》和《厦门医药月报》两份刊物。即使抗战期间避居新加坡期间,他也参照厦门的经验,以新加坡中医师公会会长的身份,在《南洋商报》和《星洲日报》先后主持《医粹》、《医统先声》两份医药专刊,对近代东南亚中医界影响颇大。

　　中国近代医学史在很大程度上是西医与中医相遇、对话与冲突的历史。吴瑞甫身处此时代,面对近代西医知识理论和治疗技术的挑战,时常思考中医国粹与西医新知之间的折衷调和,其中西医汇通思想本质上是以古典中医为主体,西医新知为辅助,极力在传统医学知识体系中搜索可供回应、解释西医的素材。他对于中西医汇通困难的分析,在今天看来亦极有见地。而对于传染病防治、中医教育、中医图书馆和中医药报刊的重视,则体现了一位医家浓厚的社会现实关怀。更加难能可贵的是,他的这些医事言论并未只是停留于口头纸面,而是终其一生加以实践推行。

　　① 陈影鹤.国医图书馆与国医之前途.厦门图书馆馆声,1934,2(11):1.
　　② 吴瑞甫.论今日医药界宜多阅报以开通风气论.国医旬刊,1935,2(6):7.
　　③ 吴瑞甫.论今日医药界宜多阅报以开通风气论.国医旬刊,1935,2(6):7.

第三节　郑豪与 1909 年国际消除麻风病会议

　　关于近代国人与国际医药卫生会议的联系,学界关注寥寥无几,这其中仅有 1911 年由清政府倡议并举办的奉天(今沈阳)万国鼠疫研究会最为人熟知。该会亦被视为中国近代史上第一次国际学术会议,研究成果较多。但其实早在会议之前,国人已经跨出国门,远涉重洋,参加了诸多在外国举办的医学主题会议。借中国第一历史档案馆编著的《晚清国际会议档案》一书,可见早在 1881 年美国华盛顿召开万国医病会,清政府就曾"派驻美大臣就近赴会"①。此外,晚清政府接到众多国际医学会议来函通知,仅该书辑录的医学类会议通知就有 38 次。细阅此书所辑有关医学类会议的档案,清廷最初视此类会议为无足轻重,时常推辞而不派遣人员参加。其后偶有指令驻外使馆人员代为参加,继而从国内挑选医学专业人士与会,最终出现在中国本土举办的国际医学会议。这些史实,直接体现晚清以来中国本土医学的发展与外来世界的互动愈发紧密,也能看出近代中国医学发展的对外交流与日俱增。因此,笔者选取一则为学界所忽视的国人参加国际医学卫生会议作为个案研究,以此透视此类医事活动所蕴含的丰富医史信息。

一、参加会议的缘起

　　光绪三十四年十一月初十日(1908 年 12 月 3 日),英国驻华公使朱迩典(John Newell Jordan)文函照会清政府,声称受挪威国委托,转请清廷派员参加翌年 8 月 16 日至 19 日在白尔根城(笔者注:Bergen,挪威第二大城市)召开的第二届国际消除麻风病学术会议。提及该会,"系为调查近年各国学家调治此症之法及各国政府所颁办理消除此症之效验,并将其法详细研究,以为他日考查关于此症者藉资参观。兹该会已在白尔根城设立管理处,其总办为那威国调治麻疯症之总医士,名阿摩尔汉尼森者(笔者注:Gerhard Hansen,常译作杰拉尔德·汉森)。该管理处既拟开具详细章程,则原于西

---

　　① 李国荣.晚清国际会议档案.扬州:广陵书社,2008:4.

历 1909 年正月杪以前得悉中国政府是否派员与会？如果派员，请将或派一员，或数员之衔名示知该管理处，并请中国将所派之员能否开具节略？由 1897 年在德京第一次之会以后，中国政府办理消除此症之成效相告"。①

接此照会后，清廷外务部在 12 月 10 日咨文两广总督张人骏："查麻疯之病，粤省传染颇多，现那威政府拟于西历千九百九年八月在白尔根城开万国消除麻疯之第二会。系为研究医学起见，粤省有无熟精英、法文之医生堪膺选派，即由贵督选定给资。届期赴会，以资研究。"②张人骏此后回复外务部："查麻疯一症，粤省最盛，不特患之者终身废弃，即未患者亦传染堪虞。固由地土之使然，亦属医治之未善。前此官设疯院居住病人，原期渐绝根株，防闲蔓衍。今该会博采众说，专门研究。倘能考得新法，痼疾消除，于慎重民命，讲求卫生，似不为无补，自应派员赴会，以资参考。惟医界人才选择匪易，当经详加物色。查有美国医科大学毕业，医科举人、内阁中书郑豪通晓医学，熟谙英法国文，去岁菲律宾满呢拉城开办医学会，曾经学部派往赴会。现充广东军医学堂总教习，拟请即派该员前往，以资熟手。"③广东详加物色和极力推荐的郑豪，在美国加州接受过正规医学教育，曾参加过 1908 年菲律宾万国医学会，时任广州陆军医学堂总教习兼光华医学院校长。正是其留学和曾参加国际医学会议的背景，因此被政府所青睐选中。

临行之前，私立广东光华医学院师生同仁在广州海珠慈度寺畔为其送别，献上祝辞。学生陈垣（字援庵，1880—1971）作长文《送郑学士之白耳根万国麻疯会序》，还为集体合影题词《题郑学士送别图》，认为郑豪此次参会"斯为吾国医事纪念之大者，不可无纪也"。④

陈垣在该序文中对郑豪参会提出六个期望，企盼他的挪威之行能够获

---

①　为明年拟在挪威开万国第二次消除麻疯病会中国如若派员请示知衔名事. 参见：李国荣. 晚清国际会议档案. 扬州：广陵书社，2008：4613-4615.

②　为请选定熟谙英法文之医生届期赴挪威第二次万国消除麻疯病会事. 参见：李国荣. 晚清国际会议档案. 扬州：广陵书社，2008：4633-4634.

③　为拟派广东军医学堂总教习郑豪赴挪威万国消除麻疯病会事. 参见：李国荣. 晚清国际会议档案. 扬州：广陵书社，2008：4640-4641.

④　陈垣. 题郑学士送别图. 参见：陈智超主编. 陈垣全集（第一册）. 合肥：安徽大学出版社，2009：280.

取世界关于麻风病的前沿新知,并将其介绍传播于国内,从而助力于国内麻风防治事业。其一,鉴于之前参加国际医药会议的代表,归国后仅是复命于朝廷,并未将会议信息广泛传播至医学界,因此"吾愿学士此行,亦必有游记之属以报告于我医人也";其二,虽然麻风病在中国有着漫长的历史,医书也记载有各种病因解释和治法,但相较于近代西医迅猛发展之势,实在是相形见绌,"若爱克司光线、那斯丁之疗法,吾国人竟充耳不闻也。吾愿学士此行,有以得各家治疗疯病之成绩,汇译之,以为吾国组织疯病疗养所之预备也";其三,明清时期,国人已然知晓麻风具有传染性,也在各地建立麻风院对患者进行收容隔离,但这些机构大多简陋不堪,"舍薄给口粮外,未闻有其他特别预防之法。以故疯人仍可任意游行街市,传染之烈,莫此为甚。吾愿学士此行,有以得各国预防疯病最完备之法,足以施行于我国者毕录之,冀政府之实行也";其四,中国民间传统观念认为麻风可通过性交或遗传传播,但民众有时困惑于麻风病人后代却健康无恙,医界对于传播途径也存在诸多解释和争论,"吾愿学士此行,有以得各家学说之已定论或未定论者,并存之,以祛吾国人之惑也";其五,获知当月在匈牙利布达佩斯另有召开第十六次万国医学会,"吾愿学士此行,顺道入匈牙利一会也";其六,中国在麻风病疗法、疗养机构和医事管理上均显落后,颇为贻笑于国际社会,"虽然,前此政治之失策,既贻吾人以莫大之耻辱。今后政治其犹若是乎,则又乌有今日之命也。吾愿学士此行,有以雪此耻也"。[①]

二、郑豪参会情况及其观察和感悟

作为清政府选派的参会代表,承载着私立光华医学院师生同仁的殷切期望,郑豪于 1909 年 7 月 2 日从香港启程出发,一路海浪颠簸,历经一月有余,方才抵达挪威白尔根城。与之前参加国际医学会议的国人代表不同,郑豪在参会的同时,亦"将沿途游历及开会情形,略纪其要",撰写有《赴那威国白尔根城万国消除麻疯会纪略》(下文简称为《纪略》)一文。正是有了这份纪略,我们才得以窥察该会举办概况,郑氏在会议期间的活动情形以及他的

---

① 陈垣.送郑学士之白耳根万国麻疯会序.参见:陈智超主编.陈垣全集(第一册).合肥:安徽大学出版社,2009:281-285.

一系列观察思考。

（一）会议概况

上文提及此次会议召开目的，是收集于 1897 年德国柏林举行第一届研讨会后，全球对麻风病的研究成果并加以讨论，包括预防和治疗的进展，详细案例及分析检验效果，寻求麻风病预防和治疗的更好方法。会议主持人即前文提及的杰拉尔德·汉森，他是麻风杆菌（Mycobacterium leprae）的发现者，由其主持的挪威白尔根麻风病院是当时欧洲麻风病的研究重镇。汉森"于 1874 年发明麻疯微菌，言患者皮肤、眼鼻、口液均藏此微菌。当时声名卓著，全球医界对于此症之种种原理，皆以那国医家之议论为准绳"①，郑豪认为这是会议选择此地作为举办地的重要原因。

关于参会代表情况，郑豪描述道："此次赴会者，全球各国及各属地计有四十四处，代表员有一百五十余员。其代表员之多者，美、加、英、德、法等国，各有十数员，其余各国均派数员，惟墨西哥、秘鲁、芝利、葡萄牙与中国均各派一名耳。"②会程安排进行如下："七月初一日（8 月 16 日），为开会之期……是日，宣布自一千八百九十七年在柏林开第一次消除麻疯会以来，各处防范麻疯之方法及其效果，其布告书太多，故仅布其要者。宣布后，乃由各代表员讨论得失。初二日（8 月 17 日），提议麻疯症之原因、症状、传染法及诊断法。初三日（8 月 18 日），提议麻疯症之病理解剖、治疗等方法及其效果。初四日（8 月 19 日），提议防范麻疯法及国家之约束疯人法，及调查麻疯人数等法。是日下午，由各代表员公决议案，通告各国政府，请其协力举行。"③

这份与会代表公决通过的共同宣言，全文记载在《纪略》中：

第一条

甲、1897 年在柏林开议第一次消除麻疯会，所有公决议案，本会均表同情。

---

①　郑豪.赴那威国白尔根城万国麻风会纪略.中西医学报,1912,(3)5:4.

②　郑豪.赴那威国白尔根城万国麻风会纪略.中西医学报,1912,(3)5:8.

③　郑豪.赴那威国白尔根城万国麻风会纪略.中西医学报,1912,(3)5:5-6.

乙、本会公认麻疯症为人类直接或间接互相传染之症。

丙、环球内无论何处麻疯均能传染,本会应劝各国政府设法防范。

第二条　本会因鉴于德国、埃士伦、那威、瑞典等国约束疯人之成绩,特请各国政府从速举行约束疯人之法。

第三条

甲、无论何等工艺职业,能使疯人可藉以传染者,应禁止疯人,不许干预及混迹其间。

乙、无论何处,如有贫难无靠之疯人,均应一律圈禁,不许自由出入,以防传染。按此非言有资疯人不应圈禁,特使有资者果能守医生规律,自禁于家,由国家派医生时为查验,则可免圈禁。否则,亦不能免也。

第四条　凡疯人所生之子女,身体强壮,确无疯疾者,应早为另置一处,使与患者离隔,并应时由医生查验。按麻疯一症,本会已公认其非直接遗传而来,如父母患疯者,其子女出世时多未患疯。其所以传染者,因日夕与患者同食同居,有以致之耳。设使早为另置一处,与患者离隔,则其子女不难因此而获免也。

第五条　初与疯人同居者(如疯院佣工人等),应常请医生查验,以防传染。

第六条

甲、本会敦请各处同人将所有疯症原因之各说及种种传染之方法,悉心研究,是否与疯症微菌之性质相符。

乙、人类之于疯症,有由蚊蝇等虫类所传染之说,与及别种动物,如鼠类等物能受疯症传染之说,均应详细研究。按医家常有将疯人微菌种之于鼠类身上,但仍无传染之据。

第七条　以临症之阅历言之,疯症属于可治之症,惟现尚无特别良法,应请各人悉心查考,至获一必验之良法为止。[①]

细读这份会议共同宣言,可以获知当时欧美医学界对于麻风的一些共

---

① 郑豪.赴那威国白尔根城万国麻风会纪略.中西医学报,1912,(3)5:6-8.

识:麻风具有传染性,虽然其具体病因、传染机制尚不确切。因其具有传染性,医界建议当时各国政府强化对于麻风病人的隔离和检查制度,以遏止传染传播。麻风并非遗传性疾病,也未发现自然的动物宿主,病人是麻风杆菌的唯一宿主。麻风属于慢性传染病,部分病患可治愈,但尚未有根本治愈的方法。正是通过郑豪的参会,这些信息此后逐渐传播到中国。

(二)郑豪在会议结束晚宴上的演讲

由于清政府未派员参加 1897 年德国柏林第一届国际消除麻风病会议,且此次会议通知仓促,未及准备。因此郑豪在会议期间,大部分时间都在聆听会议演讲及各国学者之间的讨论。不过他还是利用会议结束晚宴上的演讲,运用娴熟的英文做了特别而吸引人的演讲,向世界医学界介绍了中国的麻风病防治状况以及中国医学的发展水平,向国际医界发出中国的声音。8月 20 日,白尔根城《泰典报》(Bergens Tidende)整理、报道了郑豪这次英文演讲:

因为我国有许多的麻风病患者,因此我们对这个会议很感兴趣,我们希望用科学的方法,控制疾病的蔓延。公元前 700 到 800 年,麻风病在中国就已被发现。如果某人被诊断患有麻风病,就会立即被隔离。如果患者家庭富裕,就能留在家里,不会受到其他的伤害。但是无人敢去探望患者,也拒绝该患者的探访。如果患者是贫苦人家,就只好离家独自居住。在亲友们协助,在深山给他搭建的茅寮里,或者被船送走,离开岸边度过余生。我要补充的是,麻风病在沿海地区比内陆地区的发病率要高。在中国特别是南部有许多麻风屋,但因时间的关系,我无法在此作详细的报告。在与该病的抗争中,我们落后了很多年。换言之,我们还处于童年时代,中国的医学科学将全力以赴对抗此病。我们一定要切记中国有好几亿人口,有好几百万亩的土地,要改善中国的卫生条件和设备要花很长时间。以日本为例,要用 40 年变成现代化的社会,在中国就要用双倍的努力和更多的时间。今晚,我很高兴能够向你们汇报我们的国家的发展进程,在过去 5 年来所取得的成绩都比以往任何时间都更卓有成效。……中国渴望西方的科学,但没有哪一个科学领域比医学来得更为迫切。因此中国对这次会议充满了期待。在此,我们感谢此行带给我们的学习机会和收获,也感谢此行对未来的成果将产生的影响。①

郑豪在演讲中向与会者坦承中国在麻风病认识和防治上均大大落后于世界先进潮流,但也表达出学习和借鉴西方医学科学的强烈愿望。历史确实如他所言,近代"中国渴望西方的科学,但没有哪一个科学领域比医学来得更为迫切"。

(三)医学参观考察

会议期间,挪威会议主办方还安排各国参会代表参观该城的麻风病院。郑豪在《纪略》中描述:

> 其地方之广大,房舍之洁净,管理之得宜,用意之周到,殊可称也。查该城之麻疯院,共有两所,患者八十余名。又查那威全国患疯人数,亦不过千名。此数在欧人眼内已视为可诧之事,不知其比诸吾国之一省,其相去已远甚矣!抑予更有感者,外国疯人仅有此数,而其政府则不吝巨资以设广大疯院。及凡有关系麻疯之事,无不百方注意,及开万国之医会,医家则牺牲精神,终日研究,以期消除此患为目的。反观我国,疯人横行道路,无论国家社会,从无干涉之举,其所谓关于疯人之律令,更无有也。虽间有一二疯院,亦多带慈善性质,并非为防范传染而设,又不聘请医学中人主持防范及医治之事。虽有若无,所望各界志士仁人极力提倡,或集义捐,或拨公款,建疯院以居之,或划海岛以栖之,更望医界诸君极力研究其治疗及预防之法,俾大患早绝,岂不懿欤!②

郑豪观察到挪威以及欧洲各国对于麻风病防治事业非常重视,不禁将国内麻风防治面貌与之相比较,认为中国政府和社会大众对于麻风尚显漠视,在医事行政管理、防治机构设置、医学研究等层面均显得严重滞后,亟待改进与提升。

挪威会议结束后,郑豪还顺道到瑞典、德国等国进行医学考察。其间不断感叹外国政府对于医学及公共卫生事业的重视,譬如他在德国柏林考察,

---

① 郑浩华.郑豪:光华百年史料集.广州:中山大学出版社,2008:124.

② 郑豪.赴那威国白尔根城万国麻风会纪略(续).中西医学报,1912,(3)6:9.

曾分析"德国之医学久为世界所推重,盖医界之发明家多出于彼国,此固由德人好学,视学问为第一生命所致,而其政府不吝巨资,建筑完全医院以备学者之研究"。① 他实地参观了柏林公立传染病院,此院"以研究传染病原及疗法,预防传染法为目的也。入其门,见其屋舍之洁净,管理之得法,防范传染之严厉,治疗病者之得宜与及试验动物,考求新法之勤苦,洵足法也。其院长为古弗医学博士,即微菌学之泰斗也。结核症之微菌及血清治疗法为古氏所发见,世界医学之辈咸宗仰之。今也年近古稀,尚终日研究微菌学之新理,未尝稍懈。其对于结核症,尤为始终不倦。予见其人,钦敬不已。嘻!如古氏者,可谓医界之伟人矣"。② 郑豪所见到的古弗医学博士,即德国著名细菌学家 Robert Koch(1843—1910,常译作罗伯特·科赫),他作为病原细菌学说的奠基人和开拓者,可谓世界医学领域的泰斗巨匠。能如此近距离地接近、观察西方医学最高研究水准,对于当时的中国医界人士实属难得的机会。从郑豪对于科赫的评价文字,亦可见他对于世界医学尤其传染病防治的研究进展是比较熟悉的。

挪威国际消除麻风病会议及其后欧洲医药卫生考察,给郑豪留下深刻的印象。1910 年 2 月,他在美国三藩市(旧金山市)中华总会馆演讲中指出欧洲各国对麻风病防治确有成效,强调这些国家推行的公共卫生制度非常值得中国借鉴学习。他在演讲中指出:

> 中国有麻风病人至少多过万数,有麻风国之称。由于狭窄的街道,肮脏的下水道及公厕,导致传染病包括麻风病等流行疾病的盛行,广东地区尤甚。我们都是广东人,改良广东地方自治,为我们的当然义务。增宽街道及工程浩大者,一时恐未办到,但建设街厕,设立清洁及街上小贩规则及阴沟开疏较易。并以卫生行政权干涉麻风病人,成立麻风医院。③

除了改善公共卫生制度,另一方面"迫切需要的是多立医学堂,培养医

---

① 郑豪.赴那威国白尔根城万国麻风会纪略(续).中西医学报,1912,(3)6:12-13.
② 郑豪.赴那威国白尔根城万国麻风会纪略(续).中西医学报,1912,(3)6:13.
③ 郑浩华.郑豪:光华百年史料集.广州:中山大学出版社,2008:137.

学人材,服务人群,为改良地方卫生之后盾"。①

其实,郑豪的思考更为长远,正如其逝世之后,在光华医学院校友会为其竖立的纪念碑碑文所述:"(郑豪)1909 年出席挪威万国麻疯会议,更感学术自立之必要。而吾国富于疾病,旷待学人之发掘及发明者无限,固大有可为之地也。卒以扼于物力未能尽如其志,此君之终身恨也。"②参加国际医药卫生会议,方能接触医学前沿知识,目睹西方医学发展面貌,自然觉悟"学术自立之必要",最终提升本国医学水平。这是郑豪以及近代医界精英的共同学术追求。

第四节 医学视野下的林则徐禁烟

1840 年中英鸦片战争被学界公认为中国近代史的起点,国人每每忆及,脑海瞬时浮现民族英雄林则徐虎门销烟的壮举。但学界过往的研究集中于鸦片战争的宏大叙事,而丝毫不在意"鸦片"这样的物品名称被粘贴在一场改变民族命运战争之上所蕴含的医学史信息。笔者拟在医学视野之下,梳理与林则徐相关的禁烟文献资料,着重凸显其对于鸦片毒瘾的认识以及援引医药力量进行禁烟的各种努力。

一、林则徐对于医药戒烟的瞩目

据史料记载,清雍正七年(1729)清廷即下令禁烟。乾隆、嘉庆年间,清廷曾 20 余次下诏禁烟,并颁布禁种、禁贩、禁吸鸦片的各种章程和条例。这些章程和条例,体现当时的清廷禁烟伊始,多从刑律惩罚层面抑制鸦片吸食在中国社会的蔓延,但对于已深陷烟毒的瘾君子并无挽救之方。道光年间,当鸦片销售、吸食所造成的社会危机愈演愈烈之时,担任湖广总督的林则徐对此问题,其思考路径依然延续刑律惩戒和社会管理双管齐下的治理策略,这充分体现于他在 1838 年 5 月呈奏道光帝《严禁鸦片章程折》中的"章程六

---

① 郑浩华.郑豪:光华百年史料集.广州:中山大学出版社,2008:137.
② 潘拙庵,伍锦.私立广东光华医学院史略.参见:广州市政协文史资料研究委员会.广州文史资料(第 26 辑).广州:广东人民出版社,1982:151.

条"。

　　但通览林则徐这份禁烟纲领,除了奏折正文之外,尚有戒烟断瘾药方"谨缮另单,恭呈御览",字数二千五百余字,篇幅远超奏折全文。林在此部分说明了添附"戒鸦片烟经验数种良方"的缘由:"臣十余年来目击鸦片烟流毒无穷,心焉如捣。久经采访各种医方,配制药料,于禁戒吸烟之时,即施药以疗之。就中历试历验者,计有丸方两种,饮方两种。谨缮另单,恭呈御览。可否颁行各省,以资疗治之处,伏候圣裁。"①从此可见,林则徐对于治疗烟毒的各种医疗实践关注已久,有心收集诸多试验有效的药方,并建议道光帝将这些戒烟药方颁布、推行于全国,助力消除鸦片毒害。结合现有史料,林则徐可视为清代较早在官方文件中提出援引医药力量进行禁烟的政府官员。

　　其实林在拟定《严禁鸦片章程折》初稿时,尚未将医疗烟毒患者纳入其禁烟方略中。他在草就"禁烟章程六条"后,曾寄发征询时任两江总督陶澍的意见,陶回文道:"所云革弊尽善矣,惜少救弊之法。"②此处的"救弊之法",即指治愈鸦片毒瘾的方法。林则徐赞同陶澍的看法,亦认为"欲救此弊,只有酌定完善戒烟药方",因此在"禁烟章程六条"文后添加"戒烟方",行文奏呈道光帝。自此,运用中医方药对烟毒患者加以施治成为清廷官方禁烟政策的重要措施之一。

　　林则徐本身并非医学专业人士,其"戒烟方"究竟来自何处? 对此问题,学界早有考证,认定《严禁鸦片章程折》所附"戒烟方"来源于江苏青浦名医何书田在道光十三年(1833年)应林则徐之请所辑录的《救迷良方》一书。③该书撰成后,林则徐即将书中所载戒烟药方首先在江南和湖北推广,流布甚广。"以目下楚北情形而论,除官制断瘾药丸外,凡省城(南昌)、汉镇(汉口)

---

　　① 林则徐.筹议严禁鸦片章程折.参见:林则徐全集(第3册).福州:海峡文艺出版社,2002:38-39.

　　② 林则徐.与抡弟(商酌戒烟药方).参见:平如衡编.林则徐家书.上海:中央书店,1936:21.

　　③ 关于林则徐"戒烟方"与何书田之间的渊源,参阅何时希先生撰著《林则徐禁鸦片事业与名医何书田的关系》和《林则徐道光十年戒烟方奏折与〈救迷良方〉文字的异同》两篇文章,参见:何其伟、何书田医著四种.上海:学林出版社,1984:65-93.

药店,所配戒烟之药,无家不有,无日不售。"①由此,《救迷良方》所述戒烟药方逐渐流行。在此基础上,"侯官林尚书(指林则徐)曾刻于楚省,再刻于粤东"②,林氏对于该书的刊印流行以及社会医药戒烟氛围的营造,实是居功至伟。

林则徐力促何书田总结、辑著中医在戒烟方面理法方药的经验,在在体现其瞩目医药对于戒除烟毒的作用。他平日常与好友同僚互通禁烟药方,例如在1838年12月写给好友刘建韶的信函中,其中提及"其方先配各料,均已有验。近日又有人配一方,既食之后,闻烟便臭,吸之便呕,似觉更灵。……又闻杨桃花最好,一食之后,不能再吸鸦片,不知确否?"③其实他的眼光也不仅仅局限于中医药戒食烟毒领域,他在广州查禁鸦片期间,还曾向美国第一位来华新教传教士裨治文询问西方医学在戒烟方面的经验,"请他提供治疗鸦片烟瘾的方子和治疗建议"④。

林则徐不仅多方面听取和请教医家在禁烟上的施治经验,"久经采访各种医方",在实行医疗戒烟行政举措上更是雷厉风行。譬如其在湖广总督任内(1837—1838年),在武昌、汉口、长沙等地设立禁烟局,配制戒烟药丸、单方,免费发放给吸烟成瘾者,获得很大成效,受到戒断烟瘾者家属的感激拥戴。"有耆民妇女在路旁叩头称谢,据云,其夫男久患烟瘾,今幸服药断绝,身体渐强等语。"⑤在广州主持禁烟期间,当有人向其陈述戒除烟瘾困难时,他当即反驳道:"上年曾见湖广之人,有积瘾三十年,日吸一两而居然断去者。断后则颜面发胖,筋力复强,屡试屡验,岂有别省可断,而广东转不能断之理?"⑥1839年2月,他即发文在广东全省境内推行医药戒烟,"除将应行告示规条并断瘾药方札发遵照严禁外,札到,该□□即将发来告示条款、断瘾

① 林则徐.查拏烟贩收缴烟具情形.参见:林文忠公政书.上海:商务印书馆,1935:142.
② 何书田医著四种.上海:学林出版社,1984:64.
③ 林则徐.致刘建韶.参见:林则徐全集(第7册).福州:海峡文艺出版社,2002:160.
④ 雷孜智(Michael C. Lazich).千禧年的感召:美国第一位来华新教传教士裨治文传.桂林:广西师范大学出版社,2008:173.
⑤ 姚薇元.鸦片战争史实考.武汉:武汉大学出版社,2007:7-8.
⑥ 林则徐.晓谕粤省士商军民人等速戒鸦片告示稿.参见:林则徐全集(第5册).福州:海峡文艺出版社,2002:109.

药方转发各属,布散各衿耆"。① 是月,林则徐在写给妻子郑淑卿的家书中详细描述其在广东全境推行医药戒烟的做法及效果:"现和粤中名医商榷,制造戒烟丸一具,服之尚有效验,且绝无流弊。……现余已示谕全省,限吸食鸦片者,一月内自投官厅报告,购丸服用。……现此丸发行后,购服者已有一千余人,获效者竟居十分之九。"②

医药戒烟取得的成效,极大地增强了林则徐借医药力量根除社会毒瘾泛滥现象的信心,他曾经一度颇为乐观地认为:"旧瘾、新瘾皆无妨,戒烟之痛苦不超一月,无不能戒绝之人。而一旦戒绝,精神将恢复而振作,身体将康健而强壮。"③

二、林则徐对鸦片成瘾病因病机的分析

道光十九年(1839 年),中国社会因成千上万人嗜毒而汇成天下巨害之际,林则徐于此期间与家属亲友来往书信中,屡次提及对于烟毒流行的忧虑,其中有描述沉迷鸦片带给身体的巨大损害:"烟之为害,至矣尽矣。一入脏腑,使人血液全枯,肠中更起一种变化,食物不易消化。故吸食鸦片者,必睡眠不足,必起便秘。人之所以可贵者,在血液流动耳,户枢不蠹,流水不腐,以其能动也。吸食鸦片者则反是,故面黄肌瘠者有之,皮枯肉皱者有之,耸肩缩背者有之。"④此段文字,生动地描述烟瘾患者的病理特征,即气血精液因感受烟毒而受损之证。

因此林则徐在 1839 年 2 月初,甫抵广州就钦差大臣任,即发文劝告广东民众速戒鸦片,其中有"尔等须知无不可断之瘾,而贵有必断之心"⑤之语。

---

① 林则徐.札发编查保甲告示条款转发衿耆查照办理.参见:林则徐全集(第 5 册).福州:海峡文艺出版社,2002:113.

② 林则徐.覆郑夫人(报告禁烟).参见:平如衡编.林则徐家书.上海:中央书店,1936:14-15.

③ 林则徐.为限期将届再次告诫军民人等戒烟告示.参见:林则徐全集(第 5 册).福州:海峡文艺出版社,2002:317.

④ 林则徐.覆郑夫人(报告禁烟).参见:平如衡编.林则徐家书.上海:中央书店,1936:14-15.

⑤ 林则徐.晓谕粤省士商军民人等速戒鸦片告示稿.参见:林则徐全集(第 5 册).福州:海峡文艺出版社,2002:109.

单从字面来看,似乎林氏认为烟瘾患者只要具备戒烟的毅力,毒瘾即可断绝。其实林在私下对于消除鸦片吸食所造成的身体成瘾亦觉棘手,这在其写给长子林汝舟的家信中得以显露。

他在信中细致分析瘾君子:"大率因夜眠不足,精神困顿,初则视为药品,以为稍吸无妨;继则惟知其害,而已欲罢不能矣!一失足成千古恨,吾儿须切戒之,勿以稍吸为不足虑,更勿以暂吸为不足成瘾,须知此物之毒,不减鸩酒。初吸之,似可振起精神,实则饮鸩止渴耳。父闻人言,精神衰颓时,吸之有效,然犹人当贫乏时,出重利以借债耳。……一吸以后,不吸便觉委顿,而瘾成矣。迨既成瘾,则虽吸亦无效,犹之人当债务满身时,不再借固无以活。即借亦不过用以支付利息,未能受用,卒之越弄越僵,不至毙命不止。"[①] 此封家书中,林则徐告诫长子汝舟"勿以稍吸为不足虑",一旦入口,吸食量会日增,成瘾亦逐渐加深。遂形成精神依赖,最终陷于不拔之域。

林认为鸦片吸食一旦上瘾,对于毒瘾患者而言,将一味贪图吸食后的舒适感,精神层面依赖严重,欲彻底摆脱较为困难。因此,"夫欲救此弊,只有酌定完善戒烟药方。欲定戒烟药方,须先研究食烟后,因何精神抖擞。瘾来时,因何呵欠频作,精神疲惫"。[②] 由此可见,林则徐深谙中医理法方药之逻辑,他认为有效戒烟药方发明创制的前提是鸦片成瘾机理的明晰。他进而意识到那些深陷鸦片毒瘾者的心理基础,在于吸食鸦片后全身舒畅之感和毒瘾发作时的苦状二者截然相反的身体感受。

林则徐对于鸦片吸食成瘾病因病机的认识,集中体现于《戒烟断瘾前后两方总论》。该文凭借传统中医理论阐释鸦片成瘾性的病因病机,着重从三个层面加以论述。首先,从鸦片的性味入手,探索吸毒成瘾之故,确定烟气为致病媒介,并且认为其通过呼吸系统侵袭全身。"若鸦片,则其性毒而淫,其味涩而滞,其色黑,而入肝肾。故一吸而能透于肉筋骨髓之中,一呼又能达于肢体皮毛之杪……至于熟矣,内而脏腑经络,外而耳目手足,皆必得此

---

① 林则徐.训长儿汝舟(禁止吸烟).参见:平如衡编.林则徐家书.上海:中央书店,1936:6.

② 林则徐.与抡弟(商酌戒烟药方).参见:平如衡编.林则徐家书.上海:中央书店,1936:21.

烟气而后即安"。其次,运用邪正盛衰原理阐释烟气侵袭身体后产生的病理反应,所谓"以烟气克谷气,引邪夺正"。文中分析道:"今食烟之人,其脏腑惯得烟气以克谷气,故常人一日不食五谷则饥而惫,食鸦片烟者视五谷犹可缓。但对时不吸烟则瘾而惫,无他,正气为邪气所制也"。再次,烟毒发作,病在五脏,五脏皆能受瘾。瘾君子一旦暂停鸦片吸食,"肾先告乏,故呵欠频作;肝因而困,故涕泪交流。肺病则痰涎并生,心病则痿软自汗,必至是时而起者,脾主信故也。彼溺乎其中者,至是而适受其困矣"①。

三、《严禁鸦片章程折》中的戒烟方药

《严禁鸦片章程折》中的戒烟方药,计有忌酸丸方、补正丸方、四物饮、瓜汁饮四首方剂,各首方剂均详细列述组方药物、制法、服法和加减法等。林则徐在奏折结尾处对这四首方剂有个总体描述:"臣向所采辑戒烟断瘾药方共十余种,而历试有效者,以此数种为最。忌酸、补正两丸,其法最正;四物、瓜汁两饮,其用尤便。"可见林则徐向清廷推荐的四首方剂,是从当时社会流行的十余种方剂中精心挑选而出,择取标准为"历试有效"。

依据《戒烟断瘾前后两方总论》对于鸦片成瘾病机的认识,这四首方剂对于消除毒瘾依赖可谓切中肯綮。首先,鉴于鸦片有成瘾性,吸食者对鸦片有着生理和心理上的依赖性。戒烟期间,不能吸食鸦片而服用戒烟方,但在戒烟方中加入烟灰,随服药时间递减烟灰用量,直至烟瘾戒除。譬如"忌酸丸,即以烟灰和药为之。缘初戒时不能遽绝,故以灰代烟也"。其次,针对毒瘾起于烟气弥漫全身脏器,削弱人体正气的表现,忌酸丸方药效体现为"气血两补而药味不杂,寒热并用,于理不悖。炼以为丸,吞入于胃,行气于五脏,输精于经络,不俄顷亦即彻顶踵,遍内外,无处不到。是以烟瘾不起,诸病不作"。而忌酸丸和补正丸的配合使用,更将祛邪与扶正的理念加以彰显。在戒烟过程中,每减一粒忌酸丸,换加二粒补正丸,逐渐减至不服忌酸丸,只服补正丸,所谓"日减有烟之一丸以去邪瘾,日增补正之两丸以助正

---

①　林则徐.筹议严禁鸦片章程折.参见:林则徐全集(第3册).福州:海峡文艺出版社,2002:39.

气。正气日足,邪无所容"①。此体现了递减戒烟的处方用意,开创了鸦片递减戒烟法的先河。1839 年,林在写给妻子郑淑卿的家书中,详细描述忌酸丸、补正丸在治疗毒瘾过程中所起的功效,即"戒烟丸系攻补并用,攻者所以荡涤其渣滓,消融其秽浊;补者所以培养其元气,坚固其精神。两者并行而后始可免于流弊"。② 再次,因应毒瘾患者身体显现的不同症状而辨证论治,充分考虑个体差异,例如"忌酸丸加减法",即结合病患出现咳嗽、热痰、眼晕、水泻等病症,分别加减药物。

至于四物饮、瓜汁饮这两个简便方剂的选择,林则徐是从普通民众经济承受情况而加以考虑的:

> 忌酸、补正前后两方,极灵验矣。而配合两剂需钱数千文,彼惮于断烟者尚有所借口。……故又附录两种良方,皆费钱极少,而为效甚捷者,庶穷乡僻壤之地,舆台奴隶之微,但使一念知悔,皆可立刻自医,更何畏难之有?③

考虑到忌酸丸方、补正丸方所入药材繁多且昂贵,如"二方中都用洋参,配合两剂,需钱数十千"。加之服药周期较长,非那些居住偏远之地、身处社会下层的贫穷大众经济能力所能承当。因此林则徐补充了四物饮、瓜汁饮这两个"费钱极少,而为效甚捷"的方剂。四物饮由赤砂糖、生甘草、川贝母、鸦片灰四种药物组成。瓜汁饮只取南瓜叶、根藤和果实捣汁而成。两种方剂所入药材皆为百姓日间常见,极其简便易办。林就此曾写书信给长子林汝舟,叮嘱以此简便禁烟方传播乡里,令其"速照方抄录,刊印三万纸,遣人散发乡里,庶使穷乡僻壤之地,舆台奴隶之微,苟一念知悔,无论有钱无钱,皆可立刻配合。则恶癖易除,而显戮可免矣"④,造福乡梓民众。

1840 年中英鸦片战争虽是重要的历史转折点,但我们仍有必要跳出鸦

---

① 林则徐.筹议严禁鸦片章程折.参见:林则徐全集(第 3 册).福州:海峡文艺出版社,2002:38-43.

② 林则徐.覆郑夫人(报告禁烟).参见:平如衡编.林则徐家书.上海:中央书店,1936:14-15.

③ 林则徐.筹议严禁鸦片章程折.参见:林则徐全集(第 3 册).福州:海峡文艺出版社,2002:42.

④ 林则徐.训大儿汝舟(嘱以简便禁烟方传播乡里).参见:平如衡编.林则徐家书.上海:中央书店,1936:25.

片战争的框架和论述,从鸦片出发看问题。通过对林则徐援引医药力量进行禁烟相关文献资料的发掘和梳理,使得今人看到其在禁烟活动中不仅仅只有政治、经济层面的措施,更有运用中医知识而展开的医疗实践,从而使其禁烟形象更加真实丰富,亦为今人了解近代中国早期禁烟活动提供珍贵历史素材。

附录一 近代中医教育发展史料选辑

一、三山医学传习所呈请内务部立案文①（节选）

具呈全闽医药学会附设中西医院院长陈登铠为养成医学人才，自筹的款，恳请准予立案。事窃思吾国医药学创自农黄，上穷天纪，下穷地理，远取诸物，近取诸物，其苦心拯救病民，实为强种富国之至意也。《周礼》医师之属，掌于冢宰，岁终必稽其事而制其食。汉文帝与淳于意问答千余言，论表里阴阳寒热虚实以重生命。宋神宗时设内外医学，置教授及诸生分科考察，其考试之文皆有程式。前清乾隆四年，命太医钱保斗等纂修医书，其所正医学之道，皆欲人民之同登仁寿耳。张长沙有云：留神医药，精究方术，上可以疗君亲之疾，下可以救贫贱之厄，中可以保身长全以养其生，足见医药之学乃国家之所重要也。故泰西之设学堂，立医院，入学严格逾于他学，勿使滥充，而医务之权得与行政相埒也。虽然，欲从其法以治吾国之民，则又不能无殊。岐伯曰：西方金玉之域，其人不衣而褐荐，其民陵居而多风，水土刚强，邪不能伤其形体。病生于内，治宜毒药，故云毒药自西方来者。盖先圣之于医药学所研究发明者，本不让于西人。近世西医所通用之学说，为吾国数千年之医家所研究发明者实为不少。若生理之学，《本藏篇》曰："密理厚皮者，三焦膀胱厚；粗理薄皮者，三焦膀胱薄。疏腠理者，三焦膀胱缓；皮急而无毫毛者，三焦膀胱急。"如脑部名为奇恒之府，真气之所聚，精华之所生也。又曰：脑为髓海，髓海有余则劲多力，髓海不足则脑转耳鸣。发际直鼻谓之神庭，督脉之所会即脑神经也。心居着脊之第五椎，神堂在第五椎下，即神经系统。神道居于神堂之两旁，即脊髓之交感神经也。如肾之作用，经云肾为胃之关，关门不利则水聚气停。又曰：诸水皆属于肾，即西学之谓泌

---

① 陈登铠.组织三山医学传习所成立记.铅印本.三山医学传习所,1917.

尿器也。肺之喉头者为会厌者，音声之户也。口唇者，音声之扇也。舌者，音声之机也。悬雍垂者，音声之关也。顽颡者，分气之所泄也，即西之医学所谓发声响者，而更受唇齿舌之干与而成言语也。如睾丸，经云茎垂者，身中之机，阴中之候，津液之道也，西学所谓造精也。论骨骼，以经脉之大小长短，因骨节之大小、广狭、长短计尺寸而立脉度。骨之长短不称，则肠胃之大小因之。……

惜今之学者不能就经旨而阐明之，因陋就简，《内经》所谓粗工治病，愚心自得，窃窃冥冥，孰知其道者，宁不大可慨哉！吾国医学为国民所信用者，数千年于兹矣。虽泰西医学输入中国数十年间，为无形之竞争，而卒不能稍夺其势力。一旦欲使国民尽弃中医而就西医，其势既有所不能。国家既认中医有存在之必要，若不为提倡而振刷之，则国民之信赖中医者比比皆是，而滥充中医者处处皆然，需要多而供给少，吾民疾苦将何所恃以救济也。

故为今之计，当先设立医学传习所为秩序的之研究，设定章以督率之，合群才以阐明之。则学术进步，人才辈出，亦无滥充医界之弊矣。从前教育部颁布医学校章程，仅有西医之规定，而于中医学校章程，则未曾规定及之。嗣由丁泽周之请，政府始准设立中医学校。于是政府保存中医之美意及挽回药品利权之政策，始为国民所深信。登铠为医界一分子，少从名医之门，壮就海军之聘，参考西学，究心斯道已卅八年矣。深虑数千年国粹与天产药物几乎无形消灭，颇费苦心，汇集各种医学教科书，其中系述而不作，于民国二年五月经呈教育部，蒙批来呈所称七种教科书内容系专门学术，不在审定范围以内，应听由自由出版。至专有版权一节，呈请内务部立案保护可也。为学校未立，尚未出版，惟《卫生学》一书于民国三年八月进呈，曾蒙大部给予执照在案。想人生岁月无多，当此民国初兴，百废俱举，登铠精神尚健，犹能勉力集资，设立三山医学讲习所，以冀各省同志闻风继起，互相发明，逐渐改良，则我国固有之医药学当有伟大昌明之日，而成完全之国粹。吾国得享健康，共登寿域，不无厚望焉。区区微意，敬祈洞鉴。兹谨将三山医学传习所简章，另具清折，呈请钧部准予立案。实为公便，谨呈内务部总长孙。

全闽医药学会附设中西医院院长陈登铠

中华民国五年十月

二、蔡人奇《本校之缘起》①

大妙山巅,钓龙台畔,巍峨乎!轮焉奂焉!高耸云霄者,非福州中医专校新建之校舍乎?校之诞生一周年矣。其间酝酿者若干时,考察者若干时,千辛万苦之中,得此萌蘖。诸同志戮力,对经济则踊跃输将,对教授则精神振刷,百数学子亦抱无量之宏愿,专心研究,以期吾国之医学,由哲理化为科学,一跃而为(世界医)。一年来,成绩之佳,诸同志无不对之而色喜。虽然,吾校之内容,社会尚未周知。今也,校庆大会开矣,临时特刊出矣。乘此机会,爰将吾校经过之情形一披露之。

回溯民国十一年,余自佗城返省,慕吾友谢君利恒之创设医校也,见猎心喜,欲步后尘,爰集同志会议于藤山之麓,征兆已萌。适其时粤军入闽,因而停顿。而余亦为环境所支配,复游医于各省。迨民十五归自鹭江,又拟假藤山之中学校址为校舍。无知识者起而反对,又因之而停顿,胎孕中濒于半产者。屡经十年之酝酿,幸逢中央国医馆宣告成立,诸同志奋然而兴,举余前赴京、沪,向各医校调查办法,向国医馆呈请立案。以驻京校董代表刘君伯瀛之力,得邀批准,乃于民国二十年九月一日,吾闽破天荒之宁馨儿呱呱坠地矣。

吾校所负之使命,其主旨在于深究哲理,化为科学,聚古圣贤医学之原理,集数千年良工之实验,使物质与气化并重,条分缕析,详细说明,成有系统之科学,以垂教于天下后世。开校以来,教授之精神,讲解分明,惟恐听者之不明了,且一年之中执教鞭者曾无一时之缺席,此最难能可贵者也。学生之注意凝神静听,惟恐医理之不精深,非不得已之事情不敢旷课,学期试验,成绩斐然。诸同志对此宁馨方庆得遂生机,谁料乳齿初生,风波又起。仓皇出走,避居友校之中,此本年五月十日事也。其时颠沛流离,容身无地,晦明风雨,触处生悲。诸同志睹此情形,毅然经始,解囊相助。复得官厅拨给地址,勉强兴工,不数月而新校告成。虽曰湫隘嚣尘,亦吾校扩张之初步。追思往事,幸有一番挫折,始能固我根基。吾于此又得涉世处身一大经验矣。

---

① 福州中医专门学校.中医专科周年纪念特刊,1932.

虽然,诸同志幸勿以此为止境也。吾校在闽省,固为麟角凤毛,而在江、浙、平、津则遍地皆是矣。自兹以往,吾人之任务尚须更近一层。客岁京、沪之行,参观各地建校,必有一医院附属其中,一以示医学之昌明,一以资学生之实习。且也人民生命之保障,社会幸福之增进,胥赖乎此。反观吾校此举,尚付阙如,吾人所以日怀煞憾也。尚望诸君竭绵薄之力量,向外醵资。此举有成,不独吾校之光,抑亦社会之福也,吾愿与诸君共勉之。夫事之成败,只视其人之毅力如何,顺境多反而无以生奋发之心,逆境多适足以警危亡之戒。盘根错节,大器之资,只恐颓废精神,萎靡不振,则不必人之淘汰而亦自淘汰矣。今也,吾校同人跃出而肩此艰巨,从兹力求进取。虽不敢必其有成,然尽心力而为之,总有成功之一日。此诸同志对于创设医院所素抱之心愿也,请拭目以俟之。

三、福建省仙游县国医专科学校章程①

第一章 总 纲

第一条 本学校由设立者,设立定名为福建省仙游县国医专科学校。

第二条 本学校以研究中国医学,融化新知,养成国医专门人才为宗旨。

第三条 本学校修业期限年限为四年。

第四条 本学校每级学额暂定四十人,每人每年征收学费二十元,讲义费六元。

第二章 组 织

第五条 本学校设校长一人,教务长一人,事务一人。校长管理校内一切事务,教务掌理教课、注册、稽核指导各项事务,事务掌理训育、收支、图书、缮印等项事务。

---

① 福建省仙游县国医专科学校章程.国医公报,1936,3(12):35-37.

第三章　学　　科

第六条　本学校课程分单义、生理学、解剖学、国文、理化学、病理学、药物学、医史、卫生学、体育、方剂学、诊断学、内科学、外科学、法医学、伤科、喉科、眼齿科、针灸科、推拿科、花柳病学、实习等科。

第七条　本学校学生须完全修习规定之课程。

第八条　本学校所授各科概用讲义，于必要时亦得采用课本。

第九条　本学校第三年级、第四年级学生得在国医院及指定名医处实习。

第四章　入学规程

第十条　本学校入学资格，以初中以上学校毕业并经入学试验及格者。

第十一条　第一年级、第二年级有空额时，于寒暑假期招考学力相当之男女插班生。

第十二条　学生入学须呈缴四寸半身照片，填写履历书、誓愿书、保证书并缴第一学年学费二十元，讲义费六元。

第十三条　学生如有疾病，或不得已事故自愿休学或退学者，须连同保证人提出休学或退学愿书，请本校核准。休学期满后欲续学时，应于新学期开学十日前，连同保证人呈明本校核准，插入原级以下之学级。

第五章　奖　　惩

第十四条　学生之学年成绩总平均分数得全级第一、二、三名及品行优良者，由本校酌予减免学费。违犯校内规程及无故旷课，或在外滋事者，轻则劝诫记过，重则退学除名。

第六章　试　　验

第十五条　除入学试验另有规定外，本校试验分按月试验、学期试验、学年试验、毕业试验四种。按月试验于每月月终行之，学期试验于每学期终就本学期讲授之学科试验之，学年试验于每年终就本学年讲授之学科试验之，毕业试验于第四学年终就各学年所讲授之学科全部试验之。

第十六条　各种试验总平均成绩在六十分以上者为及格,不及六十分者为不及格。苟因疾病或不得已事故不能与试者,先呈准教务,准于下学期或定期补试之。

第十七条　每学年试验成绩及操行成绩,列表报告学生之家长。

第十八条　学生如有应履行之义务尚未履行者,得停止其试验及毕业证书之授予。

第七章　附　　则

第十九条　本校各项规则另定之。

第二十条　本章程经呈奉中央国医馆福建省分馆转呈中央国医馆核准后发生效力。

第二十一条　本章程如有未尽事宜,得随时修改之,须呈请上级机关备案。

附录二 近代医院社会工作史料选辑

一、宋思明、邹玉阶《医院社会工作》①（节选）

绪 论

生老病死虽为人生必经之路程,但此四者中之令人最感痛苦者,莫如患病。而疾病之生,又将有若干问题,随之而来,使病人因而一蹶不振,致演成社会一大问题。著者于北平协和医院社会服务部工作时,对此种情事,屡见不鲜。常闻部主任言,一人之患病,正如其人于行路时,突为石块绊倒,如情势稍轻,当可自行立起,否则须待他人之扶持。此喻虽颇浅显,但确足明示吾人之疾病正如为石块绊倒,当有痛苦;跌重须人扶持,正如因疾病而引起之问题,须医生及医院社会个案工作员之辅助然。

医院社会工作,即针对此问题而产生者。但此种工作,系一种科学化之专门工作。在我国虽有二十余年之历史,但尚无任何专门书籍论及此种工作之方法与步骤。著者从事医院社会工作,已十五载于兹。原拟本于自身与同工多年之经验,早日编成此书,以介绍此种工作于社会,迄未能如愿。兹应社会部之约,限期完成此书。遗漏之处,在所不免,但主要目的,系将此种社会工作之方法与步骤,作一有系统之介绍,用作训练教材及实际工作之参考,并望此种社会工作能以普遍推行。

第一节 医院社会工作之意义

一般人以为医院之设立,系为疾病之治疗,无需添设一医院社会服务部,以增加医院之经费。讵知人之患病,无论其为贵富,病之本质,即为一社

---

① 宋思明,邹玉阶. 医院社会工作. 上海:中华书局,1946:1-10.

会问题。其贫者因疾病丛生而愈贫,愈贫而无力讲求卫生,及获得适宜营养,则愈易患病。患病后,种种社会问题即随之发生。如此循环不已,乃成社会上之一极大问题。即富者之患病,因其经济宽裕,自表面观之,似无若何问题。但一人因疾病缠绕,其本人即由生产者变而为社会之附庸,社会本身直接、间接既已受其影响。至于因疾病所引起家人精神上之不安,更无论矣。

医院社会工作除辅佐医生从事疾病之诊断(diagnosis)及治疗(treatment)外,因其工作之目标,系为社会治疗。故病人之社会问题,须有赖于社会个案工作员之协助,以谋解决,使彼恢复其社会上原有之地位。即以医院本身而论,因医院社会服务部之成立,既可谋病人之福利,又可增加医疗工作之效率。此外因该部与外界各社会服务机关作有效之联系,其在社会上之地位,亦可随之而增高。

第二节 医院社会工作之功能

(一)医院社会个案工作员,系医院与病人中间之媒介。

(二)医院社会工作能使病人完成治疗。

(三)医院社会工作能将医生之计划付诸实行。

(四)医院社会工作乃为"久病"(chronical disease)及残疾(disabled)病人之唯一依靠者。

(五)办理病人调养工作。

(六)医院社会工作能减低医院经济负担。

(七)医院社会工作,能将医院之一切行政功能,传达于社会大众,同时将外界各种社会事业之情况,传达于医院,使医院与社会毫无隔膜,共同合作,彼此为社会服务之力量均可增加,其效果将更完善。社会工作员,因与外界接触甚多,能随时供给院方以甚多之意见,使医院行政组织得以改善,以适合社会之环境。

(八)保护个人及团体免受传染病之危险。

(九)医院社会工作系用一种个案工作方法,以谋种种问题之解决。此法可供其他社会事业团体之采用。同时此种工作,因关系疾病之治疗及管护,亦可为医学生、护士生之教学科目,使彼等对于疾病与社会环境之联系有一深切之认识。至于此种工作之记录,亦为研究社会问题者之一种最好材料。

（十）医院社会工作并可解决许多有关之社会问题——疾病系社会病态之一种。此病态之铲除,有赖于医院社会工作者甚巨。其要点已如上述。此外尚有表面系属疾病问题而实际则完全为一种社会问题者,如自杀者治愈后之善后问题,精神病人之保护问题,职业疾病之减少问题皆是。此种病症,与其连带之社会问题,既关系重要,自属医院社会工作之范围。此种问题之解决,亦即社会问题之解决,其有助于社会之治安,自不待言。

第四节　医院社会工作在我国之发展

医院社会工作,在我国亦已有二十余年之历史。第一个医院服务部,系在北平协和医院成立者。该部主任蒲爱德(Ida Pruitt)(美国籍)女士,系专门研究医院社会工作者。因生于我国,对我国语言风俗,皆甚娴习。主持此种工作,诚为得人。嗣因工作之要求,职员人数亦随有增加。经蒲女士惨淡经营,该部工作之重要性,不数年即为全国各医院所认识,皆纷纷要求该部派人前往主持工作。即其他有关社会服务机关,亦请求派人指导。因于1929年北平有家庭福利会及节制生育所两机关之成立,皆聘该部督导员前往主持。1930年济南齐鲁医院,1931年南京鼓楼医院,上海红十字会医院,先后成立医院社会服务部,皆向北平协和医院聘请该部督导员予以指导。此外重庆仁济医院与上海仁济医院,亦先后派员至协和实习,期满后回院任社会服务部主任职。最后南京中央医院亦经该部接洽,派人成立社会服务部,因"七七"事变突起,该院内迁,事遂搁置。

第五节　医药社会问题之胪列

医药社会服务部之成立,其唯一要点,既系帮助病人,以解决其与疾病有关之社会问题。吾人对于社会问题之发生,自当有所认识。按社会原理,社会问题之发生,系由于个人与社会环境失调。此种失调状态,如非个人之原因(身体及精神),即系环境之原因(物质及社会),或即为两种合并之原因。医药社会问题之发生,亦不外是,不过往往由于起因之不同,而有缓急之分。

医药社会问题,原可依次三种失调之原因分类,但为切合医院社会工作之实际情形起见,特将有关各种问题,按医院普通情形,(即各科皆能发生之问题)及各科特别情形,列举于后。此等医药社会问题,皆系著者所亲历,亦系从事此种工作者可能遇到之问题。且因此等问题,非片言所能解释,故特逐一说明之。至于次序前后,则无关系。不过尽力将此诸问题分住院前,住院时,及出院后排列而已。此种种问题颇有类似社会问题者,不过其起因,如系由疾病而来,即详列于此,以作从事医药社会工作者之参考。

按医院普通情形皆能发生之问题,胪列如下:(1)不谙医院规章;(2)急症;(3)自杀问题;(4)不遵医嘱或有种种困难不能就诊;(5)须住院治疗而无床位;(6)因贫穷无力出费;(7)治疗中途经济不足;(8)家庭乏人料理,或因病人系生产者家庭生计立感窘困;(9)家庭中唯一生产者之死亡;(10)不良嗜好;(11)异乡无依者与老年;(12)须改换职业或失业;(13)学徒问题;(14)家庭不合;(15)住室拥挤不洁;(16)职业乞丐类;(17)旅费或车费缺乏;(18)家计管理不得法;(19)需要医疗工具;(20)不听劝导,请求出院;(21)忽略医生劝嘱。

二、蒲爱德《医务社会工作者工作与专业训练》①(节选)

医务社会工作者的专业训练:

(一)需要帮助而且有效

自1921年起,北平协和医学院就有了医疗社会服务。刚开始只有两位工作人员,当时个案工作在中国还没有被人使用过。人们的头脑中还存有一些疑问,这些疑问包括:一方面中国的家庭是否欢迎家访,另一方面是否有足够的社会福利机构,便可能对病人进行社会治疗。我们调查发现,一般的病人都非常高兴有人对他感兴趣,也很乐意有人与他一起为他的照顾计划出谋划策。我们还发现,社区能够为个案工作提供足够的帮助。尽管中国正式的福利机构比西方国家社区少得多,但也有一定的数量可以利用,而且非正式的或者说自发组织起来的福利机构比较多。从家庭到远房的亲

---

① (美)蒲爱德,唐佳其译.医务社会工作者工作与专业训练.医药世界,2007,7:15-17.

戚,在分担着大大小小的责任。家庭朋友,中年男子,村子或街道中年龄较大的人,雇主,每个人都具有他们所意识到的责任,只是有的大一些,有的小一些而已。因此我们发现这类社会调查是相当可行的,而且对病人、对医生和对医院管理来说是相当有益的。我们并没有使用统计学的方法来测量病人对生活适应的成功,但是我们通过病人或医生打来的电话可以判断,效果是明显的。中国社会本身就发展了,够成功解决多数主要生活问题的办法。世界正在变,中国社会也正在变。新的问题不断涌现,新的解决办法也在发展之中。

(二)社会工作者和医生密切合作

逐渐地,年复一年,随着工作量的增加,新的工作人员不断加入到我们的行列当中。在最初的五年当中,工作是一般性的。因为个案的转介,工作人员依次接案处理转介对象,或是由最有经验的人接案处理。个案可由医生、护士、外面的机构,或对之感兴趣的人、病人本人或朋友来转介,然后由社会工作者接案处理。

但是我们发现,等到问题出现和个案转介时,对许多要解决的问题来说,往往已经太迟了,而且等到医生开列出一个医院名单重新联系病人的时候,往往已经太迟而无法找到这些病人了。人们在流动,只有通过了解家庭状况、亲戚的家庭住址、交通运输工具、路途需要的时间以及经济可行性,才能维持一个随访服务。由于这个原因,社会工作者被安置到病房,以及为这些病房服务的门诊部中,这样随访服务体系不断发展完善。社会工作者为两个目的访问每一个病人,第一个目的是获得有关病人的足够信息,以便和他保持沟通交流。第二个目的是找出病人自己的生活和处境,是否有适宜的设施来贯彻执行,为他的完全康复和重返社会所需而设计的医疗计划。假如没有,社会工作者必须在病人出院之前的时间里尽力为这个病人做好必要的安排,这样才会使那些能够在家里逐渐康复的病人不会继续占用那些对于急性病人来说是迫切需要的床位,同时这样做也是为了使病人能够在社区中得到他所需要的照顾。这种把社会工作者安排到病房和门诊的做法也使得社会工作者更加容易与那些有固定组织的医生一起工作,他们也能从医生那里学到这类疾病治疗中的一些常用原则,从而使社会工作者能够更快,更肯定地理解由内科医生拟定的医疗方案。对医生来说,这也能更容易、更迅速与社会工作者取得联系。医生访视每一位临床病人是不可能的，也是不必要的。但是一位在门诊的社会工作者，要时刻准备接手转介给他的病人和接待那些自愿来求助的人。心脏病的个案，每一位癌症病人，所有需要预约的整形外科个案，所有未婚母亲的个案和所有梅毒病例的个案都需要访谈，有时还要追踪好几年。从今年（指 1935 年）秋天开始，将增加胃肠病个案和产科（和）妇产科个案。有些个案只需要在返院时提醒一下病人就行了，有些个案则需要在病人好转或能够再次检查之前为其提供各种不同内容的服务。

(三)社会工作者来源

由于目前中国还没有专门为社会工作者开办的学校，那些愿意为社会服务，并且有足够背景知识的人才会被选中，进行社会工作者的培训。社会工作者必须有解决和妥善处理普通人、医生、护士和其他专业人士、各个社会阶层的病人，以及病人家庭各式各样问题的能力。社会工作者必须要有足够的教育，以便能够理解专家们给予他们的建议，而且他们还必须要有开放灵活的头脑来主动制定和实施服务计划。因此大学毕业生是首选。由于燕京大学离我们很近，并开设了一门本科生层次的社会工作课程。因此燕京大学的学生将比其他大学的学生更多地成为协和医院社会服务部的工作人员。我们的部门也有来自上海大学、金陵大学、清华大学和齐鲁大学的学生。

在师傅带徒弟制度下，我们发现花费三年的时间就能把他们培养成为一个独立的社会工作者。学生在前六个月里都很愉快，他们每一分钟都会学到一些新鲜的东西，每天都会遇到一些新奇的经历。但是后面六个月通常都是令人沮丧的时期。这些学生都变得非常强壮，但是通往出口的道路由于杂草丛生而被堵塞了。假如社会工作者能够坚持下去，并度过这个时期，在第二年里他就能够在督导下常规工作，第三年他就能独立工作了。到第三年结束时，他就能在我们自己的机构或其他地方制定和实施新的服务项目了。

在过去的几年里，我们已经形成了一个固定的培训计划。我们给每位学生分配少量的个案工作量，而且与高年资的督导员一起工作。当然在各部门和各小组之中，也会有一些会议和一定数量的讲座。我们希望将三年的培训和积累经验的时间缩短为二年。

(四)社会协同非常重要

我们非常幸运地处在北平,这里具有远比其他城市更多的社会福利机构。一些独立的民间社团在社区中为老人、孤儿开办护理之家,为聋人和盲人开设特殊学校。北平还有一些救济性的社团,例如妇女红十字会、万字协会、家庭福利协会,而且妇女红十字会和家庭福利协会都有她们自己的个案社会工作者。北平还有一些为特定目的而建立的机构,例如为弃婴建立的怀幼会、就业介绍所、小额贷款协会、生育控制协会、联合教会兄弟会,每一个机构都有个案社会工作者。北平也有健康机构、公共卫生部门、儿童福利诊所、牛奶站、医院和调养院。

有些医院已经从我们这里接纳了一些社会工作者,来为他们自己的人群服务。其他的医院则选派一些在他们自己的社区中,既了解当地社区,又在其他方面富有经验的人员到我们这里进修,让我们教授他们怎么去做医务社会工作。

最后,你可能有兴趣知道,为了妥善处理像北平协和医学院这样拥有350张病床的一所教学医院的医疗性社会需要,要求具有15位全职的个案社会工作者的服务。这15位社会工作者,要接受6位个案督导员的督导和一位社会工作主任的指导,这位社会服务部主任还有三个训练有素的助手来协助工作。协和医院社会服务部由1921年最初只有两位工作人员,发展和壮大到现在的规模已非常清晰地证明,医务社会工作不仅仅是医院医疗服务的需求和需要,而且也是医院医疗实践中不可缺少的重要辅助性功能。

附录三　近代医学解剖史料选辑

一、鲍鉴清《我国新医之解剖学史》[①]（节选）

清社既屋，民国肇兴，于兵戎初定之时，即于北京创立国立北京医学专门学校。盖有鉴于国民健康之必要，故毅然为之。且聘汤尔和先生为校长，汤先生于中华民国元年十月二十六日到校筹备。当时经费，每月不及千元，开办费仅八百元。而汤尔和先生任事后，即于同年十一月二十四日上书政府，力陈医学有解剖尸体之必要。诚以医生不明人身脏腑百体，终不知病源之所在，以之诊治病人，无异盲人瞎马。政府虽亦明其立论之正大，终以旧念过深，不敢轻于允许。而汤先生一再陈请，力述世界各国解剖之经过与夫有允许之必要。经种种困难，始于中华民国二年十一月二十二日由政府正式公布解剖条例。然条例中仍有不妥之处，俟经再三商酌，始得适用之条例。于是教育受者，皆有实物可凭，不徒恃图画模像而已。汤尔和先生竟以一人之志，历阅岁之久，卒得革数千年之厉禁，辟医界之新纪元，其有功于医学不可谓不巨。惜后继者不察，以为解剖条例之颁布，为政府之意，甚或以为外人之力。故不得不将陈请尸体解剖之经过，与修正解剖条例之修正，汇集于下，以供同志得详知革除数千年严禁之难，与夫输入科学医学之不易也。

呈请提出法案准予解剖

（中华民国元年十一月二十四日）

北京医学专门学校校长汤尔和为呈请提出法案准予实行解剖事，查医学基础以人体解剖为不二之根据，在医术修明诸国行之七百年，久无讨论之

[①]　鲍鉴清.我国新医之解剖学史.自然科学季刊，1931：8-30.

余地。我国医事标名独早,然夷考简册所以却病已疾者,要皆体会经验而无学术之可言。……方今民国肇兴,万端更始,大部有鉴于医道之式微,末流之放肆,毅然决然设学造士,解剖科目首列规程,是诚斯道之纪元,医家之鼎革矣。惟事在创始,无例可援,图始不慎,或不免局外之批评,中途之阻梗,谨将泰西各国解剖学沿革情形以及搜罗死体之方法,撮要举凡,藉供探择。……凡上所陈,或为往古已然之迹,或为近今通行之例,参互考证,择其近于国情者,拟订解剖条例七则。伏乞钧部提出国务院或参议院采择,迅予公布施行。此呈教育部计开。

解剖条例

(一)凡中华民国国立医学专门学校或公立、私立医学专门学校经教育部认可者,皆得执行尸体解剖。

(二)尸体搜集计分六项如左:

甲、刑尸。

乙、犯人在监狱死亡,无遗产办葬而又无亲戚及关系人收领埋葬者。

以上二项,由死刑执行官或监狱官,以公文或公函通知各该地医学专门学校前往领取。

丙、氏名不详之死亡者,确系贫穷又无人担负掩埋之义务者。以上一项,由警察或地方官吏,以文书或公函通知该地医学专门学校前往领取。

丁、各地国立病院住院施医病人之死亡者。

以上一项,如死者之家族或关系人缴还死者住院医药费并愿自行掩埋时,即不得解剖。

戊、贫穷者。

以上一项,指家族实系无力埋葬,又无关系人代负埋葬之义务者而言。但解剖之先必须死者之家族以书函请,愿于学校解剖后,由学校以十元至二十元之奠仪赠与死者家族。

己、志在供学术研究而以遗言付解剖者。

但解剖仍以尸体归还遗族,不赠奠仪。

(三)解剖时,得以学校名义,用文书或公函请求当地警察或官吏莅场监视。

（四）尸体解剖后，除留取标本外，由学校择相当之地，妥慎掩埋。

（五）每年由学校长率领教职员、学生祭奠一次，以昭郑重。

（六）非条文规定者，一概不得解剖。

（七）此项条例自公布日施行。

催询解剖提出法案

（中华民国二年一月十六日）

函教育部

敬启者：查本校课程以解剖为最重要之科目，业将搜罗死体方法，呈请提出法案在案，迄未奉批。现以开校在即，学生虽尚无实习课程，而教官必须先期研究，俾可随时采集资料，制成标本。遇有机会，陆续收集尸体，有无障碍，即希示复，以便进行。此上教育部台鉴。

国立北京医学专门学校校长汤尔和

内务部部令

（中华民国二年十一月二十二日）

兹订定解剖规则五条，特公布之此令。

第一条　医士对于病死体，得剖视其患部，研究病原。但须得该死体亲属之同意，并呈明该管地方官，始得执行。

第二条　警官及检察官，对于变死体，非解剖不能确知其致命之由者，得指派医生执行解剖。

第三条　凡刑死体及监狱中病死体，无亲属故旧收其遗骸者，该管官厅得将该尸体付医士实行解剖，以供医学实验之用。但解剖后，须将原体缝合，并掩埋之。

第四条　凡志在供学术研究，而以遗言付解剖之死体，得由其亲属呈明该管官厅，得其许可后，送交医士解剖之。但解剖后，须将原体缝合，还其亲属。

第五条　本规则自公布日施行。

呈解剖施行细则并请咨内务部加附则

（中华民国二年十二月九日）

呈教育部

……查解剖条例第一条，医士对于病死体得剖视其患部，研究病源。但须得该死体亲属之同意，并呈明该管地方官，始得执行等语。其中颇有窒碍难行之处，按解剖死体须得该亲属之同意，自无待言，惟呈明地方官始得执行一语，就普通言之，审慎周详，不得不尔。惟本校系国立机关，一校之内，校长负责其责任大部，施其督率，似无呈报地方官之理由，更无呈报地方官之必要。且死体在炎暑时，瞬即腐坏，呈报地方官衙，倒多周折。日本在十余年前亦行此制，率以事多窒碍，改由校长签行。以日本文书之简约，吏人之干练，尚且如是，何况中国？此必须变通办理者一也。

又按条例第三条，解剖后须将原体缝合云云。条文本意，要亦根本国情，回翔时势，不得不委曲周全，期与历代宗风不甚凿枘，然事实上亦有万难照行之处。按该条，死体虽属刑死瘦毙，但既云供实验之用，则非裁判解剖可知，死体经多人实验，其势难于复原，且装作标本，尤为本校近五年中最要之举。故原体缝合一层，除第二、第四条规定可以奉行，不能一概而论。又第三条并掩埋之云云内中，亦多窒碍。本校解剖开始以后，每年至须死体百具，姑无论五年、十年之计划，即一二年中，已须觅极大葬地，亦似非正当办法，且掩埋非棺不济，一棺之费，积少成多，学校经济所开即国家岁出所系。事虽细微，不容不察。方今文明各国即非尸解，亦属火葬。解剖尸身，更绝无沿掩埋葬。……本校审慎迟回，意难缄默。适奉大部督率解剖施行细则，用特遵令拟定细则十条，伏祈鉴核，并予咨行内务部于解剖规则外，再须附则一条：凡国立或公立医学专门学校有施行细则呈由主管部门核准者，不在此例云云。则法理事情两无扞格矣。此呈教育部。

解剖施行细则

第一条　本校为研究学术起见，对于死体施行解剖时，先由该死体亲属出具定式之愿书。但由官厅交付者，不在此限。

第二条　解剖规则第四条所规定之死体送交本校解剖者，亦须由该亲属出具定式之愿书。

第三条　本校解剖除解剖规则第二条及第四条所规定之死体,将原体缝合外,可将尸体之一部或数部制成标本保存之。

第四条　本校解剖尸体至一学年终,连同亲属愿书呈报教育部。

第五条　凡尸体解剖后,除解剖规则第二条及第四条不由本校处置外,其余均得酌量情形,试行火葬。

第六条　本校对于死体亲属有愿收恤金者,得酌赠恤金。但不得过二十元,以一次为限。

第七条　解剖死体由本校处置者,无论火葬与否,一律掩埋。

第八条　本校择相当地点为埋葬遗体之用,每年由校长率领教职员、学生祭奠一次。

第九条　举行前条祭奠时,尸体有家属在京者,先期通知,俾可列席。

第十条　本细则呈由教育部核准后实行。

教育部指令第 87 号

（中华民国三年一月三十一日）

……贵部直辖北京医学专门学校既属国立机关,自与普通医士不同,不妨酌予变通,拟请知照。该校校长凡得该亲属同意之死体,但于该校执行解剖后,将解剖具数报告该管地面官厅备查,似此办理,当无困难。至第三条所载将原体缝合一节,查死体既经多人解剖,其势难于复原,惟其间肢体或脏腑若不留作标本,自应凑集一处,装置掩埋。如但为一部分之解剖,除留作标本者外,亦应仿照第四条将原体之缝合,似不宜以无亲故殓收遗骸之故意存歧视。至掩埋一节,我国无论刑死或监狱中病死体,官厅咸为掩埋,匪特师古人泽及枯骨之遗意,亦寓防疫疠之苦心。未闻以惜费之故,不为掩埋。及难觅葬地者,乃该校长指掩埋困难之点。称一二年中已须觅极大葬地,并谓掩埋非棺不济,棺费积少成多,学校经济所关,即国家岁出所系等语。意殆为国立机关惜此小费,抑知该校所剖死体如概留作标本,则购置收藏各器需费亦不资,独于装置之具乃为国家吝惜,似属过虑。如谓掩埋需费,可师文明各国之火葬。查火葬行于我国不坦,易启无识者之惊疑,且须预行建设火葬场,临时又有种种手续。要亦未必不需费,似不如暂行从缓,以顺人情而安习惯。要之,我国解剖方在萌芽开始者,为国立机关者,既不能拘泥以成法,亦不必偏执夫成见。是在当事者师法之意而不戾于法,自无窒碍之虞矣。为此函覆贵部,希即转知该校长遵照办理可也。此致教育总长。

呈教育部函
(中华民国六年)

窃维日新医学非可空言,而植基之端尤在解剖。查民国二年内务部公布解剖规则,三年公布施行细则以来,各省该管官厅遵照办理,提携学术者固亦有人,而徘徊观望者实亦占多数,以致各专门学校对于此科几同束手。似此情形,则我国医学终无发皇之日,不待言而决矣。查欧美各国,每年解剖尸体虽亦略有等差,然平均必在三百具以上。日本各大学以东京为最多,每年可得六百余具,而法医、病理两科所有体尚不在内。其各地专门学校多者年得百具,少亦五十以上。故其医学如日方绪,骎骎乎有与欧美争衡之势。国家文野强弱之殊,即此已知梗概,此皆尔和所习见闻。

环顾我国,望尘莫及而又无可如何者也。查我国,各地于解剖尸身并非乏竭,而最足为梗者莫如习惯。齐民智识未开,本属难与图始,即在达官闻人,深明科学潮流,周知世界情实者,一言解剖,均有泚然不忍之思。此其根性,固为历代所养成,而揆厥初衷,要亦仁人之一德。国故悬殊,未容悬殊,第思解剖功用,举所以为疗治之资。苟非痛以脏腑之形态,骨肉之关联,血管之经行,神经之道路,则世称西医割症具有专长者,又何法致之?爰及无知之枯骨,而不念及病痛之生人,轻重之间,似嫌未当,一也。

以我国面积之大,人口之多,就一隅而论,期月之间,死于兵刑疾疠与夫饥寒道毙者,巧历难详。方其生时,委如草芥,愿捐遗蜕,忽若珍珠。此虽锡类之仁,独恨施之已晚,二也。

纵曰陈义,不必过高,制事首宜丛俗,掩体埋胔,古称功德。然铜棺三寸,蔽不周身,薄葬浅埋,时间暴露,儿童恣为跳掷,犬狼膏其涎吻。古人有云,蝼蚁何亲,鱼鳖何仇?达观之士且然,何况在乎今世?夫以学术上不可或缺之材,委诸无用之地,强以新译各词,可曰不合经济,三也。

若以解剖为刑戮之一流,毁伤为儒先之大诫,则在西文明国贵如卿相,富有黄金者,每自遗言付诸解剖,果使风气渐开,此直不成疑问。且英人之于香港，解剖早行；日人之于奉天，见闻尤近。何独于本国之医事机关而吝之。例闻近畿一带，时有尸身无人承殓，多由步军统领衙门给棺埋葬。李统领素号开明，万流镜仰，持恐老辈宗风，末许后生游说，不得已惟有仰求大部咨商步军统领衙门，准予通融办理。嗣后遇有无主尸体，仿照京师第一监狱办法，电知本校派员走领，实为公便。……

二、李涛《极宜修正之解剖尸体规则》①（节选）

解剖尸体，为近代医学进步之源泉，说者谓仅由各国解剖规则之宽严，即足以窥知医学发展之迟速，诚非过言。盖新医学着着皆需实验，如不充分供给尸体，则参证无由，推求不易，更无由温故而知新。此所以文明国家，规定此种条文时，皆与以十分便利，以促医学之进步。……

我国人民素富体魄观念，先贤即有身体发肤受之父母，不敢毁伤之训，自不欲谈所谓解剖。以五千年之医学，尚不知脏腑之形状，岂非笑柄。逮民国二年，始有解剖规则五条，次年增订细则十条。民国十七年，遂公布现行之解剖尸体规则。吾人试思医学落伍如现在之我国，国家应如何奖励，以冀趋步列强。今乃不此之愿，处处加以无理限制，直与科学为敌。因之医学毕业未行生理解剖者，未见病理解剖者，不乏其人。是则吾医界又乌可默视乎？

卫生部成立二年，以种种关系，自难慰吾人之望，吾人亦不欲加以深责。然与医学进步有关之解剖规则，如此支离，而亦毫未鉴及，诚不知诸公终日□比，食肥鲜，又何所事事耶？

……今之解剖尸体规则，关系我国医学发展甚巨，其重要绝不亚于前者，而竟未闻有公私团体提起改善者，岂非只计个人之利害，而不顾根本问题乎？抑或国事险，不暇顾及耶？

前者协和医学院因解剖一案，涉讼几四月，报纸攻击，全国沸腾，人坏戒惧，直如大难之将至。当时医界刊物如《华北医报》及《大公报医学周刊》等，虽瘏口焦音，开示国人，而反对者竟执极幼稚之解剖规则相责难。试问此种

---

① 李涛.极宜修正之解剖尸体规则.中华医学杂志,1930,16(6):529-534.

不合理之桎梏,吾医界尚能长此忍受乎?

呜呼! 医界同仁! 痛已切肤,火已燃眉,鸣鼓而攻,此其时矣。查我国解剖尸体规则,虽仅十三条,而应增应减者,难以指数。此决非故甚其说,亦决非吾一人之私言。兹举数条于下,以证吾言,敢请卫生部诸公及医界同仁之采择焉。

(一)抹杀遗嘱之违法:查遗嘱有效,载在民法。今之谈国事者,且以总理遗嘱为根据,是遗嘱应认为有效,彰彰明矣。乃该规则第三条载"前条第一项及第三项(愿供学术研究以遗嘱付解剖之尸体)之尸体付解剖时,须得其亲属之同意,并呈准该管地方行政公署"。吾诚不解,何以遗嘱对于所有物有支配之权,而竟对于自己之身体不生效力,必重加亲属之认可,始得执行,岂此躯壳,真非所有耶?按民法所载,亲属不履行遗嘱时,官署皆得强制。今遗嘱解剖,不但不能强制执行,又必须得亲属之同意。试问同一遗嘱,何所区别,而竟相差如此之远,岂非同一国家,法出两歧? 悖谬不伦,莫此为甚。此按遗嘱法言应修正一也。

(二)呈准地方行政官署之不当:查尸体经医师解剖,乃医师之正当行为,其目的完全为谋将来人类之幸福。事极寻常,如两方同意,自宜直接履行,决无地方官署参加之必要。而第三条则规定须呈准地方行政官署,试问何所取意? 而竟如此规定乎? 以言慎重,则取得尸亲同意,立有签字证书,已足以防治窃盗强制等流弊。以言保护尸体,则解剖乃以研究源病,兼以促进医学,决不能与盗毁尸体相比拟,又何须呈报行政官署乎? 且医院之治病,操刀而割,生死以之,从未闻手术之前,有呈报官署之规定。今独于尸体施行此不合理之规则,岂政府重死者而反轻生者乎? 抑故意与医师为难乎? 且就以往之经验,地方官署每迟迟回批,因之细菌学之检查,往往失去时机,不能施行。说者谓此规则固有行政官署应于十二小时内处理之规定,殊不知死后亲属之允许签字,已废周章,又加以呈文批准之往复,纵事事顺利,已非死后短时所能藏事。况各种手续未必顺利乎! 此所以呈准地方官署一事,应速行废除者明矣。

(三)留取标本须经家属同意之矛盾:查该规则第八条载"经解剖之尸体除第二条第一、第三款所载者,须得该亲属之同意,始得酌留标本外……"此处所言标本,当包含身体任何器官而言。试问何谓解剖,岂开腹一视,即已满足。凡解剖之目的,无论尸亲及医师何方,固皆为研究病源,且已详载第二条之各项。是则解剖云者,实包括肉眼检查,显微镜检查,细菌学检查及化学检查等,凡可以达到确知病源之方法皆宜施行,此殆毫无疑意。其检查即如此繁难,断非短期研求,所能济事,是则酌留标本,自在意中。今于尸体之各器官,非经同意,不得酌留。请问此类解剖,有何意义?如谓为戮尸,则今无此刑,人无此罪;如谓为嬉戏,则君非周纣,臣无比干。此种不彻底之规则,本身已自难圆其说,而必强医师之奉行,宁非怪事。此极应修正者又一也。

上列各端,乃仅就大者以言。其余如不经亲属同意之解剖,究适用何法制裁,亦应明白规定,而竟遗漏,足见可议之处甚多。尚望医界同仁群起注意,竭力督促政府,实行改善为要。虽强制解剖之法规,非所敢望。然各种无理限制,则万不可容其长时存在也。

三、汪企张《解剖尸体与法理论》①(节选)

近代科学发展复确认解剖为研求生理本态,打破宇宙大谜之唯一路径。于是动物解剖之外,又主人体解剖,以故欲知现代各国医学发展至如何境地,只须视其国中每岁解剖尸体之数量,略堪推测。则今日各种科学落后之我国,不求医学之进展则已。不然者,解剖之提倡,实为至切至要之图。

考我国最近解剖情形之足记者,始自民初北京、江苏、浙江三医校,北京、江苏两校,殆于民二三年前后执行系统及病理解剖,浙江似稍迟。盖以当时社会迷信观念太深,虽有政府制定供学术研究,准许解剖之法令,而行政官署往往惑于因果,辄作中梗。故纵有路毙之尸,刑余之体,被害之遗骸,法律之尸身,不能一一罗致,转愿付之丛葬,良堪痛惜。此执笔者目睹情形,身历其境者也。就中虽不无三五有识之士或维助供给,或以身作则。然以沧海一粟,究不能餍学府之求,终于有名无实而已。故国内医校中解剖,在国民政府未成立以前,大抵为志愿者及无家属之路尸,时且略耗小费,联络地保并法院等,而始有多少之收获。至附属医院之施诊病人,虽具有死后可

---

① 汪企张.解剖尸体与法理论.医事汇刊,1935,7(2):145-148.

供学术研究上解剖用之规定,然仍须征其遗族之意志而取决也。……

譬如施诊病人在入院求治之初,因欲病苦之减退,不得不自署,或由家属代签一不幸死后愿甘解剖以供学术上研究之愿书。其实病人及其家属初不期病至于死,而为非本心之入院时不得已履行手续。形式上虽似为权利义务性质之一种契约,其实死后之尸体是否可引证物权法则同一处理,尚属疑问。……

曩余君云岫在二十一年第二次全国医师联合会大会时,以医学须有解剖为基础,急宜提倡,曾提议组织病理解剖有志会案(国字第 31 号)。其办法:集合有志牺牲者几人,组织团体,共立愿书,死后则以尸身供病理局部解剖之研究。其以解剖者应如何纪念,如何褒扬,另定章程办理云云。嗣有署名加入者多人,予亦极赞同其议,然而深虑执行时有种种窒碍,其窒碍约可分为数端:(一)承继人不同意;(二)直属亲长不同意;(三)法律无根据。盖吾人死后,尸体之处置权,照理应归承继人,惟直属亲长是否有权处分,此其一。又遗嘱或契据等,最好由第三者律师之连署证明。然此类事件,万一发生纠纷,将根据何条法律始可解决,是端待法律家与医家充分的加以合作研究者也。

最后,予记过去三十年中所知之志愿解剖者,约可分为两种:一为自身死后,一为子女死后。前者如余子维前辈等,后者则有周君仲奇、蔡君禹门及予等之子女。照此两类志愿解剖之实例而论,余子维前辈遗嘱之有效,幸其后人德荪医师之同情。万一承继者或其家族之一,倡言乱命,力申异议而阻碍其间,法律上即成问题。又若周、蔡及予等之子女,似属家长主权执行范围,自应不生若何问题。然万一有人作难阻挠,而质问法律上之根据,则又未易解决者也。

总上各点,予以为不可不研究下列十项问题而归束之:(一)躯体是否得由本人行使其主权至于死后;(二)躯体是否可列入为财产之一部;(三)躯体处理是否为承继人之绝对义务;(四)处分躯体之遗嘱是否绝对有效;(五)家族中之死后躯体,家主是否有绝对自由处理之权;(六)躯体之所有权是否属于家主,抑其他直属亲长等亦有权参加;(七)死后躯体,刑法上不许毁损,然在一定条件之下,必经何种手续,始称合法;(八)死后之躯体而加以毁损时,在何种法定机关中始得执行,庶几不触刑法;(九)执行毁损死后躯体之人,以何种法定资格,始不触刑法;(十)法律上准许毁损死后躯体之最后处置。

四、全国医师联合会病理解剖同志会简章①

(一)本会以提供病理解剖材料为宗旨,爰集合同志,以身作则,期破除历来宗教主观,故定名为病理解剖同志会。

(二)凡与本会旨趣相同而能身体力行者,不限国籍、性别及职业,均引为同志,得为本会会员。

(三)凡欲入会者,务须履行下列之手续。

(甲)除本人亲署外,并须直属关系处置尸体之家族二人以上副署,加以律师作证之病理解剖遗嘱。(如本人无律师可委托,全国医师联合会可义务署名)

(乙)填写本会规定之志愿书。

以上两项书类,各具两份,一存本会,一存法定医育机关,以免临时发生异议。

(四)本会会员每年应详细检查体格一次,将其结果,填入本会规定之体格检查表,送会保存。

(五)本会会员遇有特别事故,不能履行本会定章时,得在身前具亲署之理由书,要求交还第三条两项书类,随时出会。

(六)本会会员身故后,须立即电知本会。对于病理解剖,除本人生前遗嘱已指定执行机关外,本会当会同其遗族代为决定之。

(七)本会会员遗体解剖后,其有病局部,当尽量应执行机关之要求,依法保存,以资学术上之研究。

(八)病故会员,已经实行解剖者,本会当将本人照相,供养神龛。每岁春秋二季,由本会及就近医学机关一同祭奠。

(九)病故会员,已经实行解剖者,本会当将本人生平事迹及著作等,尽力表扬之。

(十)非本会会员,而能将尸体供病理解剖者,本会亦引为同志,得于事后征得其遗族或亲友之同意,列入会员纪念之。

---

①　全国医师联合会病理解剖同志会简章.医药评论,1935,7(12):23-24.

附录四　近代中医药讼案医疗鉴定史料选辑

一、宁波中医协会反对由西医鉴定中医方药①

快邮代电

……执事诸公暨全国中医界同志鉴宁波发生西医妄行鉴定中医方药一案。(详见后浙江鄞县地方法院检察官冯吉荪起诉书)敝会认为非法背理达于极点,中医方药之是否错误,应由中医法团鉴定,乃冯检察官无异褫夺中医之鉴定权。西医对于中医方药有何学识,有何经验,乃竟妄行鉴定,是应锡藩西医似有意打倒中医,此可忍孰不可忍。为此,敝会于二月二日及二十日一再具呈卫生部请求设法纠正(呈文及部批俱见后),尚未得达目的。此事如成惯例,则中医之财产生命尽操于西医掌握之中,生杀予夺,彼所欲矣。事关全国中医大局,务希共同急起力争。宁为鸡口,毋为牛后;宁为玉碎,不为瓦全。履霜坚冰,圣人所戒;防微杜渐,君子所尚。伏惟诸公深思而奋起,中医幸甚,中医幸甚!

宁波中医协会,十八年二月。

为西医鉴定中医方药上卫生部转司法部请予纠正呈文

呈为西医不明中医学术,妄行鉴定中医方药,请求钧部迅予纠正以昭平等而折人心。事窃职会会员郑蓉孙、董庭瑶面称被张杏荣诉误药杀人一案,不料浙江鄞县地方法院检察官冯吉荪有意摧残中医,将会员等所开中医药方发交宁波市内西医延佐医院应锡藩西医鉴定(有冯检察官起诉书之摄影照片为证,今呈阅),致人有罪,心实不甘等情前来。职会据此即开会议决,

---

① 宁波中医协会常务委员会.为西医鉴定中医方药上卫生部转司法部请予纠正呈文.中医新刊,1929,12:1-4.

查中西医术,向属异途,中医无西医之学识经验,西医亦无中医之学识经验。是各自为学,不能相通,目前中国医界之事实现象也。若西医可鉴定中医之方药是否错误,则木工亦可鉴定缝工之制衣,车夫亦可鉴定海员之航船矣。既非幼所学,又非壮所行,南辕北辙,其误可必。况目前之西医处心积虑,力谋根本推翻中医,其反对地位,正若水火之不相合。是此此冯检察官将郑容孙等中医所开之药方不发交中医专家研究,而竟发交西医应锡藩鉴定,似属有意摧残中医。应锡藩西医对于郑蓉孙等中医所开之药方不肯辞以不敏,而竟妄行鉴定,似属乘机推翻中医。苟任此案成立,则将来国粹之中医无振兴之希望,大多数人业中医者之生命尽在西医掌握之中,生杀予夺,惟其所欲矣。天下之不平,孰有甚于此者乎!夫苟系误药杀人,自属罪有应得。但鉴定之举,则非中医专家,断不足以明真相。此次冯吉苏检察官委任应锡藩鉴定郑蓉孙等中医之药方一案,认为违理非法达于极点,职会全体委员碍难承认。为此据实沥情备文,呈请钧部鉴核,请予转详司法部迅令浙江鄞县地方法院从速纠正,并令禁以后不再有同样事情发生,以整法规而维业务。不胜迫切,待命之至。谨呈(附呈浙江鄞县地方法院检察官冯吉苏起诉书摄影照片一份合三张)国民政府卫生部部长薛。

中华民国十八年二月二日,宁波中医协会

附卫生部批示

国民政府卫生部批字第20号

原具呈宁波中医协会,呈一件为西医妄行鉴定中医方药,请鉴核转详司法部,迅予纠正由。呈及附件均悉,该案既在地方法院涉讼,应俟该院依法讯判。所请转详司法部一节,着毋庸议。仰即知照,附件存此。批。

中华民国十八年二月十二日,薛笃弼

为西医鉴定中医方药再上卫生部呈文

呈为西医妄行鉴定中医方药补叙理由,续请钧长更行审议,恳即转详司法部,迅予纠正,以维平等而伸公道事。窃职会会员郑蓉孙、董庭瑶被张杏荣诉误药杀人,浙江鄞县地方法院检察官冯吉苏将郑、董等中医药方发交西医延佐医院应锡藩西医鉴定一案。职会认为于法不合,于理不平,于二月二日具呈钧长,请求鉴核转详司法部迅予纠正。业蒙钧长于二月十二日批示第 20 号内开呈及附件均悉,该案既在地方法院涉讼,应俟该院依法讯判。所请转详司法部一节,着毋庸议。仰即知照,附件存此。批等因各在卷。职会奉此,殊难缄默。夫在地方法院涉讼者系郑蓉孙等个人之事,应候该院依法讯判者,亦系郑蓉孙等个人之事,即该院竟果非法妄判而依法提起上诉者,更系郑蓉孙等个人之事。职会概不与闻,职会之呈请钧长请伸公论者,并非袒护郑蓉孙等,与郑蓉孙等涉讼一案性质绝对不同,断不可合并为一,此点应请钧长先予认清。如此点不清,则职会有理难明,有口难辩矣。伏惟革命大功告成,国民政府建设一切政法之出发点,自以平等自由为第一义。中西医各执其业以救治国民之疾病,其所处地位当然平等。自钧长任职以来,对于中医、西医一视同仁,个别调查、个别整理并未有所偏袒轩轻。此职会之之所以研究改良,力图自强,而求仰答钧旨盛情者也。不料浙江鄞县地方法院检察官冯吉荪不思中西医术绝对不同,竟将郑蓉孙等中医药方发交西医应锡藩鉴定,凭西医一言即行起诉。重西医轻中医,借西医杀中医,其不平等达于极点。虽野蛮时代亦少概闻,况今日革命成功之国家乎?西医应锡藩不自量,无中医之学识经验,竟敢妄行鉴定者,此无他?盖西医处心积虑,无日不思推翻中医,扩充地盘之是谋。彼辈之野心常有曝露,谅亦钧长所熟闻者也。是此次冯检察官与应锡藩西医无异合谋打倒中医。此事关系中医大局,职会为宁波方面中医代表,此事适发生于宁波,职会何忍目睹此伤心之事而缄默不言。钧长为吾中医主管机关,苟坐视西医之恃强凌弱,压迫中医至此极而不为援手一救,其亦何以安于心乎?况法律于鉴定人之规定,必具有相当之学识经验。西医对于中医之药方究竟有何学识,有何经验,是冯检察官所为非法已极。职会亦知司法独立,涉讼为郑蓉孙等个人之事。职会所争者只在西医是否鉴定中医药方为合法问题,职会之所以呈恳钧长救济者惟此而已,岂(敢为正)庶几青天白日之下,吾中医于法律有平等地位,以自由自强而发扬国粹于无穷。否则,含冤莫伸,受辱无告,与其瓦全,毋宁玉碎者。钧长于此而不肯一伸公论,则不如早颁明令,取消中医之为愈也。冤重情急,语无伦次,伏惟亮鉴准如所请,无任迫切待命之至。谨呈国民政府卫生部长薛。

中华民国十八年二月二十日,宁波中医协会

二、本社中医药讼案鉴定委员会缘起①

法律上遇有医药讼案,不能确知其过失是否在于医师,抑为配剂人员之失职,或病家故意诬陷者,庭讯侦查,而不能获悉其究竟,则鉴定尚矣。但吾国医学,中西殊途,一为科学的,一为非科学的。现行医制既许中西医同时存在,并取得法律上之平等地位,使以今日法医师行中医药讼案处方之鉴定,则殊非所宜。盖中医学说与处方法则,完全得诸经验,与科学医理绝然不同,其辨证施治,较重主观,如某方可治某症,某证宜用某药,临床上综合某种现象名曰某证,自有历来经验与习惯以为依据。又如一药因产地不同,或几经炮制之后,其性能亦异,药商之黠者,甚或以伪乱真,藉图厚利,故方药不符者,时有发现。是非精于此道,并熟谙内幕情景者,几不能道其只字。今之法医专家,仅具科学知能,既未稍涉中国固有医药之藩篱,于药性研究、立方原则,茫然不晓,加以国药应用之标准与病症对象,又无一定之药典可资参证。虽有《本草纲目》,号称大成,然亦庞杂无统,立论玄虚,漫无准则。近世方书,更无能出前人窠臼,可为研究参考之用者,宜乎一般法医于中医讼案,无能为得失之观测矣。

我国法医不克尽负医药讼案全部鉴定之责,有如前述。然以今日中医药在国内分布之地位而论,实远较新医药为广大,而讼案之兴,亦正未有已。其鉴定之重要,又何如乎!回顾既往,我司法当局遇有中医讼案需行鉴定者,自不得不委诸当地中医药团体行之,于法于理,固无不合,惟各地中医药团体尽为职业性之集合,尚少具有学术立场之组织。故其行使鉴定之际,每因人事情感之联系,而意为左右,既无正确之结论,甚或勾结贿赂,更属难免。欲求鉴定公允,其可得乎?历观以往各该团体所有处方鉴定文件,类多内容空泛,措词圆滑,惯用"查阅方案,尚无不合"等套语,以资塞责,职是故耳。

吾人如欲匡救时弊,谋一妥善之策,自非筹设超然的中医药讼案专门鉴定机构不可。本社为政府立案正式学术团体,鉴于过去一般鉴定之无能,及

---

① 本社中医药讼案鉴定委员会缘起.中西医药,1946,30:15.

需求正确鉴定之迫切。爰经理事会决议,本服务社会之旨,广揽专家组织本会,以学术立场、公正态度,接受各方委托鉴定中医药讼案,及有关中医药讼案处方鉴定文件之审查、决定事宜,期能达成任务,以谋贡献,俾使各法院于判决时,减少困难,得有正确佐证。倘能据以定谳,则平反枉死之冤,揭发奸伪之行,易如反掌。医病纠纷,或因是而渐见光明。其有利于司法医药前途,盖可断言,当为社会贤达所乐许也。

本会为杜绝流弊计,接受鉴定案件,并不收取任何报酬。至于委员任免,除呈报主管机关核备外,其姓名亦不对外宣布,一切鉴定文件之送达,俱以本社理事会名义行之。盖以避恩怨之猜嫌,绝干请之途径也。如是则感情偏袒,贿赂不平之举,庶可免乎!此本会同人所昕夕自励者也。当兹成立伊始,书其缘起如此,尚希海内宏达,有以教之。

中华民国二十五年十月十五日

编者按:本社鉴于中医药讼案纠纷有增无已,而国内尚无超然的鉴定结构,为公允之评判。过去司法当局,因中医处方鉴定之事,情形特殊,非法医师所堪胜任,不能不委之于中医职业团体办理。由于人事关系,难免感情偏袒,颇多流弊,且公会主持者未必通贯中医各科学说,故其结论,每致失误,或作模棱两可之词。此项鉴定,不足为审判之参考,实无待言。爰于民国廿五年组设中医药讼案鉴定委员会,同年十一月二十七日呈奉司法行政部核准,以训字第三四三号通令全国高等及地方法院。嗣后受理中医药讼案,酌送本社办理。(全文见二十五年十二月十四日第一五五号司法公报)嗣准各法院送请本社鉴定案件,达百余件之多,自政府西迁后,失其联络,乃告停顿。上年冬,本社复员,鉴定委员会亦同时恢复,呈部备查,并于本年七月九日及九月十七日,先后呈请司法行政部,重行通令全国各级法院,继续委托办理鉴定,率准以京批刑字第二五四四号批示照准。兹将部批制版如上,附于缘起之后,并志其组织始末如此。

参考文献

卢嘉锡.中国科学技术史(医学卷).北京:科学出版社,1998.

文庠.移植与超越:民国中医医政.北京:中国中医药出版社,2007.

李廷安.中外医学史概论.台北:台湾商务印书馆,1977.

邓铁涛,程之范主编.中医学通史(近代卷).北京:人民卫生出版社,2000.

赵洪钧.近代中西医论争史.北京:学苑出版社,2012.

赵璞珊.中国古代医学史.北京:中华书局,1983.

张在同主编.民国医药卫生法规选编.济南:山东大学出版社,1990.

陈邦贤.中国医学史.北京:团结出版社,2006.

熊明安.中华民国教育史.重庆:重庆出版社,1997.

朱潮主编.中外医学教育史.上海:上海人民出版社,1986.

张大庆.中国近代疾病社会史(1912—1937).济南:山东教育出版社,2006.

邓铁涛主编.中国防疫史.南宁:广西科学技术出版社,2006.

朱建平主编.近代中医界重大创新之研究.北京:中医古籍出版社,2009.

王咪咪编纂.陆渊雷医学论文集.北京:学苑出版社,2011.

刘德荣主编.福建医学史略.福州:福建科学技术出版社,2011.

刘德荣.刘德荣医学文集.北京:现代教育出版社,2008.

肖林榕、林端宜主编.闽台历代中医医家志.北京:中国医药科技出版社,2007.

福州市卫生志编纂委员会编.福州市卫生志.福州市卫生志编纂委员会,1999.

厦门市卫生志编纂委员会编.厦门市卫生志.厦门:厦门大学出版社,1997.

蔡鸿新主编.闽台中医药文献选编:政协文史资料篇.厦门:厦门大学出版社,2014.

黄有霖主编.福建省政协文史资料选编:医家类.厦门:厦门大学出版社,2015.

王振国主编.中国古代医学教育与考试制度研究.济南:齐鲁书社,2006.

王尊旺,李颖.医疗、慈善与明清福建社会.天津:天津古籍出版社,2010.

萧诏纬,黄秋云,孙坦村,林端宜主编.福州历代中医特色.福州:福建科学技术出版社,2009.

孙坦村.孙氏世家妇科临证经验.福州:福建科学技术出版社,2006.

曾意丹,徐鹤苹.福州世家.福州:福建人民出版社,2001.

林慧光主编.陈修园医学全书.北京:中国中医药出版社,1999.

福建省政协文史资料委员会编.文史资料选编(教育编).福州:福建人民出版社,2000.

厦门市卫生局吴瑞甫学术研究领导小组编印.吴瑞甫学术研究文选,1983.

俞长荣,俞宜年.诊余随笔.北京:人民军医出版社,2010.

俞慎初.俞慎初论医集.厦门:厦门大学出版社,1993.

温敬修.最新实验药物学.上海:中医书局,1931.

胡友梅.中西对照医药学.上海:世界书局,1941.

吴巍巍.西方传教士与晚清福建社会文化.北京:海洋出版社,2011.

熊月之.西学东渐与晚清社会(修订版).北京:中国人民大学出版社,2011.

何小莲.西医东渐与文化调适.上海:上海古籍出版社,2006.

王尔敏.近代上海科技先驱之仁济医院与格致书院.桂林:广西师范大学出版社,2011.

叶晓青.西学输入与近代城市.北京:北京大学出版社,2012.

周岩厦.国门洞开前后西学传播之路径探索.杭州:浙江大学出版社,2011.

区结成.当中医遇上西医:历史与省思.北京:三联书店,2005.

马伯英.中国医学文化史.上海:上海人民出版社,1994.

中华续行委办会特委会编.中华归主——中国基督教事业统计.北京:中国社会科学出版社,1987.

刘天路编.身体·灵魂·自然:中国基督教与医疗、社会事业研究.上海:上海人民出版社,2010.

李传斌.条约特权制度下的医疗事业:基督教在华医疗事业研究(1835—1937).长沙:湖南人民出版社,2010.

吴义雄.在宗教与世俗之间.广州:广东教育出版社,2000.

(法)谢和耐著,耿升译.中国和基督教.上海:上海古籍出版社,1991.

王立新.美国传教士与晚清中国现代化.天津:天津人民出版社,2008.

罗秉华,赵敦华.基督教与近代中西文化.北京:北京大学出版社,2000.

邹振环.影响中国近代社会的一百种译作.北京:中国对外翻译出版公司,1996.

杨诗浩等.国外出版中国近现代史书目(1949—1978).上海:上海人民出版社,1980.

陈平原.左图右史与西学东渐——晚清画报研究.香港:三联书店,2008.

皮国立.近代中医的身体观与思想转型.北京:三联书店,2008.

龙伟.民国医事纠纷研究(1927—1949).北京:人民出版社,2011.

杨念群.再造"病人"——中西医冲突下的空间政治(1832—1985).北京:人民大学出版社,2006.

杨念群.杨念群自选集.桂林:广西师范大学出版社,2000.

祖述宪编著.余云岫中医批判与研究.合肥:安徽大学出版社,2006.

中国现代学术经典(洪业、杨联陞卷),石家庄:河北教育出版社,1996.

民国时期社会调查丛编(医疗卫生与社会保障卷).福州:福建教育出版社,2014.

宋思明,邹玉阶.医院社会工作.上海:中华书局,1946.

北京市政协文史委编.话说老协和.北京:中国文史出版社,1997.

(美)蒲爱德著,张放译.在中国的童年.沈阳:辽宁人民出版社,1996.

李国荣编.晚清国际会议档案.扬州:广陵书社,2008.

陈智超主编.陈垣全集(第一册).合肥:安徽大学出版社,2009.

郑浩华编.郑豪:光华百年史料集.广州:中山大学出版社,2008.

林则徐全集编委会编.林则徐全集.福州:海峡文艺出版社,2002.

后　记

九年前，我因缘巧合地来到福建中医药大学，就此从历史学踏入到医史文献研究领域。初始觉得一片茫然，不知从何开始找到研究兴趣，其实到现在也还没完全找到。抱着既来之则安之的态度，开始了零敲碎打式的研究，时间日久，愈发觉得医学史研究别有洞天，研究与写作的乐趣偶尔闪现，也终于能够体会近代医家张赞臣所言"夫江河之大，不弃细流；医虽小道，可见时势"，并常以此勉励自己前行探寻。即将呈现在大家面前的这本书，算是对自己过往医史研究的小小总结，其实更多的是反思。囿于自己视野、能力和时间所限，全书存在诸多缺陷和不足，恳请学界专家和读者朋友给予批评指正。惭愧之余，本书的出版要感谢的人很多。

首先，要感谢我的硕士研究生导师王民老师，是他将我带入到历史研究的世界。我从他那里得到的，不仅仅是方法的获得和思想的启迪，还在于生命事业的方向。毕业之后，仍然能够随时获得指点，彼此形成的亦师亦友关系，让我一直觉得很是幸运。只是自己不才，始终没有相当的研究成果回报恩师。我还要感谢福建中医药大学中医学院林楠教授，虽然专业背景不同，但她总是悉心阅看我过往的论文和课题标书，提出详尽的修改意见，严谨细致的态度令人难忘。在这里，我还要特别感谢福建中医药大学图书馆蔡鸿新馆长，尤其是闽台中医药文化文献中心王尊旺老师，为我提供了一个宽敞自由的研究场所。王尊旺老师和我同为历史学专业出身，志趣颇为相投，他的"鄙视"式指导总是令我茅塞顿开，直接获益。本书能够避免拖拖拉拉，有点新意，他实在功不可没。本书得到福建省卫计委课题项目资金资助，这对于在学术道路上刚刚起步的我来说是一个莫大的鼓励。还要感谢中医学院、校科研处各位领导对本书出版的大力支持。

要感谢的人实在太多,期望将来能够用更好的学术成果加以回报。就以此书,作为开始吧。

张孙彪

2016 年 5 月